監修 平田恭信
東京通信病院病院長

最新治療と食事

血圧を下げるおいしいレシピ付

高血圧

患者のための最新医学

高橋書店

はじめに

現在、日本の高血圧患者は約４３００万人と推計されています（２０１０年の調査）。日本の総人口が約１億２７００万人ですから、実に３人に１人は高血圧ということになります。まさに高血圧は国民病といってよいでしょう。

４３００万人のうち約半数は高血圧という診断がきちんとついていない人たちです。また、診断された人たちのほとんどは治療を受けていますが、ガイドラインが定める降圧目標に達しているのはその半分にすぎません。さらに、健康診断などで高血圧を指摘されても、仕事の忙しさなどから医療機関で治療を受けていない人が多いことも日本の高血圧治療における問題点といえましょう。

高血圧のこわさは、放置するとさまざまな合併症を引き起こし、進行させてしまうことです。わが国の死亡原因の第2位は「心疾患」、第4位は「脳血管障害」ですが、いずれも血管に障害が起こる病気で、高血圧がもっとも重大なリスク因子といわれています。そのため高血圧は「サイレントキラー（静かなる殺し屋）」とも呼ばれています。

実は、日本の高血圧患者の80～90％は、原因がよくわからない「本態（ほんたい）性高血圧」です。遺伝や生活習慣などが深くかかわっていると考えられていますが、本態性高血圧の場合、原因を見つけて血圧を下げるという根本的な治療を行いにくいという点が大きな問題です。

したがって、本態性高血圧の治療では、薬物治療と同等に重要なのが、食事や運動など日常の生活習慣の改善です。具体的には、減塩、野菜・くだもの・魚などの積極的摂取、肥満の解消、適度な運動の習慣化などです。

本書では、最新の「ガイドライン」に準拠しながら、高血圧に適した運動療法、血圧を上げない生活習慣、高血圧を改善する食事療法、そして最新の薬物治療についてわかりやすく解説しました。とりわけ食事には多くのページを割き、毎日の食生活にすぐ役立つ情報を満載しました。巻末には「血圧を下げるおいしいレシピ」も33点取り上げましたので、参考にしていただければ幸いです。本書が、高血圧への理解を深め、日常生活の改善のために役立つことを監修者として心から願っています。

東京逓信病院病院長　平田恭信

はじめに　3

第1章　高血圧を正しく理解する　9

▼高血圧とはどういう状態か　10
▼血圧が上がるしくみ　12
▼高血圧には2種類ある　16
▼原因が特定できない本態性高血圧　18
▼腎臓の異常による二次性高血圧　22
▼そのほかの二次性高血圧　26
▼高血圧を放置するとどうなるか　32
▼高血圧が引き起こす合併症　34
▼高血圧とメタボリックシンドローム　42
▼女性の高血圧　46
▼子どもの高血圧　48
▼高齢者の高血圧　50
コラム　腎臓の働き　31

コラム 高血圧と糖尿病 52

第2章 高血圧の検査と診断 53

▼検査の進め方 54
▼スクリーニング検査 56
▼精密検査 58
▼正しい血圧の測定法 62
▼高血圧の診断基準 66
◎24時間自由行動下血圧測定（ABPM） 69
コラム 血圧の日内変動 70

第3章 高血圧の薬物治療 71

▼治療の目的と基本方針 72
▼降圧薬の使い方 76
▼主な降圧薬 80
カルシウム拮抗薬／ARB（アンジオテンシンⅡ受容体拮抗薬）／ACE阻害薬（アンジオテンシン変換酵素阻害薬）／利尿薬／β遮断薬・α遮断薬・レニン阻害薬など

◎主な降圧薬一覧　88
▼治療がむずかしい高血圧　92
▼合併症がある場合の高血圧治療　95
コラム　降圧薬を飲むときの注意　79

第4章　高血圧の運動療法　99

▼運動には血圧を下げる効果がある　100
▼高血圧に効果的な運動　102
▼ウオーキングのポイント　106
◎床で行うスロートレーニング　111
◎職場でもできるスロートレーニング　113
◎筋肉の疲れをとるストレッチ　115
コラム　運動強度と脈拍数　116

第5章　血圧を上げない生活習慣　117

▼生活習慣の改善ポイント　118
▼**肥満対策1**　内臓脂肪を減らす　120

▼肥満対策2　適正体重を知る　122
▼肥満対策3　減らした体重を維持する　124
▼アルコールは適量を守る　126
▼禁煙　127
▼そのほか日常生活で注意すべきこと　128
コラム　血圧を上げやすい性格　132

第6章　高血圧を改善する食事療法　133

▼高血圧の食事療法のポイント　134
▼減塩対策1　食塩は1日に6g未満が目標　136
▼減塩対策2　塩分のとりすぎを防ぐコツ　138
▼減塩対策3　調味料の塩分を抑える　142
▼減塩対策4　だしの「うまみ」を生かして減塩する　144
▼減塩対策5　外食の上手なとり方　146
◎主な外食メニューの塩分量とエネルギー量　149
◎食材にもともと含まれる塩分量　150
◎加工食品に含まれる塩分量　151
▼栄養バランスのとれた食事をする　152

◎バランスのよい献立のつくり方　157

▼高血圧によい栄養素と食品　158

カリウム／マグネシウム／カルシウム／食物繊維／たんぱく質／タウリン／
EPA・DHA／抗酸化食品（ビタミンE・ビタミンC・ポリフェノール・カロチノイド）

コラム　食塩感受性高血圧とは　141

血圧を下げるおいしいレシピ　170

主な参考文献　188

索引　191

編集／海琳社
カバーデザイン／大薮胤美（フレーズ）
カバーイラスト／サタケシュンスケ
本文デザイン／あおく企画
本文イラスト／堀込和佳
プロデュース／高橋インターナショナル

※本書の情報は基本的に2016年1月現在のものです。

第1章

高血圧を正しく理解する

高血圧とはどういう状態か

Point

- ●高血圧とは慢性的に血圧が基準値を超えて高い状態
- ●はっきりした症状はないが、進むと動悸や息切れなどがあらわれることも
- ●高血圧には自覚症状がないため、定期的な血圧測定が大切

心臓の収縮と拡張が血圧をつくる

血液が心臓から動脈に送り出されるときに、動脈壁に内側からかかる圧力のことを「血圧」といいます。

血液は、心臓のポンプ作用によって全身の血管に送り出されますが、心臓が収縮して血液を送り出すときに血圧はもっとも大きくなります。このときの血圧を「**収縮期血圧**」、または「最高血圧（最大血圧）」といいます。逆に、心臓が拡張するとき（血液が心臓に戻るとき）に血圧は最小となります。このときの血圧を「**拡張期血圧**」、または「最低血圧（最小血圧）」といいます。

これらは、一般的に「上の血圧」「下の血圧」などともいわれ、たとえば「１４０／90㎜Hg」といった大小２つの数字で示されます。

「高血圧」とは、このどちらか一方の血圧値、もしくは両方の血圧値が、正常とされる基準値を慢性的に超えている状態のことをいいます。

自覚症状がないので定期的なチェックが大切

高血圧にははっきりした自覚症状がありません。初期には、頭痛、頭重（頭が重い）、めまい、耳鳴り、肩こりといった症状が出る場合もありますが、これらは高血圧特有の症状ではありません。

ただし、高血圧がかなり進むと、動悸、呼吸困難、息切れなどの症状があらわれることもあり、このような場合は要注意です。

高血圧は症状だけではチェックできませんので、病院や家庭での定期的な血圧測定が重要です。

■収縮期血圧と拡張期血圧

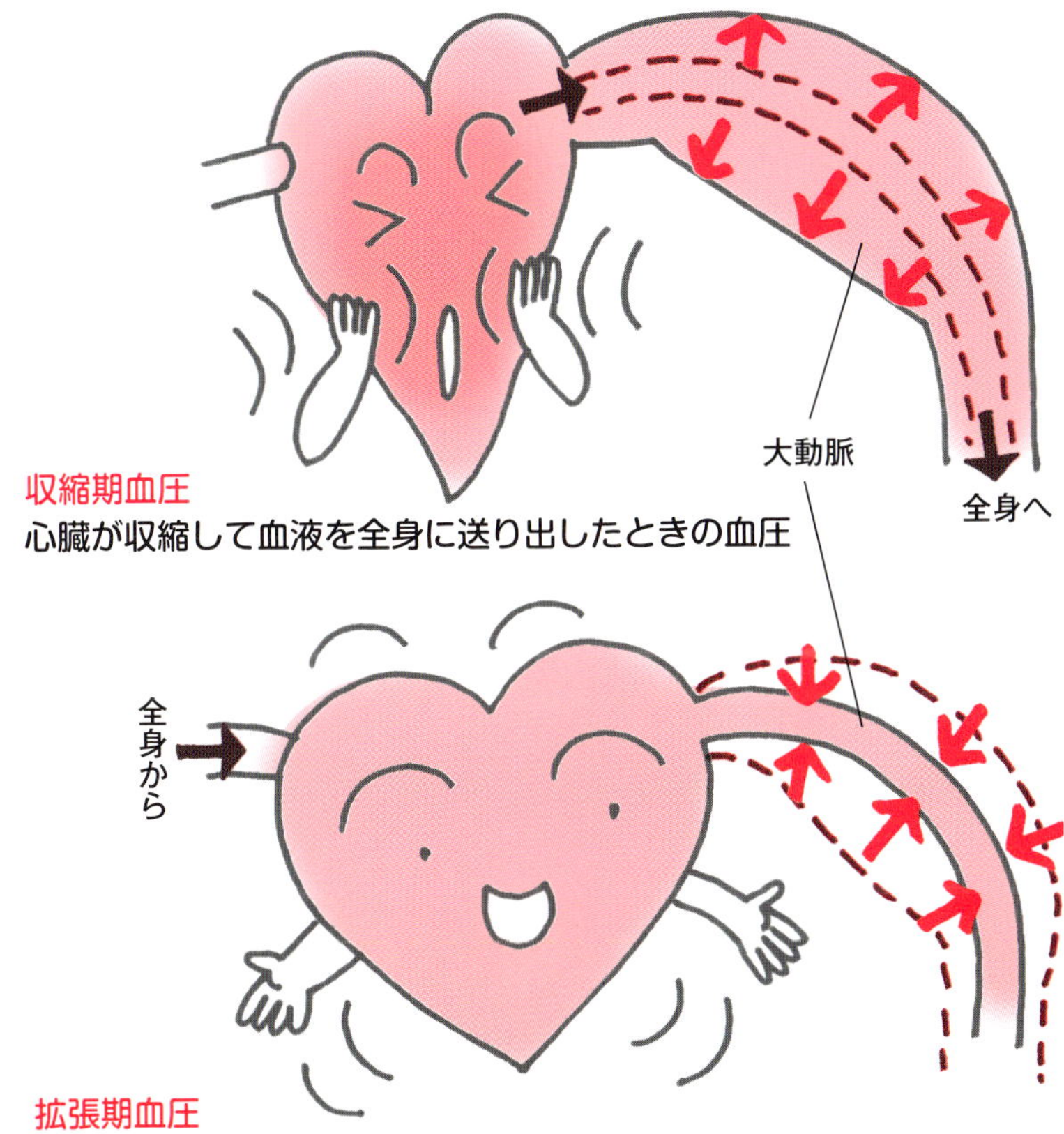

MEMO

血圧をあらわす単位

血圧は「㎜Hg」という単位であらわされます。読み方は、「ミリメートル・エイチジー」、あるいは「ミリメートル・マーキュリー」といいます。マーキュリーとは「水銀（Hg）」のことです。㎜Hgを短く「ミリ水銀」、あるいは「ミリ・マーキュリー」と読む場合もあります。

㎜Hgとは、水の13倍の重さを持つ水銀（柱）をどれくらい押し上げる力があるかをあらわした単位です。

たとえば、血圧値が140という場合には、水銀血圧計の水銀（柱）を140㎜（14㎝）押し上げるだけの圧力が血管壁にかかっているということを意味します。

ちなみに、水銀ではなく水ならば、その13倍の1・82m（1m82㎝）押し上げる力があるということになります。

血圧が上がるしくみ

Point

- 心拍出量と末梢血管の抵抗が血圧にもっとも大きな影響をあたえる
- 交感神経が活性化すると心拍出量が増え、血圧が上がる
- 腎臓の機能が低下すると、昇圧ホルモンのレニンが過剰に分泌される

血圧を決める5つの因子

血圧を決定する主な因子としては、心拍出量、末梢血管の抵抗、循環血液量、血液の粘度、大動脈の弾力の5つがあげられます。

①**心拍出量**…心臓が1回の拍動（ドクンと収縮する動き）で血液を送り出す量のことを「1回拍出量」といいますが、心拍出量というのは、一般に、心臓が1分間に送り出す血液量のことです。1回の拍動が強ければ強いほど、拍出量が増えるので、血圧が上がります。

②**末梢血管の抵抗**…細い末梢血管に血液が流れる際に、受ける抵抗が強いと、血液がスムーズに流れにくくなります。その結果、血圧が上がります。また、血液を流すために心臓が強い力で血液を送り出すので、細い血管に圧力がかかり、血圧が上がります。

③**循環血液量**…体の中を流れる血液の量が多いと、血圧が上がります。風船にたくさん空気を入れると気圧が高くなるのと同じ原理です。逆に少なければ、血圧は下がります。

④**血液の粘度**…血液は、血漿といわれる液体部分（約55％）と、赤血球などの固形成分（約45％）からなっていますが、この固形成分の割合が増えると、血液が粘り気をおびて流れにくくなり、血圧が上がります。また、粘度のある血液をスムーズに流すために、心臓が強く拍動をすると、やはり血圧が上がります。

⑤**大動脈の弾力**…大動脈（心臓から出て胸部や腹部に至る、体の中心を走るもっとも太い血管）で動脈硬化が進むと、血管内壁の弾力性が低下し、血圧の上昇をやわらげることが

できず、上の血圧が上がります。

この5つの因子の中で、**血圧にもっとも大きな影響をあたえるのが、心拍出量の増大と末梢血管の抵抗です。**血液を自動車、血管を道路にたとえると、走る自動車の台数が増えたり、道路が狭くなれば渋滞するのと同じ原理です。

心拍出量と末梢血管の抵抗が正常であれば、血圧は正常に保たれますが、この2つの因子に悪影響をおよぼす要因が増えると、血圧調整のバランスがくずれ、血圧が高くなります。

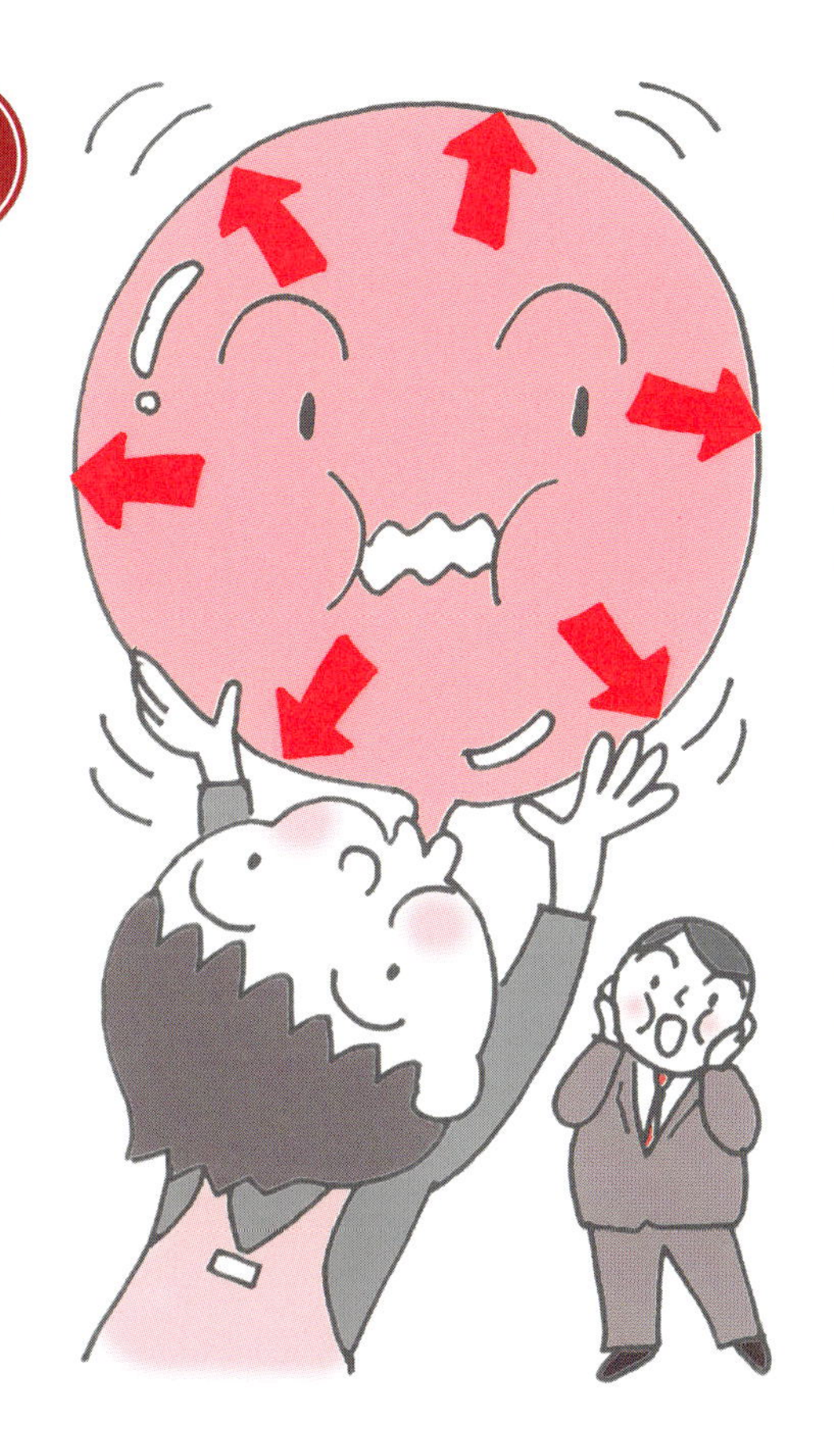

血圧は自律神経でコントロールされている

私たちの体は、運動時などのように血液量をたくさん必要とするときは、自動的に心拍数が上がり、心拍出量が増えるしくみになっています。

一方、睡眠時などのように、血流量が少なくてもよい場合には、心拍数が下がり、心拍出量が減少します。

この心拍数の変化をコントロールしているのが「自律神経」です。

自律神経は、血管の拡張や収縮もコントロールしています。自律神経には活動型の交感神経と鎮静型の副交感神経がありますが、**交感神経が活性化すると、心拍出量が増え、末梢血管が収縮して、血圧が上がります。**逆に、副交感神経が活性化すると、心拍出量が減り、末梢血管が拡張するので、血圧は下がります。

このように、自律神経は血圧の調整に深くかかわっています。

慢性的に血圧が高い状態がつづく理由

健康な人の場合は、こうした自律神経の働きで、血圧は上下しながらも正常に保たれていますが、慢性的に血圧が高い状態がつづくことがあります。それはなぜでしょうか。

動脈は、もともとしなやかな弾力性を持っています。しかし、強い圧力を受けつづけると、血管の内側の壁が傷つき、やがてかたいゴムホースのようになります。これが**動脈硬化**です。動脈硬化が進むと、血管が血圧の上昇を緩衝（かんしょう）しにくくなって、血圧が上がります。

かたくなったゴムホースと、弾力のあるゴムホースに同じ量の水を流せば、かたくなったゴムホースのほうが水圧が上がり、水を勢いよく噴出しますが、これと同じ原理です。

動脈硬化によって血管が狭くなり血液が流れにくくなると、心臓は強い力で血液を押し出そうとするために、さらに血圧が上がるという悪循環におちいります。

動脈硬化は、ふつう年齢とともに進行するので、中高年になるほど高血圧の人が増える傾向にあります。

高血圧には腎臓も深く関係する

腎臓は、血液中の余分な水分や老廃物などを濾過（ろか）する排泄器官です。この腎臓も血圧の上昇に深くかかわっています。

「塩分をとりすぎると血圧が上がる」という話をよく聞きますが、腎臓には、食事からとった余分な塩分（ナトリウム）を水分（尿）といっしょに体外へ排出する働きがあります。ところが、腎臓の機能が低下すると、塩分と水分の排出がうまくできなくなって血液の量が増え、その結果、血圧が上がるのです。

また、腎臓には、レニンやプロスタグランジンなどのホルモンの分泌を調整し、血圧を正常に保つ働きがありますが、**腎臓の機能が低下すると、血圧を上げるホルモンであるレニンが過剰に分泌され、血圧が上昇します。**

腎臓が原因の高血圧については22ページで詳しく述べます。

血圧を上げるホルモン「カテコラミン」

交感神経の働きが活発化すると、交感神経の末端や副腎（腎臓の上部にある内分泌器官）からカテコラミン（カテコールアミン）というホルモンが分泌されます。**カテコラミンは、心臓や血管に作用して、血圧を上げる働きをします。**

また、カテコラミンは、腎臓に働きかけてレニンなどの昇圧ホルモンの分泌を促すことで、血圧を上昇させます。

交感神経は、活発に活動したり、緊張したり、精神的・身体的ストレスを感じたりすると活発化します。

■ 腎臓と血圧の関係

腎臓には食事からとった余分な塩分（ナトリウム）を水分（尿）といっしょに体外へ排出する働きがあるが、腎機能が低下すると、塩分と水分の排出がうまくできなくなって循環血液量が増え、血圧が上がる。

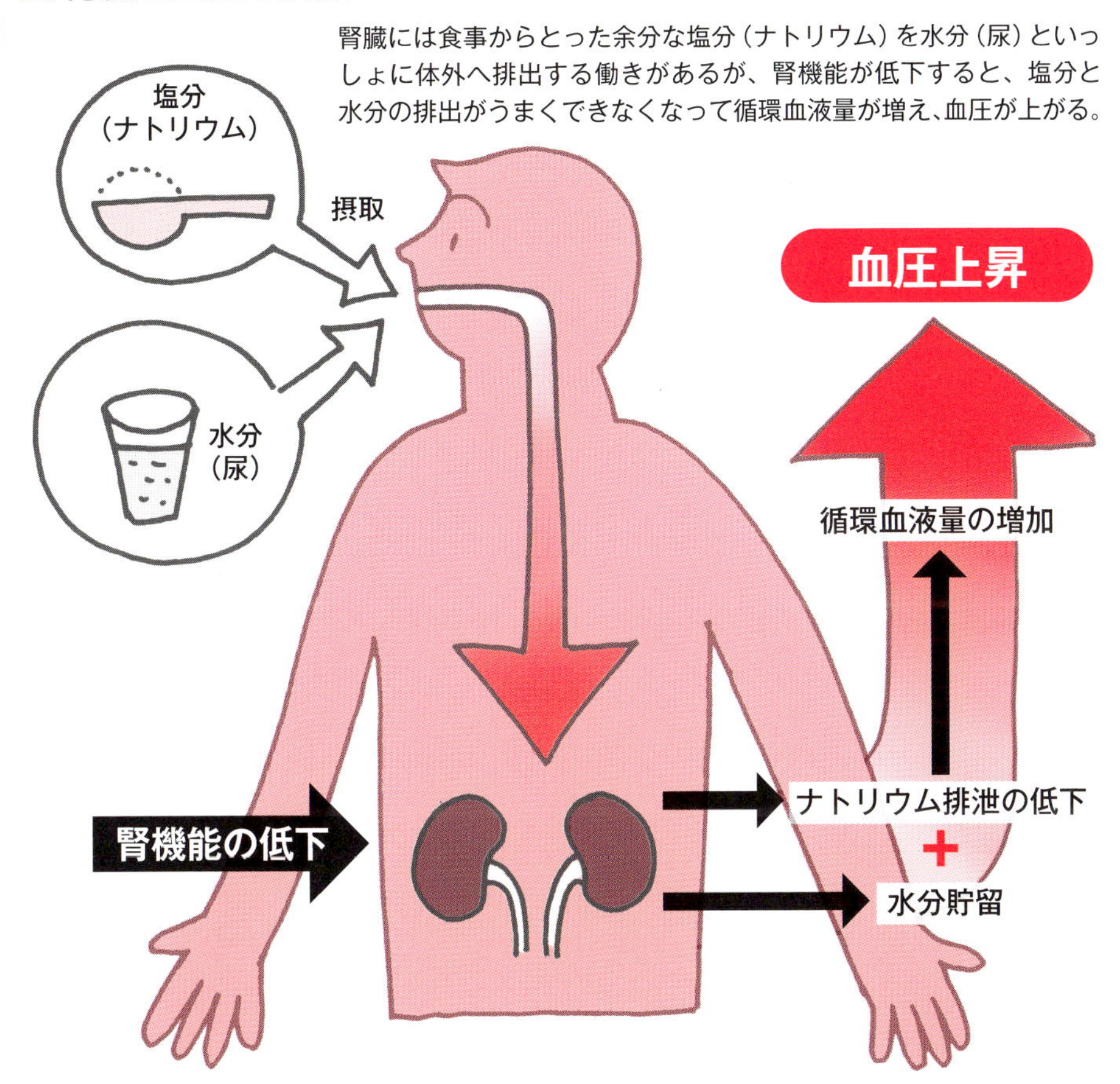

MEMO

カテコラミン

カテコラミン（カテコールアミン）は副腎髄質（ふくじんずいしつ）ホルモンで、アドレナリン、ノルアドレナリン、ドーパミンなどが知られています。中でも、アドレナリンとノルアドレナリンには昇圧作用があります。

副腎髄質は、交感神経で支配されています。ストレスなどによって交感神経が緊張すると、血中にカテコラミンが放出されます。カテコラミンが過剰に放出されると、血圧の上昇や、過度の発汗、動悸、頭痛などが起こります。

また、神経が興奮し、パニックにおそわれたような感覚におちいりやすくなります。

逆に、カテコラミンが不足すると、心身の脱力感や意欲の低下、抑うつ状態などをまねきやすくなります。

高血圧には2種類ある

Point
- 日本の高血圧患者の80～90％は原因がわからない「本態性高血圧」
- 腎臓病など何らかの病気が原因となって起こる「二次性高血圧」
- 二次性高血圧は腎臓の異常によって引き起こされるものが多い

原因がわからない本態性高血圧

高血圧は、その原因によって、「本態性高血圧」と「二次性高血圧」に分類されます。本態性高血圧は「一次性高血圧」ともいい、明らかな原因がないのに血圧が高くなる病気です。

本態性とは、原因がよくわからないという意味です。

実は、日本の高血圧患者の80～90％はこの本態性高血圧です。遺伝や生活習慣が関係していると考えられています。

病気が原因となって起こる二次性高血圧

一方、二次性高血圧は、腎臓病やホルモンの異常など、何らかの病気が引き金となって起こる高血圧です。したがって、原因となっている病気（原疾患）を治療すれば改善されます。高血圧全体に占める割合は10～20％ですが、35歳以下で発症する高血圧では、4人に1人が二次性高血圧といわれています。

二次性高血圧には、主に次の4つの種類があります。

①**腎実質性高血圧**（**腎性高血圧**）…腎臓の実質に異常があるために起こる高血圧です。腎実質とは、腎臓の皮質と髄質を合わせた部分で、ここには尿をつくる無数の腎小体と尿細管が詰まっています。二次性高血圧の中でももっとも頻度が高く、高血圧全体の2～5％を占めます。糸球体腎炎や糖尿病性腎症などが代表的です（22ページ参照）。

②**腎血管性高血圧**…腎動脈の狭窄、あるいは閉塞によって起こる高血圧です。高血圧全体の約1％を占めま

す（24ページ参照）。

③内分泌性高血圧…内分泌器官からホルモンが過剰に分泌されて高血圧となる病気です（26ページ参照）。

④血管性高血圧…大きな血管の疾患によって引き起こされる高血圧です。疾患としては、大動脈縮窄症、大動脈弁閉鎖不全症などがあります（28ページ参照）。

二次性高血圧の中で比較的多いのが、腎実質性高血圧と腎血管性高血圧で、どちらも腎臓の異常によって引き起こされます。

二次性高血圧には、このほか「薬剤誘発性高血圧」などもあります（29ページ参照）。

高血圧の種類

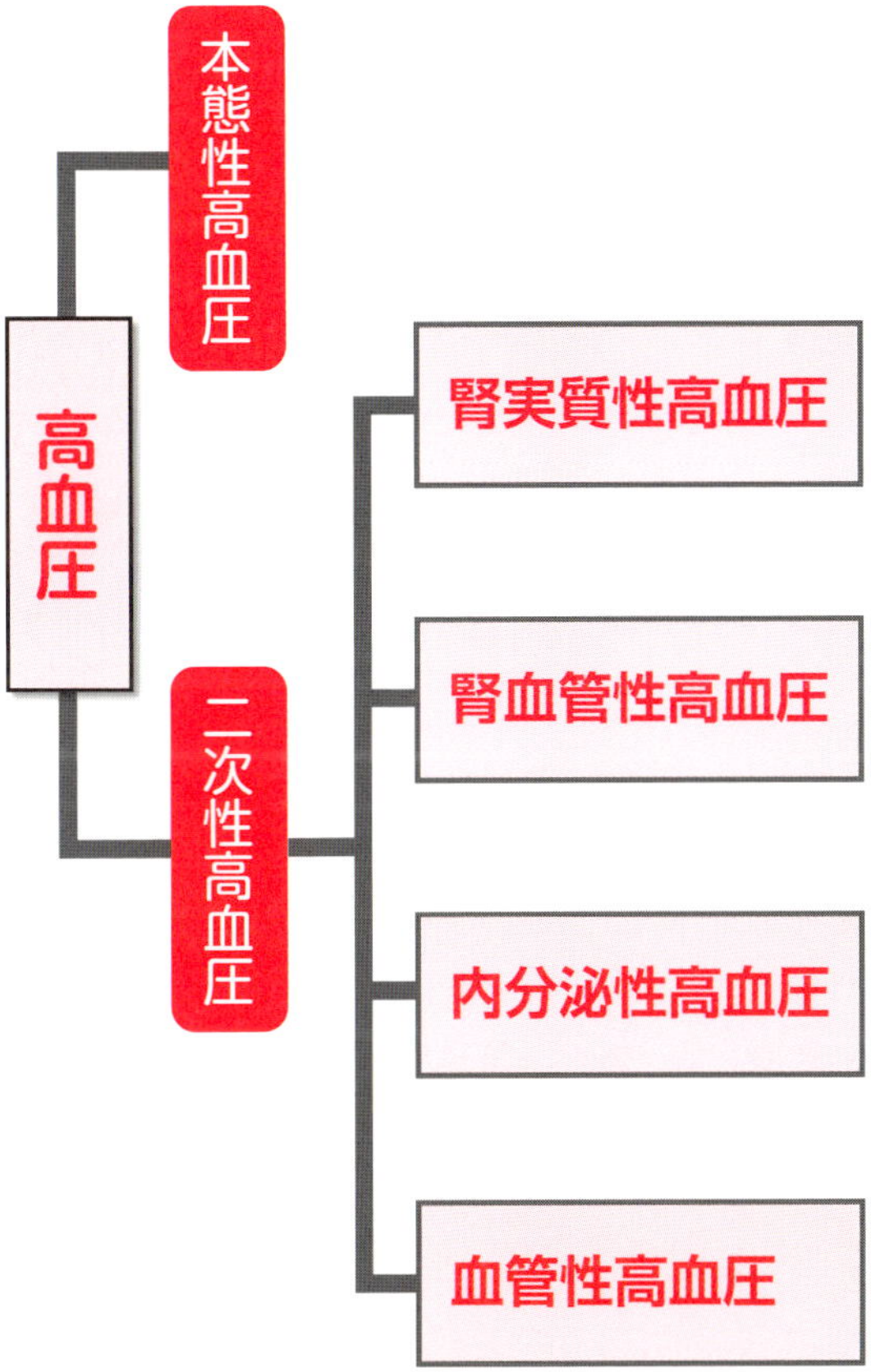

- 高血圧
  - 本態性高血圧
  - 二次性高血圧
    - 腎実質性高血圧
    - 腎血管性高血圧
    - 内分泌性高血圧
    - 血管性高血圧

MEMO

日本の高血圧患者数

日本の高血圧患者数は約4300万人と推計されています（2010年国民健康・栄養調査）。4300万人の内訳は、男性が2300万人、女性が2000万人です。

男性では50歳前後で発症する人が多く、50歳代の有病率は約63%、60歳代は約66%、70歳代は約81%となっています。

女性の高血圧の患者さんは、40歳代までは非常に少ないのですが、更年期を過ぎると、男性とほぼ同じ割合となります。

約4300万人と推計される高血圧患者のうち、約半数は高血圧という診断がついていない人たちです。一方、高血圧と診断され、治療を受けている人の割合は、60歳代男女では50%以上、70歳代男女では60%以上となっています。

原因が特定できない本態性高血圧

Point

- 原因がはっきりしている二次性高血圧でなければ本態性高血圧
- 遺伝的な体質に生活習慣など環境的な因子が重なって発症
- 本態性高血圧は原因が特定できないために根本的な治療法がない

遺伝的な体質に生活習慣などが重なって高血圧に

高血圧全体の80～90％を占めるのが本態性高血圧（一次性高血圧）です。血液検査や尿検査、画像検査などによって、原因が特定できる二次性高血圧でないことがはっきりすれば、本態性高血圧ということになります。

本態性高血圧は、明確な原因が特定できない高血圧ですが、高血圧を誘発すると思われる原因はいくつかあります。これらが重なると、高血圧になる確率はぐんと高まります。

●遺伝…高血圧は遺伝病ではありませんが、高血圧になりやすい遺伝的因子を持っている人がいることは確かです。その確率は、両親とも高血圧の場合は1／2、両親のどちらかが高血圧の場合は1／3、両親とも高血圧でない場合は1／20といわれています（調査によって結果は多少異なります）。

ただし、遺伝的素因があればだれでも高血圧になるわけではなく、それに生活習慣など環境的な因子が重なることで発症すると考えられています。

両親や家族に高血圧の人が多い家系では、遺伝的因子を受け継いでいる可能性が高いので、若いころから血圧管理をしっかり行い、高血圧にならない生活習慣を心がけることが大切です。

●加齢…年齢を重ねるにしたがって血管も老化し、動脈硬化が進みます。動脈硬化とは、血管がかたくなったり、もろくなったり、内腔（ないくう）が狭くなったりした状態です。動脈硬化があると、血液が流れにくくなって血圧が上がります。

■ 高血圧の80 ～ 90%は本態性高血圧

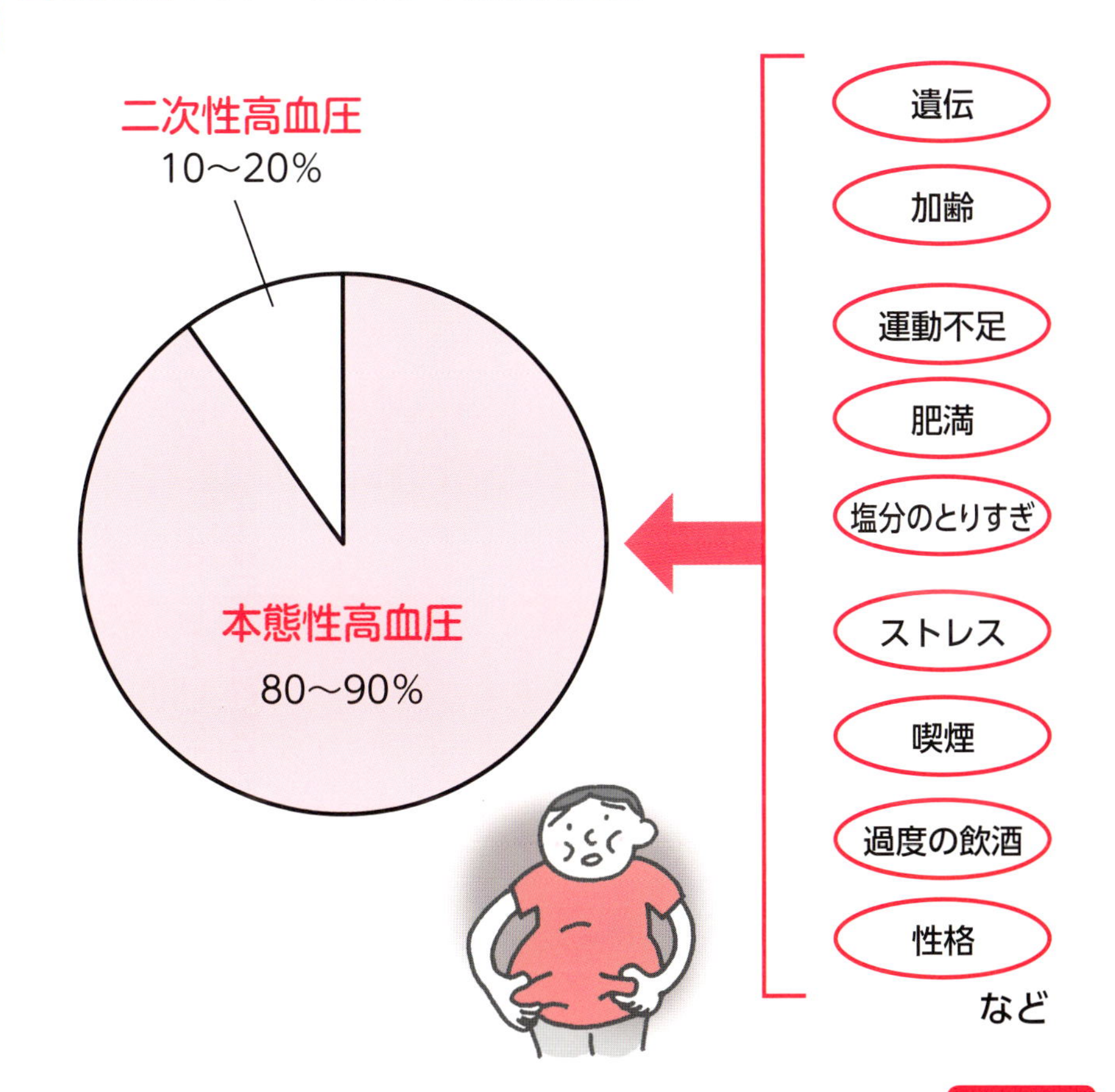

MEMO

多因子遺伝性疾患

親の体質が子どもに伝わることを「遺伝」といい、その情報を伝えるものを「遺伝子」といいます。両親とも高血圧の場合、子どもに高血圧が遺伝する確率は50%以上といわれています。男女差はありません。

遺伝子と環境要因がからみ合って発症する病気を「多因子遺伝性疾患」といい、高血圧もその一つです。

高血圧の決定的な遺伝子（責任遺伝子）はまだ見つかっていません。ただ、血圧の上昇に関係があるとされる遺伝子があります。それが「アンジオテンシノーゲン」というたんぱく質の遺伝子です。アンジオテンシノーゲンは、塩分による血圧の上昇に関係すると考えられています。アンジオテンシノーゲン遺伝子型を持つ人が塩分をとりすぎると、高血圧になりやすいといわれます。

また、血圧が上がると血管が傷み、さらに動脈硬化が進むという悪循環におちいります。

●運動不足…運動不足の状態が長くつづくと、肥満や脂質異常症、糖尿病などをまねきやすくなります。ついには動脈硬化が生じ、血管がかたくなったり、内腔が狭くなったりすることによって、末梢血管の抵抗が増加します。その結果、血圧が上昇します。

適度な運動は、血管を拡張させ、末梢血管の血液循環をよくするため、血圧を低下させます。

また、適度な運動は肥満を解消し、併発しやすい生活習慣病を改善するなど、さまざまな効果があります。さらに、運動にはストレスの発散というメリットもあります。

効果的な運動は、ウオーキングや水泳などの有酸素運動です（高血圧の運動療法については第4章参照）。

●肥満…過食や運動不足は肥満をまねきます。肥満になると、高血圧だけでなく、糖尿病、脂質異常症などの生活習慣病になるリスクが高くなります。

体重を1kg減らすと、1・5㎜Hgぐらい血圧を下げることができるといわれています。単純計算では、10kg体重を落とすと、15㎜Hgも血圧が下がることになります。

肥満には「内臓脂肪型肥満」と「皮下脂肪型肥満」がありますが、高血圧や生活習慣病と関係が深いのは内臓脂肪型肥満です。

●塩分のとりすぎ…塩分（ナトリウム）は体に欠かせないミネラルですが、過剰に摂取すると、体液中の塩分濃度を一定に保つために水分で薄める作用が働きます。その結果、血液の全体量が増えるので、血圧が上がります。

塩分の過剰摂取は、正常血圧の人でも血圧が上がりますが、高血圧の人はより上がりやすいことがわかっています。

●ストレス…強いストレスを受けると、交感神経が活性化し、アドレナリンやノルアドレナリンなどの血圧を上げるホルモンの分泌量が増加します。

●喫煙…タバコの煙に含まれるニコチンには血管を収縮させる作用があり、血圧を上昇させます。1本の喫煙で、血圧の上昇が約15分つづくという報告もあります。また、起床時の喫煙は、平常時の2倍以上も血圧を上昇させるともいわれます。

●過度の飲酒…少量のアルコールは、血管を拡張させて血圧を下げる効果がありますが、適量以上を飲むと、交感神経を刺激して心拍数を増やすので、血圧を上げる誘因となります。また、日々の飲酒量が多いほど高血圧になるリスクが高まることがわか

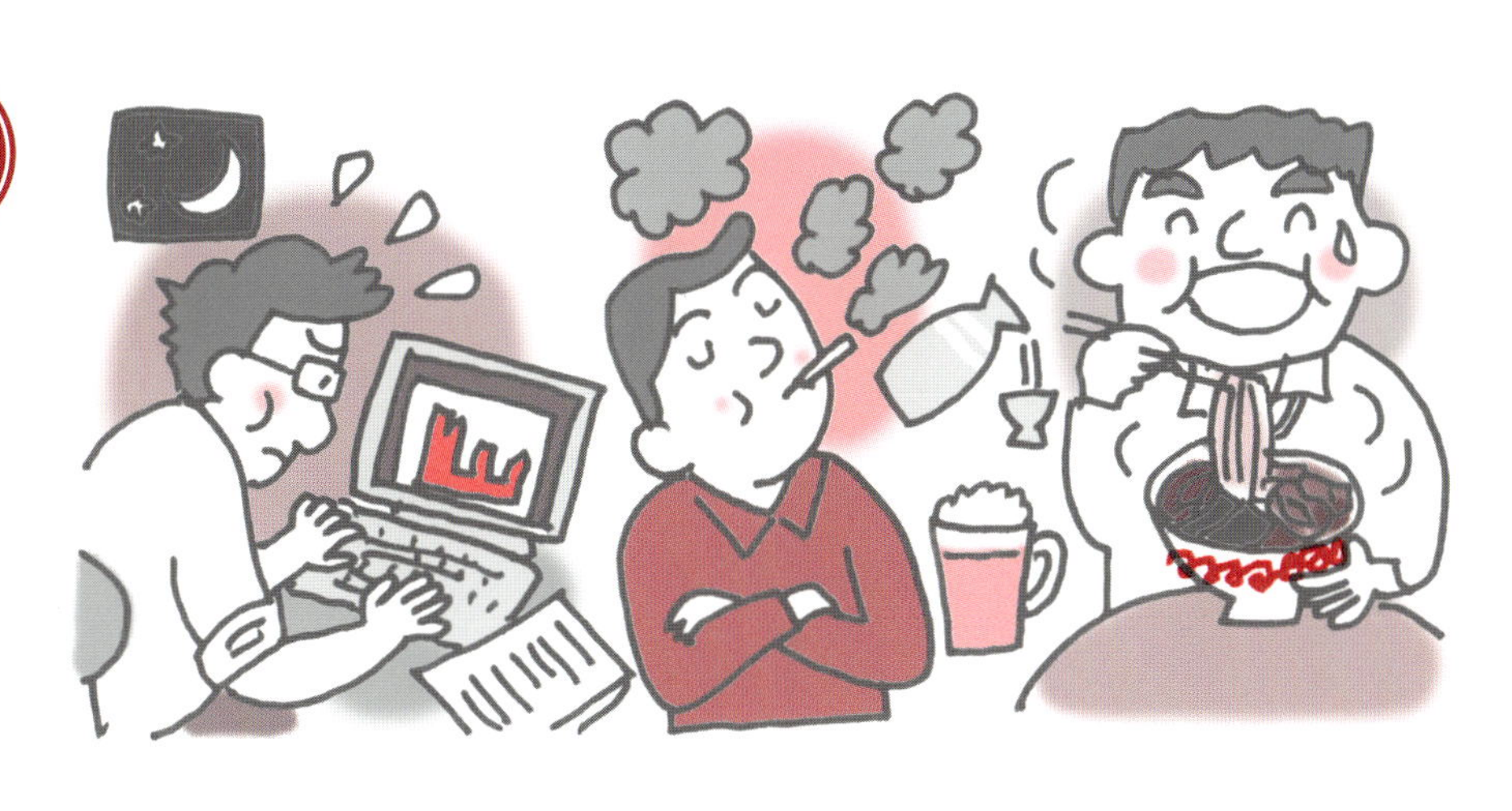

っています。

●**性格**…血圧を上げやすい性格があるといわれています。それは強いストレスを受けやすい人で、「活動的」「積極的」「意欲的」「せっかち」「攻撃的」「負けずぎらい」「競争心が強い」といった共通点があります（132ページ参照）。

本態性高血圧の問題点

以上、見てきましたように、本態性高血圧は、原因を明確に特定しにくい高血圧です。

そのため、原因を見つけて血圧を下げるという根本的な治療を行いにくいということが大きな問題点です。

本態性高血圧の治療としては、運動や食事などの生活習慣の改善がメインとなります。それでも血圧が下がらない場合には、生活習慣の改善と同時に降圧薬などを使用します。

MEMO

アドレナリンとノルアドレナリン

アドレナリンは、副腎髄質から分泌されるホルモンで、神経伝達物質であるカテコラミンの一つです。

アドレナリンは、交感神経の作用が高まると血中に放出され、血圧や血糖値の上昇、心拍数の増加などを引き起こします。また、アドレナリンは下がった血糖値を上昇させるときにも働き、心拍数や血圧を上昇させると同時に、脳内を覚醒させる作用もあるといわれます。その結果、心身が興奮状態となります。

ノルアドレナリンは、副腎髄質および交感神経末端から放出される神経伝達物質の一つで、アドレナリンの前駆物質です。ストレス反応として、交感神経を刺激し、アドレナリンと同様に、心拍数の増加や血圧上昇などを引き起こします。

腎臓の異常による二次性高血圧

Point
- 二次性高血圧は意外に多く、35歳以下では4人に1人
- 二次性高血圧でもっとも頻度が高いのが「腎実質性高血圧」
- 腎臓の動脈の狭窄などによって発症する「腎血管性高血圧」

35歳以下では4人に1人が二次性高血圧

本態性高血圧は原因が特定できない高血圧ですが、二次性高血圧は、血圧が上昇する原因が明らかで、その原因を根本から治療できれば治すことができる高血圧です。

二次性高血圧が高血圧全体に占める割合は、以前は10%前後と考えられていましたが、原発性アルドステロン症（26ページ参照）などの頻度がこれまで考えられていたより高いとの報告があり、10～20%の患者さんが二次性高血圧と考えられています。

特に、**35歳以下の患者さんでは4人に1人が二次性高血圧**といわれています。

二次性高血圧の中で比較的頻度の高いものとしては、腎実質性高血圧、腎血管性高血圧、内分泌性高血圧（原発性アルドステロン症、クッシング症候群など）などがあげられます。

なお、腎実質性高血圧と腎血管性高血圧を「腎性高血圧」といいますが、狭義に腎実質性高血圧のみを腎性高血圧という場合もあります。

●腎実質性高血圧

腎実質性高血圧は二次性高血圧の中でももっとも頻度が高く、高血圧全体の2～5%を占めます。また、腎血管性高血圧は高血圧全体の約1%とされ、**腎臓と高血圧には密接な関係があること**がわかります。

腎実質は、糸球体や尿細管など、血液を濾過して尿をつくる機能をになっている部分で、腎臓の血管以外の部分をいいます。

腎実質性高血圧の主な原因は、慢性糸球体腎炎や多発性嚢胞腎といっ

■腎臓の構造

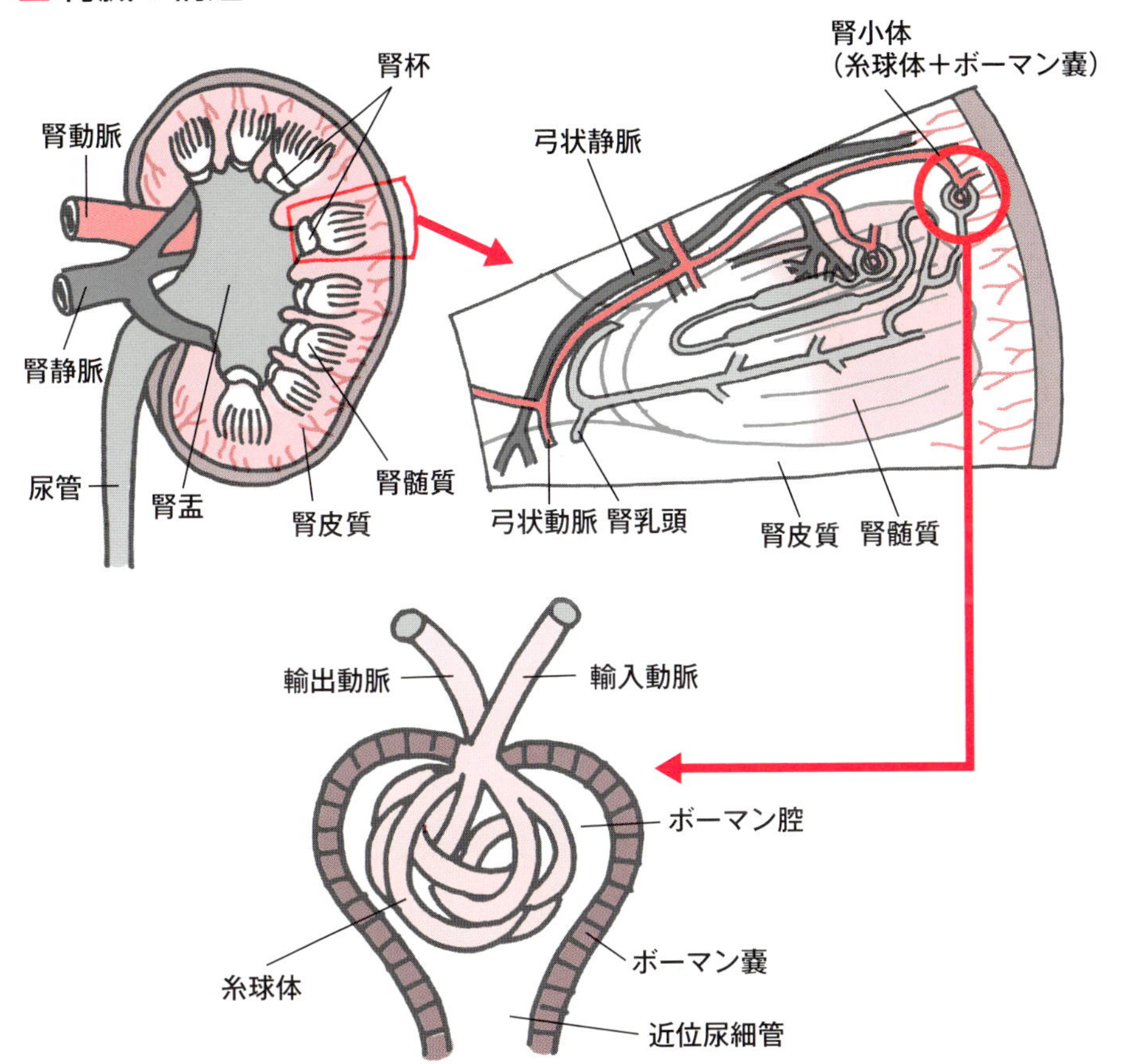

た腎障害です。

●慢性糸球体腎炎…腎臓の糸球体が障害されて、たんぱく尿（97ページ参照）や血尿が出る病気を総称して糸球体腎炎といいます。慢性糸球体腎炎は、たんぱく尿や血尿が長期間（少なくとも3カ月以上）つづくものをいいます。血圧は、最初は高くありませんが、進行するにしたがって上昇していきます。

慢性糸球体腎炎にはいくつかのタイプがあります。もっとも多いのが「IgA（アイジーエー）腎症」（25ページ参照）で、慢性糸球体腎炎の40％以上を占めます。放置すると腎不全に移行するケースもあるので、注意が必要です。

慢性糸球体腎炎の治療は、病期に応じた食事療法と薬物療法が基本となります。生活習慣を見直すことで、進行を抑えたり、遅らせたりすることができます。

●多発性嚢胞腎…遺伝性の腎臓病で、

両方の腎臓に液体がたまった袋（嚢胞）が無数にできる病気です。嚢胞が大きくなると腎臓の組織が圧迫され、徐々に濾過能力が衰えて腎機能が低下し、やがて腎不全に至ります。

嚢胞が小さいうちは、ほとんど自覚症状がありませんが、進行すると、腰痛、血尿、高血圧などが出現し、腎盂腎炎や尿路結石、尿路感染などを併発しやすくなります。

多発性嚢胞腎の治療法は、まだわかっていません。血圧のコントロールを行って、できるだけ進行を遅らせることが中心となります。

●腎血管性高血圧

腎血管性高血圧は、腎臓の動脈の狭窄、あるいは閉塞によって発症する高血圧です。頻度は、高血圧全体の1％程度です。

腎動脈が細くなると、腎臓に運ばれる血液の量が少なくなります。腎臓は血液の量を増やそうと、血圧を上げるホルモンであるレニンを分泌します。そのために、血圧が上がります。

また、腎臓には、尿の量を調節して体内の水分量を一定に保つ働きがあります。両側の腎動脈が細くなって、腎臓への血液量が少なくなると、腎臓は体内に水分をたくさん蓄えようとします。その結果、血液量が増え、血圧が上がります。

狭窄（閉塞）の原因としては、中高年に多い**動脈硬化**によるものがもっとも多く、次に線維筋性異形成、高安動脈炎（大動脈炎症候群）の順となっています。ほかに、先天性奇形、大動脈瘤、腫瘍などによる腎動脈圧迫や、血栓・塞栓なども原因となります。

●**線維筋性異形成**…主に30歳未満の女性に多い病気で、腎臓などの動脈に狭窄が見られます。ほとんど無症状ですが、頭痛、めまい、耳鳴りを訴える患者さんもいます。原因は不明ですが、遺伝性があるといわれます。治療は、バイパス手術や血管拡張・ステント留置などが行われます。

●**高安動脈炎（大動脈炎症候群）**…大動脈や、腎動脈などの分岐動脈に炎症が生じ、血管が狭窄・閉塞し、脳や心臓、腎臓といった重要な臓器に障害をあたえる原因不明の血管炎です。免疫の異常が関係していると考えられています。わが国の高安右人医師がはじめて報告したので高安動脈炎と呼ばれています。以前は大動脈炎症候群ともいわれていましたが、病変が大動脈以外の全身に生ずることがあるため、現在は高安動脈炎と呼ばれています。高安動脈炎は、厚生労働省の定める特定疾患（難病）に指定されています。

高安動脈炎の患者さんの約90％は女性で、特に20歳代の女性に多いという特徴があります。

症状は、急性期には発熱、全身倦怠感、体重減少などが見られます。進行すると、めまい、立ちくらみ、失神などさまざまな症状があらわれてきます。

また、高安動脈炎は「脈なし病」ともいわれ、炎症のある側の手首の脈がふれにくくなります。

治療法としては、プレドニゾロンなどの副腎皮質ステロイド薬を使って炎症を抑えることが基本となります。ほかに、血液の流れを改善させる血管拡張薬や、血栓ができるのを防ぐ抗血小板薬や抗凝固薬を必要に応じて使用します。

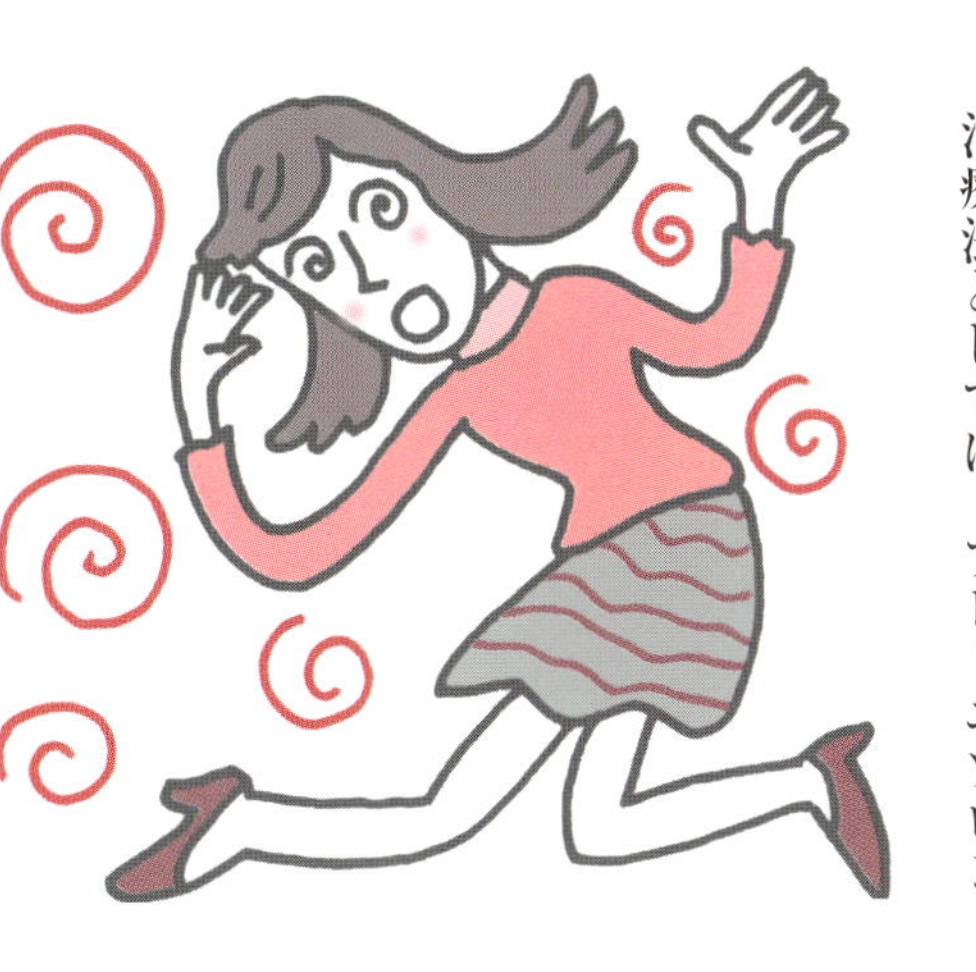

●大動脈瘤…動脈硬化が進み、血管壁の弱くなった部分が血液の圧力に耐えかね、コブのようにふくらんでしまう病気です。動脈瘤が破裂すると激しい痛みにおそわれ、命の危険にさらされます。破裂しない限りは無症状のことが多いのですが、動脈瘤が腎臓の組織（腎実質）を圧迫したり、腎臓の血管が狭窄して血流が悪くなると、高血圧になる場合があります。
大動脈瘤の治療は、コブの直径が5㎝未満の場合は破裂することはめったにないために、降圧薬で血圧を下げます。直径が5～5・5㎝以上の場合は、手術を検討します。

MEMO

IgA腎症

腎臓の糸球体の毛細血管を支えるメサンギウム細胞にIgAという抗体が沈着して増殖し、腎臓の機能が低下する病気です。IgA腎症は、症状が軽いものもありますが、中には腎不全に至るものもあるので、定期的な検査が必要です。

発症には、人種（アジアに多い）、環境、遺伝因子、食べものなどが関係しているとされますが、現段階では原因不明です。

ほとんどの場合は無症状のまま進行しますが、IgA抗体が多く沈着してくると、血尿やたんぱく尿があらわれてきます。

症状が軽い場合には抗血小板薬で治療しますが、重い場合には副腎皮質ステロイド薬を使ったり、扁桃腺の摘出手術を行うこともあります。

そのほかの二次性高血圧

Point

- 副腎から分泌されるホルモンの異常によって起こる「内分泌性高血圧」
- 大動脈縮窄症や大動脈弁閉鎖不全症など血管障害も高血圧を引き起こす
- 非ステロイド抗炎症薬など薬剤の副作用で起こる「薬剤誘発性高血圧」

ホルモンの異常で起こる内分泌性高血圧

内分泌性高血圧は、副腎皮質や副腎髄質から分泌されるホルモンの異常によって起こる二次性高血圧です。内分泌性高血圧には、原発性アルドステロン症、クッシング症候群、褐色細胞腫などがあります。

●原発性アルドステロン症

原発性アルドステロン症は、副腎皮質からアルドステロンというホルモンが過剰に分泌される病気です。

アルドステロンは、腎臓の尿細管などに作用し、ナトリウムや水分の再吸収を促します。そのため、循環血液量が増えて血圧が上昇します。

また、アルドステロンには、尿中にカリウムを排泄する作用もあるので、過剰になると血中のカリウムが減り、筋力の低下などをまねきます。

原因は、副腎皮質の腫瘍や過形成（はれて大きくなること）です。腫瘍は、ふつう片側の副腎にでき、ここからアルドステロンが過剰に分泌されます。過形成の場合は、左右の副腎全体からアルドステロンが分泌されます。病気の原因が片側の副腎なのか、両方の副腎なのかによって治療法が異なるため、詳しい検査が必要です。

原発性アルドステロン症は、以前は高血圧全体の0・3～1％とされていましたが、診断法の進歩により、**その頻度は5～10％と決して少なくない**ことがわかってきました。

●クッシング症候群

クッシング症候群は、副腎皮質から分泌されるコルチゾールというホルモンが過剰につくられる病気です。

クッシング症候群

クッシング症候群は、原因によって、大きく以下の４種類に分けられる。

①**副腎腺腫**…副腎にできた腫瘍が原因。

②**クッシング病**…下垂体にできた腫瘍が原因。

③**異所性ＡＣＴＨ産生腫瘍**…副腎以外にできた腫瘍が原因。

④**医原性クッシング症候群**…プレドニゾロンなどの長期投与が原因。

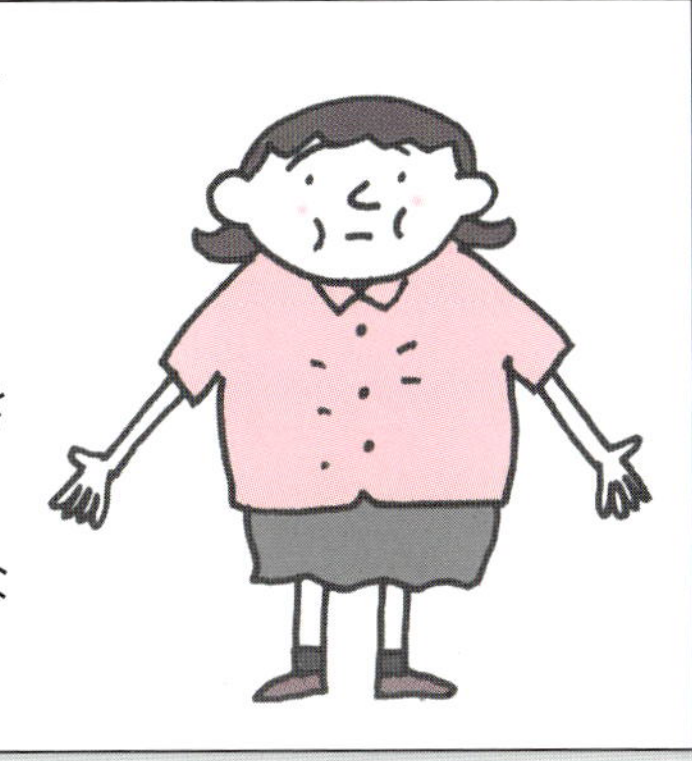

コルチゾールは「ストレスホルモン」とも呼ばれ、過剰に分泌されると血圧が上昇します。

　クッシング症候群はまれな病気で、高血圧全体の0・1％以下です。**30～40代の女性に比較的多く見られる病気**です。

　症状としては、高血圧に加え、中心性肥満（手足はやせているのに顔や体が太っている状態の肥満）や、満月様顔貌（中心性肥満の一種。ムーンフェイス）、多毛、赤色皮膚線条、野牛様脂肪沈着（肩に脂肪が沈着して野牛の肩のようになること）など非常に特徴的な症状を示します。

　クッシング症候群には、副腎腺腫、クッシング病、異所性ＡＣＴＨ産生腫瘍（ＡＣＴＨは副腎皮質刺激ホルモンで、副腎皮質ホルモンの分泌を促す）などの種類があり、それぞれ治療法が異なります。

MEMO

コルチゾール

　コルチゾールは、副腎皮質から分泌されるホルモン（ステロイドホルモン）の一種です。

　コルチゾールには、炭水化物や糖の代謝、脂質の代謝、たんぱく質の代謝など、さまざまな栄養素の代謝を促進する働きがあります。

　また、炎症を抑える作用もあり、ステロイド系の抗炎症薬として広く使われています。

　さらに、免疫機構にもかかわっており、コルチゾールは生命維持に必要不可欠なホルモンといえます。

　また、コルチゾールは、ストレスにも関係しており、そのため「ストレスホルモン」とも呼ばれます。ストレスを受けると、その強さに応じて分泌され、交感神経を刺激し、脈拍や血圧を上昇させます。

●褐色細胞腫

褐色細胞腫は、副腎髄質に腫瘍ができることで、副腎皮質からカテコラミン（カテコールアミン）というホルモンが過剰に分泌される病気です。高血圧全体の0・1〜0・2％と、比較的まれな病気です。発症に男女差はなく、年齢も幅広く見られます。

褐色細胞腫は、「10％病」と呼ばれるように、両側副腎由来が10％、悪性が10％、副腎外由来が10％、多発性（遺伝性）が10％を占めます。

症状としては、いちじるしい高血圧、激しい動悸、過剰な発汗、立ちくらみ、速い呼吸、重度の頭痛などが見られます。ただし、**褐色細胞腫には、ふだんは無症状で、発作的に症状があらわれる発作型**があります。

治療としては、腫瘍を摘出する手術が原則です。

す。

血管障害が原因の二次性高血圧

大動脈などの大きな血管に起きる血管障害も、高血圧を引き起こします。

●大動脈縮窄症

大動脈縮窄症は、生まれつき大動脈の一部が細い病気です（二次的に大動脈に狭窄が起こる病気は大動脈狭窄症といい、区別される）。**大動脈縮窄症は男性に多い病気**です。

血圧は、血管が細くなった部分までが高く、そこから先は低くなるため、上半身の血圧は高く、下半身の血圧は低くなり、手足の間に血圧の差が見られます。

血管の細い部分から先で血行不良が起こるので、足の発育が悪くなることもあります。聴診器をあてると血管雑音が聞こえます。また、血管造影検査で診断がつきます。

治療は、原則的に小児期に外科的治療を行いますが、場合によってはバルーンカテーテルによる血管形成術（ＰＴＡ）を行うこともあります。より早期に治療を行うことが望まれます。

●大動脈弁閉鎖不全症

大動脈弁閉鎖不全症は、心臓の出口である大動脈弁の閉まりが悪くなり、心臓から大動脈へ送り出された血液が再び心臓内へ逆流する病気です。

送り出された血液が戻ってくるため、心臓には大きな負担がかかり、ひどくなると呼吸困難などの心不全症状があらわれます。

また、血液が逆流するため、心臓は余分な血液を送り出さなければならないので、上の血圧が高くなりますが、下の血圧は低くなります。

高血圧の原因

高血圧の種類	分類		疾患・病態
本態性（80 ～ 90%）	遺伝歴濃厚		
二次性（10～20%以上）	腎性	腎実質性	慢性糸球体腎炎、多発性嚢胞腎、糖尿病
		腎血管性	動脈硬化性 線維筋性異形成 高安動脈炎（大動脈炎症候群）
	内分泌性	副腎皮質性	原発性アルドステロン症 クッシング症候群
		副腎髄質性	褐色細胞腫
		甲状腺性	バセドウ病、甲状腺機能低下症（橋本病）
		副甲状腺性	副甲状腺機能亢進症
		下垂体性	クッシング病、末端肥大症
	血管性		大動脈縮窄症、大動脈弁閉鎖不全症
	薬剤性		非ステロイド性抗炎症薬（NSAIDs）、カンゾウ（甘草）製剤、グルココルチコイド、シクロスポリン、エリスロポエチン、経口避妊薬、交感神経刺激薬、分子標的薬など

　原因としては、リウマチ性、感染性心内膜炎などの弁自体の障害によるものと、高安動脈炎などの大動脈の疾患によるものとがあります。

　治療法は、薬による内科的治療と手術による外科的治療に大別されますが、逆流の程度や原因によって治療法が異なります。外科的治療は、ほとんどの場合、大動脈弁を人工弁に取りかえる手術（人工弁置換術）です。

薬剤の副作用による薬剤誘発性高血圧

　このほか、高血圧を引き起こす原因として、さまざまな薬剤の使用によるものがあります。

　代表的な薬剤には、**非ステロイド性抗炎症薬（NSAIDs）、カンゾウ（甘草）製剤、グルココルチコイド、シクロスポリン、エリスロポエチン、経口避妊薬、交感神経刺激**

薬などがあります。また、抗がん剤の一種である**分子標的薬**による高血圧も報告されています（前ページ表参照）。

非ステロイド性抗炎症薬（ＮＳＡＩＤｓ）に特に影響を受けやすいのは、高齢者や腎臓に疾患がある人です。

カンゾウ（甘草）製剤にはグリチルリチンという成分が含まれていますが、グリチルリチンには副腎皮質ステロイド様の作用があり、過剰に摂取すると血圧を上げます。ただし、長期にわたって服用しなければ、血圧が上昇することは少ないとされます。

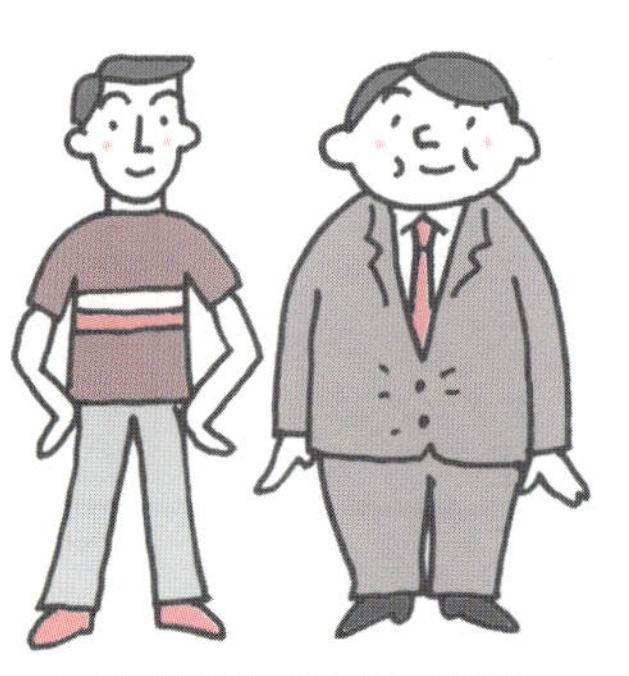
二次性高血圧は 20 歳以下、あるいは 60 歳以上に多い

グルココルチコイドはステロイドホルモンの一つで、主にぜんそくなどのアレルギー疾患や自己免疫疾患の治療に使われます。長期に用いる場合でも、低用量であれば高血圧になることは少ないとされます。

シクロスポリンは、臓器移植や骨髄移植などの拒絶反応を抑えるために使われる薬ですが、服用した患者さんの多くが高血圧になると報告されています。

これらの薬剤によって高血圧となるメカニズムとしては、腎臓からのナトリウムの排泄低下、腎毒性の副作用、交感神経刺激の増強などが考えられます。

薬剤誘発性高血圧を防ぐには、かかりつけ医に、現在服用している薬だけでなく、過去の病歴や治療法（薬の種類）などを報告することが大切です。

二次性高血圧の特徴

一般的に、生活習慣や加齢、遺伝的素因など、原因が特定できない本態性高血圧に対し、二次性高血圧には次のような特徴があります。

●家族歴がない
●20歳以下での発症、あるいは60歳以上での発症が多い
●血圧が非常に高い（初診時での収縮期血圧が１８０㎜Hg以上、あるいは拡張期血圧が１１０㎜Hg以上）
●急な発症や短期間での血圧上昇
●原因となる病気の症状がある
●通常は有効な治療があまり効かない（降圧薬を飲んでも血圧が下がりにくいなど）

このような特徴が見られた場合には、二次性高血圧が疑われますので、原因を探る検査が行われます。

腎臓の働き

体液の組成や量を一定に保つ重要な臓器

腎臓は、腰のやや上にあるそら豆に似た形の臓器です。背骨をはさんで左右に1つずつあり、大きさは握りこぶしよりやや大きい程度です。2つあるのは、それだけ大切な役割をになっているからです。腎臓は主に次のような働きをしています。

●体の老廃物を排出する……腎臓は血液を濾過（ろか）して、老廃物を尿として体外に排出してくれます。この濾過の役割をしているのが、糸球体という組織です。糸球体は、毛細血管が球状にからみ合った直径0・2ミリほどのごく小さな組織で、両方の腎臓で約200万個あります。

一方、体に必要なものは尿細管で再吸収して体内に戻します。

●血圧を調節する……腎臓は、レニンやプロスタグランジンなどのホルモン分泌を調節し、血圧を正常に保つ働きをしています。腎臓の働きが低下すると、レニンの分泌が増加し、血圧が上昇します。さらに高血圧は腎臓に負担をかけ、腎臓の働きを悪化させるという悪循環におちいります。

●赤血球の生成を促す……腎臓は、エリスロポエチンというホルモンを分泌し、骨髄が赤血球をつくり出すのを助けます。エリスロポエチンの分泌が減ると、貧血になります。

●体液量・イオンバランスを調節する……腎臓は、体内の体液量やイオンバランスを調節したり、体に必要なミネラルを体内に取り込む働きをしています。腎臓の働きが悪くなると、体液量の調節がうまくいかないため、むくみが生じたりします。また、イオンバランスがくずれると、疲れやめまいなど、さまざまな不調があらわれます。

●強い骨をつくる……骨の発育にはいくつかの臓器がかかわっていますが、腎臓は、カルシウムを腸に吸収させるのに必要な活性型ビタミンDをつくっています。腎臓の働きが悪くなると、カルシウムの吸収が阻害され、骨が弱くなって、骨粗しょう症などになりやすくなります。

高血圧を放置するとどうなるか

Point

- 高血圧を放置すると、自覚症状がないまま合併症を進行させてしまう
- 軽い高血圧でも、重大な合併症を引き起こすリスクは低くない
- 放置すると動脈硬化が進み、心筋梗塞や脳梗塞などを発症する

放置すると重大な合併症を引き起こす

高血圧が問題となるのは、高血圧そのものより、高血圧を放置することで引き起こされるさまざまな合併症です。

高血圧を放置してしまういちばん大きな理由は、それが「**無症状の病気**」だからです。高血圧の代表的な症状として、頭痛、めまい、肩こり、動悸、息切れなどがあげられますが、これらの症状はカゼや疲労などでもよく見られる症状なので、高血圧が原因だとは思わず、つい見過ごしてしまうのです。

さらに、軽症のⅠ度高血圧（１４０～１５９／90～99㎜Hg。67ページ参照）の場合には、これらの症状がまったく見られないこともあり、高血圧が無自覚のうちに進行してしまいがちです。

脳卒中で死亡した患者さんの発病前の血圧を見ると、過半数がⅠ度高血圧以下という比較的軽い高血圧だったというデータがあります。つまり、**軽い高血圧でも、重大な合併症を発症するリスクは決して低くない**のです。軽い高血圧だからと、油断したり、放置したりしないで、早期に治療を行って、正常血圧をめざすことが大切です。

高血圧は「サイレントキラー」

冒頭でも述べたように、高血圧のこわさは、放置することで進行する合併症です。そのため、高血圧は「サイレントキラー（静かなる殺し屋）」とも呼ばれます。

高血圧がつづくと、その影響で動脈を構成している血管壁の中膜や内

■ 主な死因別死亡数の割合（2014年）

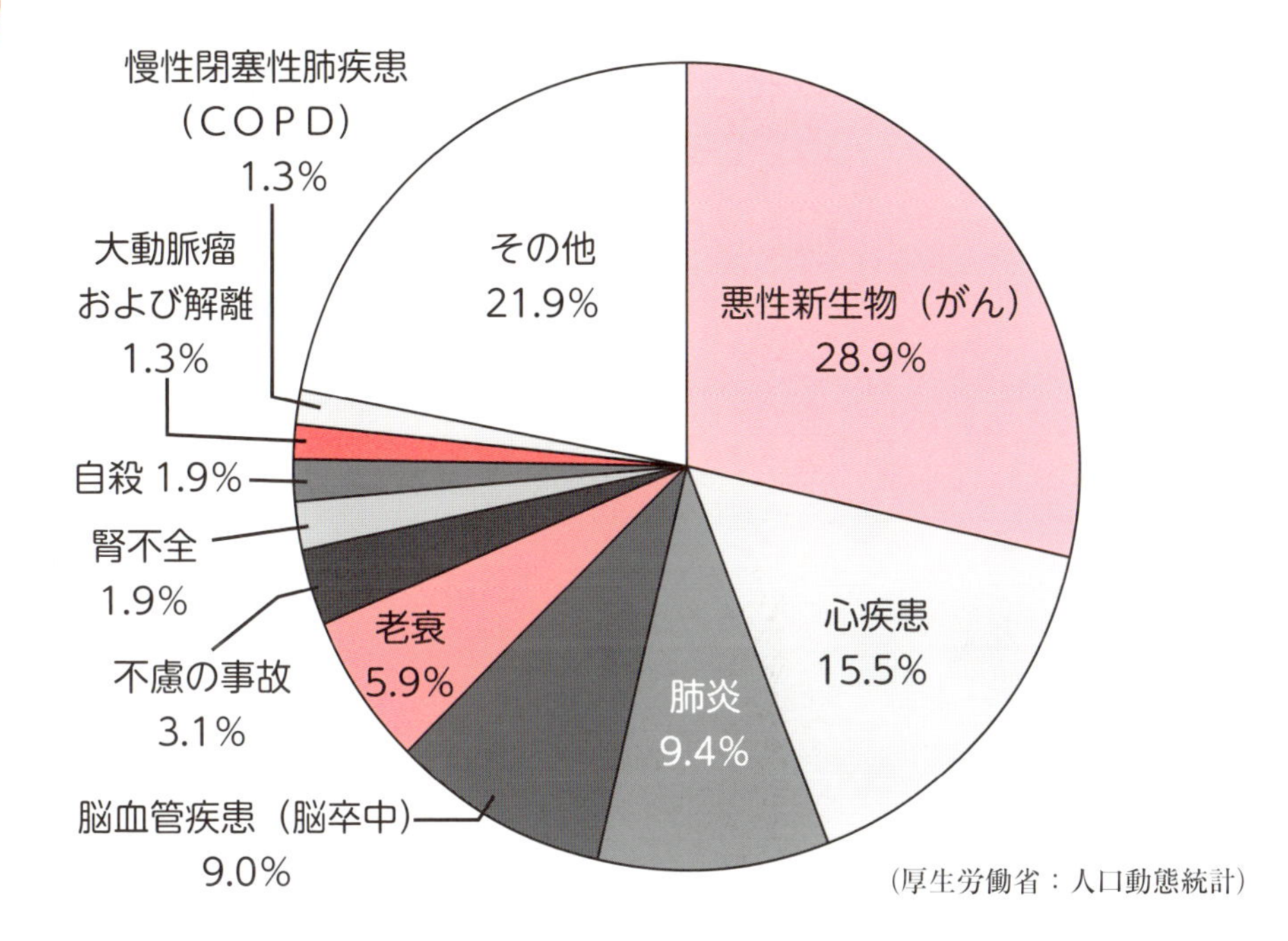

（厚生労働省：人口動態統計）

※2014年の死亡数を死因順位別に見ると、第１位は悪性新生物（がん）で36万7943人、第２位は心疾患19万6760人、第３位は肺炎で11万9566人、第４位は脳血管疾患（脳卒中）で11万4118人となっている。心疾患は1985年に脳血管疾患にかわり第２位となり、その後も死亡数、死亡率ともに増加傾向がつづいている。脳血管疾患は、1970年をピークに減少しはじめているが、それでも全死亡者に占める割合は9.0%となっている。

膜が厚くなり、内腔が狭くなります。これが動脈硬化です。

動脈硬化になると、心疾患や脳卒中、腎臓病などの発症リスクを高めます。

日本人の死亡原因の１位はがん（悪性新生物）、２位が心疾患、そして４位が脳卒中（脳血管疾患）です。このうち心疾患と脳卒中は、いずれも血管に障害が起こる病気で、高血圧がもっとも重大なリスク因子といわれています。この２つの病気を合わせた死亡者数は全体の24・５％にも上ります（厚生労働省：人口動態統計・２０１４年）。

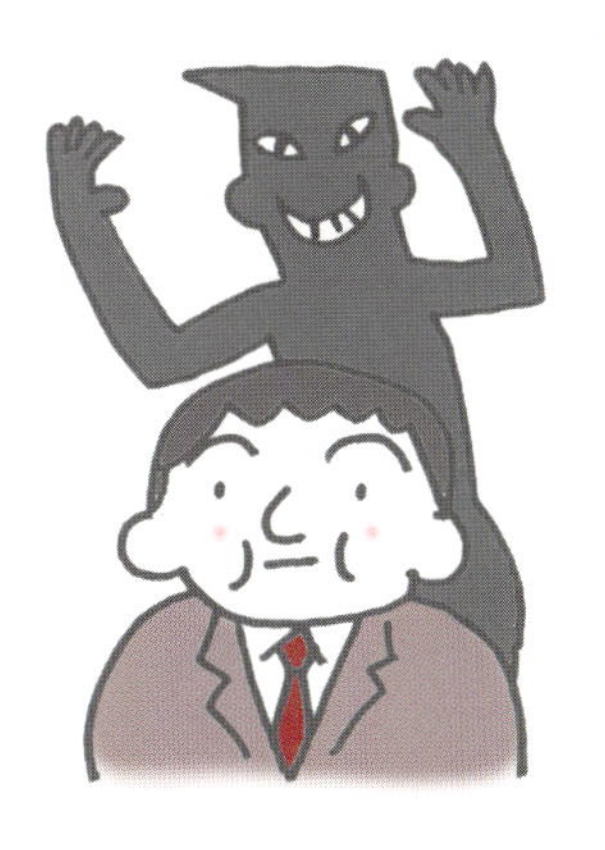

高血圧が引き起こす合併症

Point

- 軽い高血圧の人でも脳卒中で死亡する割合は正常血圧の人の約3倍
- 高血圧は心臓にも負担をかけ、心肥大などの合併症を引き起こす
- 高血圧が動脈硬化をまねき、腎臓の機能を低下させる

高血圧は全身に悪影響をおよぼす

高血圧が原因となって起こる主な合併症や臓器障害には次のようなものがあります。

脳…脳出血、くも膜下出血、脳梗塞など
心臓…心肥大、心不全、狭心症、心筋梗塞など
腎臓…腎硬化症、腎不全など
動脈…大動脈瘤（りゅう）、大動脈解離（かいり）、閉塞性動脈硬化症など
目…高血圧性網膜症（もうまく）など

高血圧ともっとも深い関係がある脳卒中

脳出血、くも膜下出血、脳梗塞などの脳卒中の最大のリスク因子は高血圧です。厚生労働省の調査によれば、収縮期血圧が140㎜Hg程度の比較的軽い高血圧の人が脳卒中で死亡する割合は、正常血圧の人の約3倍、収縮期血圧が180㎜Hgぐらいの重い人の場合は約7倍にもなるといわれています。

●脳出血

脳卒中の中でも、もっとも高血圧と関係が深いのは脳出血です。

脳出血は、脳の中の血管が何らかの原因で破れ、脳内に出血した状態をいいます。多くの場合突然に起こり、重症の場合は死亡することもあります。また、片マヒや言語障害などの後遺症が残ることも少なくありません。

脳出血の中でも、慢性的な高血圧が原因で起こる「**高血圧性脳出血**」がもっとも多く、全体の8割を超えます。慢性的な高血圧によって、動脈に強い圧力がかかりつづけると、

■ 全身に起こる主な動脈硬化性疾患

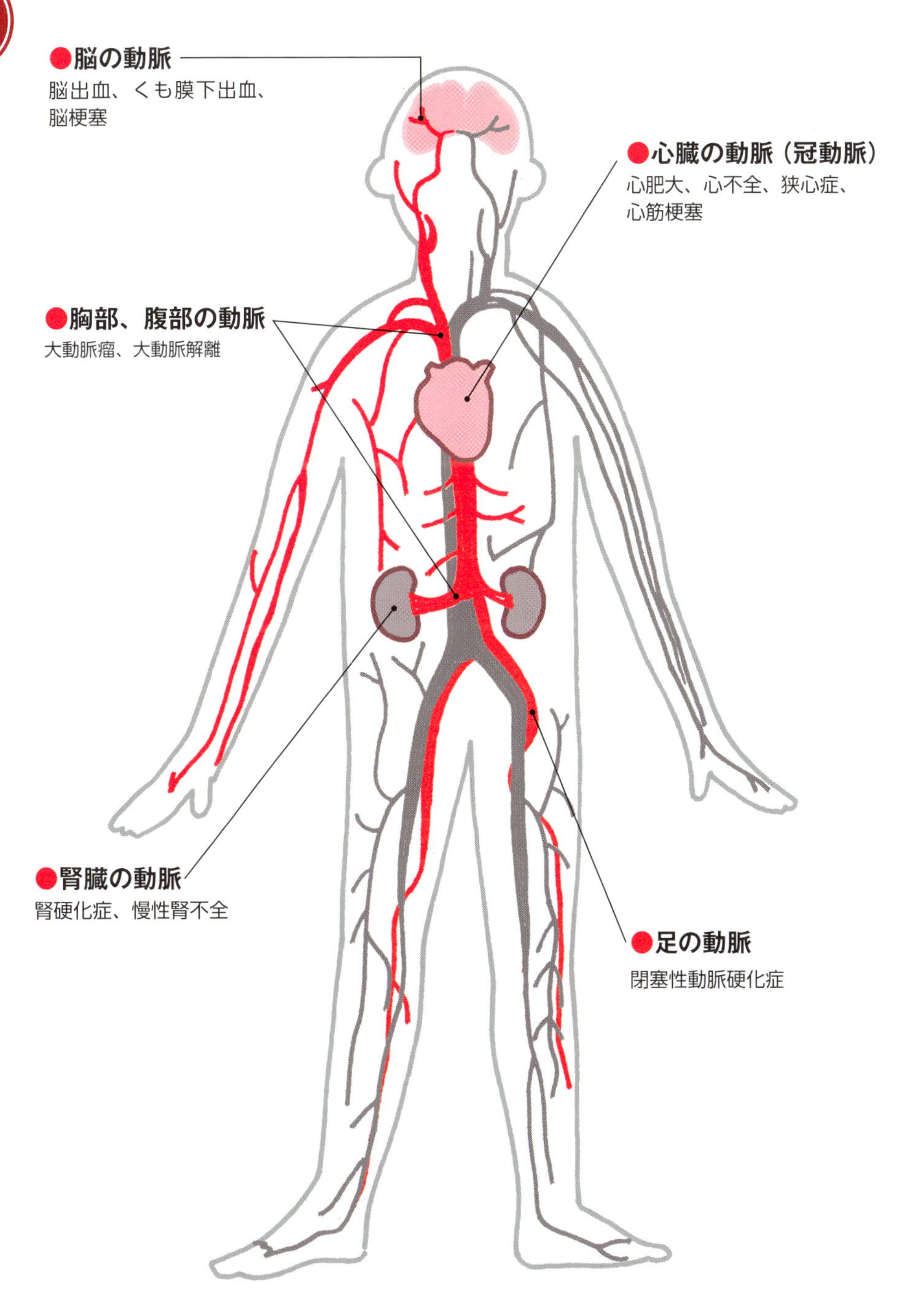

血管壁がもろくなって弾力性がなくなり（動脈硬化）、出血しやすくなるのです。

治療は、急性期と慢性期で異なります。発症直後は血圧管理と脳浮腫（ふしゅ）（むくみ）の予防がもっとも大切です。また、深部静脈血栓症などの合併症への対策も重要です。血腫（血のかたまり）が大きな場合には、それを取り除く手術が行われることもあります。慢性期（発症後1カ月ぐらいから）は、再発のリスクが高いので、再発防止の治療が中心となります。

●くも膜下出血

くも膜下出血とは、脳の表面をおおう膜の一つであるくも膜という薄い膜の下を走っている動脈にこぶ（動脈瘤（りゅう））ができ、そのこぶが何らかの理由で破裂し、血液がくも膜と脳の表面の隙間にあふれる病気です。

脳出血が、脳をつらぬいて脳の内部に血液を運ぶ細い血管が切れて出血したものであるのに対して、くも膜下出血は、脳の表面近くを走る比較的太い動脈にこぶができ、そのこぶが破裂して出血したものです。

なぜ脳動脈瘤ができるかについては、まだはっきりしたことはわかっていませんが、動脈壁に何らかの理由で弱い部分ができ、それに加齢による動脈硬化や高血圧、喫煙などのリスク因子が加わってこぶができると考えられています。

くも膜下出血は、比較的太い動脈が破裂するため、出血の圧力が強く、急激に頭蓋内圧が上昇します。そのため、脳は出血で損傷されるだけでなく、酸素不足によって瀕死の状態となり、意識を失います。この状態が5分以上つづくと、呼吸停止や循環停止を起こし、死に至ります。

くも膜下出血では、一度破裂した動脈瘤は再破裂する危険があります。再破裂すると、死亡率はさらに高くなります。そのため、くも膜下出血の急性期では、動脈瘤の再破裂を防ぐ治療が重要となります。手術ができる場合には、クリッピング術やコイル塞栓術などの手術を行うこともあります。

●脳梗塞

脳梗塞は、脳の血管に血栓などが詰まって血流が途絶えたり流れが悪くなり、そのために、その先の細胞がダメージを受ける病気です。

脳梗塞は発症の仕方によって3つに分類されます。脳の太い血管の内側にコレステロールの固まり（アテローム）ができ、そこに血小板（けっしょうばん）が集まって動脈をふさぐ「アテローム血栓性脳梗塞」、高血圧などが原因で脳の細い血管に動脈硬化が起こり、そのために詰まってしまう「ラクナ梗塞」、心臓にできた血栓が脳まで

■脳卒中の分類

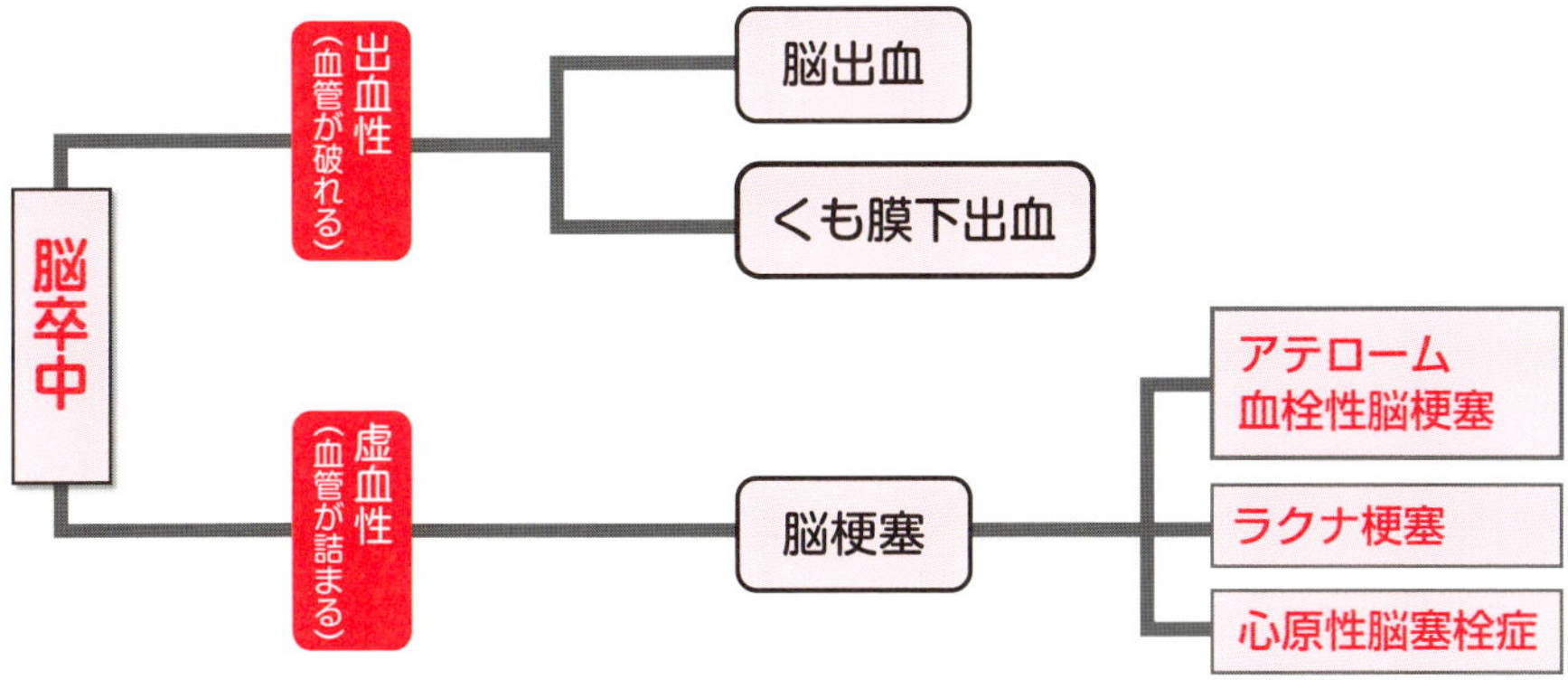

流れてきて血管をふさぐ「心原性脳塞栓症」の3つです。

かつて、日本では高血圧症の患者さんが多かったため、脳梗塞の半数近くはラクナ梗塞でしたが、最近は、食生活の欧米化や高齢化にともない、**アテローム血栓性脳梗塞や心原性脳塞栓症が増加傾向**にあります。

脳梗塞の治療も、急性期と慢性期とで治療が異なります。発症直後から4時間半以内であれば、血栓をとかして血流を再開させる血栓溶解療法が行われます。慢性期には、再発防止を目的とした治療が行われます。

高血圧は心臓にも負担をかける

高血圧が長くつづくと、心臓にも負担がかかり、さまざまな合併症を引き起こします。

●心肥大

高血圧がつづき、動脈硬化が進むと、心臓はより強く血液を送り出さなければならなくなります。そのため、心臓の筋肉（心筋）が発達して厚くなり、心臓全体が大きくなります。これが心肥大という状態です。特に、血液を全身に送り出す左心室の壁が厚くなります。

この状態が長くつづくと、心臓に大きな負担がかかるため、心臓のポンプ機能が低下します。その結果、うっ血性心不全になることがあります。

うっ血性心不全とは、心臓のポンプ機能が低下するために、体内の血液がよどんだ状態（うっ血）になることです。その結果、静脈の血圧が上昇し、肝臓や腎臓などがはれたり、浮腫や胸水、腹水が生じたりします。

心不全になると、全身に血液がうまく流れないために、疲れやすくなったり、動悸やめまい、呼吸困難などが起きたりします。

急激に心臓の機能が低下すると、命にかかわることもあります。

治療としては、まず安静が第一です。そのほか、塩分制限や水分制限、また、利尿薬を使ってうっ血をとる治療などが行われます。

●狭心症

狭心症は、心臓の冠動脈の内腔が狭くなり、血流がさまたげられることによって起こる病気です。必要な量の血液が送られてこないため、心臓の筋肉（心筋）が一時的に酸欠状態となり、その結果、狭心症発作が起こります。発作が起こると、胸の中心部に締めつけられるような強い痛みや圧迫感を感じますが、安静にしていると数分でおさまるのが一般的です。

多くの場合、狭心症の症状は、運動したときや興奮したときに起こります（労作性狭心症）。

狭心症の治療は、発作が起きた場合にそれを鎮める治療、発作を予防する治療、冠動脈の血流をよくする治療の３つが行われます。発作を鎮めるには、ニトログリセリンなどの速効性硝酸薬を用います。

●心筋梗塞

狭心症は、少ないながらも血液が流れている状態ですが、心筋梗塞は完全に冠動脈が詰まってしまい、その先に血液が流れなくなる病気です。

そのため、血液が供給されない心筋は、やがて酸素不足で壊死してしまいます。一度壊死した心筋は元に戻ることはありません。そして、時間とともに壊死の範囲が広がり、心臓の機能は低下の一途をたどります。

狭心症は一時的なものですが、心筋梗塞は心筋の一部が壊死してしまうので、より危険な病気であり、死に至ることも少なくありません。**日本人の死因の第2位は心疾患ですが、その多くは急性の心筋梗塞です。**

心筋梗塞の治療は、発作が起きてからいかに早く適切な治療が受けられるかがポイントとなります。一刻も早く血管の詰まりを取り除き、血流を再開させることが重要です。

動脈硬化が腎臓の機能を低下させる

腎臓は、体の中でもっとも多くの血管が集まっている臓器です。そのため、腎臓はもっとも高血圧の影響を受けやすく、高血圧状態がつづくと腎組織のダメージが徐々に進みます。このような、腎臓が慢性的な経過をたどって少しずつ障害されていく病気を、「**慢性腎臓病（CKD）**」と総称していますが、高血圧による腎障害はCKDの代表的なものの一つです。

●腎硬化症

腎硬化症は、高血圧によって引き起こされる腎臓病です。多くの血管が集まっている腎臓は、それだけ動脈硬化が進みやすくなります。腎臓で起きる動脈硬化の特徴は、太い血管ではなく細い血管で起きるという点です（細動脈硬化）。腎臓には心臓から送り出される血液の20～25％が流れ込んでいますが、細い血管に硬化が起きると、流れ込む量が減少し、結果的に腎臓が萎縮してかたく小さくなっていきます。

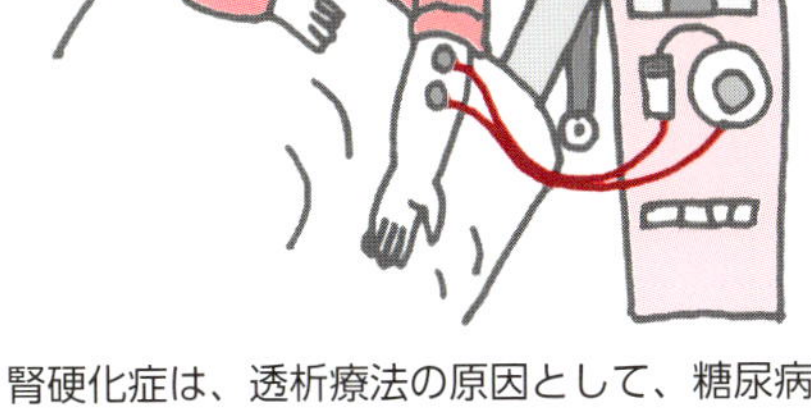
腎硬化症は、透析療法の原因として、糖尿病性腎症、慢性糸球体腎炎に次いで多い

腎臓に流れ込む血液が減少すると、糸球体の近くにある組織からレニンというホルモンが分泌されます。レニンにはアンジオテンシンⅡを産生させ、血圧を上昇させる働きがあるため、これによってさらに血圧が上がって腎臓の硬化が進むという悪循環におちいります。

透析療法の原因となる腎臓病の第1位は糖尿病性腎症で、第2位は慢性糸球体腎炎です。これに次いで多いのが腎硬化症で、社会の高齢化にともなって増加傾向が見られます。

腎硬化症には良性と悪性があります。良性の腎硬化症は、発見された段階で適切な治療を行えば、進行をストップさせることができます。ただし、高血圧の治療をしないと腎臓の細動脈の動脈硬化が徐々に進行し、慢性腎不全に至りますので、血圧のコントロールが重要です。

悪性の腎硬化症は、拡張期血圧が130㎜Hg以上の高血圧によって発症します。急激に血圧が上昇すると、短時間のうちに臓器に重い障害が起き、致命的な状態になります。腎臓にも障害がおよび、腎機能が急激に低下して透析療法が必要になることもあります。

●腎不全

腎不全とは、腎臓の機能がいちじるしく低下した状態のことです。腎不全には急性と慢性があります。

慢性腎不全の原因となるのは、糖尿病性腎症、慢性糸球体腎炎、腎硬化症、慢性腎盂腎炎などです。**最近は、糖尿病性腎症による腎不全が急増しています。**

慢性腎不全になると、腎機能が元

に戻ることはありません。

慢性腎不全の症状は、むくみ、疲労感、食欲不振、貧血、皮膚のかゆみ、高血圧、尿量の異常などです。腎機能の低下がさらに進むと、尿毒症の症状があらわれてきます。尿毒症は、排泄されるべき老廃物が体にたまることによってもたらされる病態で、放置すると命にかかわるため、透析療法が必要となります。

腎不全の治療は、腎機能がそれ以上低下しないようにする治療がメインとなります。食事療法で腎臓の負担を軽くし、薬物療法で腎臓がはたせなくなった役割を補う治療を行います。

そのほかの動脈の病気

高血圧がつづくと、動脈の壁の中膜や内膜が厚くなるので、血管の内腔が狭くなります。これが動脈硬化ですが、もっとも動脈硬化が起こりやすい動脈は、大動脈、脳動脈、冠動脈（心臓）、腎動脈、足の動脈などです。

大動脈の病気としては、大動脈瘤、大動脈解離などがあります。足の動脈に起こる病気としては、閉塞性動脈硬化症（ＡＳＯ）などがあります。

●大動脈瘤

体の中でもっとも太い大動脈は、心臓と直接つながっている血管で、全身に血液を送る大切な役割をになっています。この大動脈に生じるコブが大動脈瘤です。

できやすい部位は、心臓から出てすぐのところ（胸部大動脈瘤）と、おへその下で左右に分かれる手前のところ（腹部大動脈瘤）で、大動脈瘤の4分の3は腹部にできます。

大動脈瘤ができても、破裂しない限り自覚症状はほとんどありません。しかし、破裂すると、激しい痛み、呼吸困難、意識障害などを起こし、80～90％が死に至ります。

コブの直径が5㎝未満の場合は、破裂することはめったにないため、降圧薬で血圧を下げます。直径が5～5・5㎝を超えると、人工血管に置き換えるなどの手術を検討します。

●大動脈解離

大動脈解離は、大動脈の3層壁のいちばん内側の内膜に亀裂が入り、そこから血液が一気に流れ出て次の中膜が裂け、解離を起こす病気です。

大動脈解離では、引き裂かれるような痛みを、胸から背中にかけて感じます。痛みは、さらに腹部、下肢へと移動することがあります。

脳、心臓、腎臓などに向かう動脈に解離がおよぶと致命的なので、できるだけ早く解離の起こった部位を特定し、人工血管置換術などの手術を行う必要があります。

●閉塞性動脈硬化症（ASO）

閉塞性動脈硬化症は、主に足の動脈に動脈硬化が生じ、内腔が狭くなったり閉塞することによって、足に流れる血液が不足し、その結果、痛みをともなう歩行障害が起こる病気です。放置すると、足先への血流が完全に途絶え、足の壊疽につながり、切断しなければならない場合もあります。高齢者に多い病気です。

治療としては、血流を改善させる薬物療法のほか、重症の場合は血行再建術などが行われます。

閉塞性動脈硬化症の初期にあらわれる「間歇性跛行」

高血圧が起こす目の病気

高血圧が進行すると、目の網膜という部分に出血が見られたり、綿のような白い斑点やむくみが生じます。これが**高血圧性網膜症**です。原因は網膜動脈の動脈硬化です。

高血圧性網膜症は、網膜の中心である黄斑に浮腫がある場合を除き、自覚症状がありません。そのため、治療しないで放置すると、網膜の中に血流が途絶えた部分（虚血部位）が生じ、そこへ血液を送るために新しい血管（新生血管）ができます。新生血管は弱くてもろいため、破れやすいという特徴があります。破れて出血すると徐々に視力が低下します。特に、黄斑で出血が起こると、視力の低下が進みます。治療は、症状を進行させないために、血圧を下げる内科的な治療が行われます。

高血圧と糖尿病

糖尿病は、高血圧が直接の原因ではありませんが、**高血圧の人はそうでない人とくらべて2～3倍も糖尿病を発症しやすい**ということがわかっています。また、糖尿病の患者さんにおける高血圧の頻度は、そうでない人にくらべて2倍高いというデータもあります。このように、**高血圧と糖尿病を併発しているケースが非常に多く見られます**。

特に、高血圧と糖尿病を併発すると、それぞれの症状の進行が加速され、心筋梗塞や脳梗塞などの血管障害がますます起こりやすくなります（52ページ参照）。

高血圧とメタボリックシンドローム

Point

- 高血圧、肥満、糖尿病などが合併すると動脈硬化を急速に進行させる
- ドミノ倒しのように病気が引き起こされるこわい「メタボリックドミノ」
- 最初のドミノを倒さないためには生活習慣の改善が不可欠

動脈硬化とメタボリックシンドローム

厚生労働省の人口動態統計（2014年）によると、日本人の4大死因はがん、心血管疾患、肺炎、脳血管疾患で、この上位4疾患で全死亡数の60％以上を占めます（33ページのグラフ参照）。

その中の心血管疾患と脳血管疾患を合わせた循環器病を引き起こす最大の原因は動脈硬化です。

統計によると、日本では、**動脈硬化性疾患による死因は30％以上にも**なると推測されています。

動脈硬化のリスク因子としては、高血圧やコレステロールがよく知られていますが、最近の研究では、**肥満（特に内臓のまわりに脂肪がついた内臓脂肪型肥満）がさまざまな生活習慣病を引き起こし、それらの重なりが動脈硬化を起こす**ことがわかってきました。そのキーワードとなるのが「メタボリックシンドローム（内臓脂肪症候群）」です。

メタボリックとは、英語で「代謝（たいしゃ）」という意味です。メタボリックシンドロームは、糖質や脂質が正常に代謝されないことによって、内臓のまわりに脂肪がたまり、その結果、さまざまな生活習慣病や命にかかわる重大な病気を引き起こしやすくなっている状態をいいます。

これまで、生活習慣病に対しては、高血圧、動脈硬化、糖尿病、脂質異常症など、それぞれの病気を単独でとらえ、その症状を改善する治療が主流でした。それに対し、メタボリックシンドロームは、生活習慣病となる背景に、食べすぎや飲みすぎ、運動不足などによる肥満（特に内臓脂肪型肥満）が原因で代謝異常が起こる、という共通の事項があることに注目し、生活習慣病の考え方と治療法を整理しなおすという考えから生まれた病名なのです。

２００７年の厚生労働省の調査では、**日本のメタボリックシンドロームの患者さんは、予備軍を含め２０００万人にも達する**と推定されています。

一度倒れ出したら止まらない「メタボリックドミノ」

メタボリックシンドロームのこわいところは、高血圧、肥満、糖尿病、脂質異常症などの一つ一つの程度は軽くても、それらが合併することで、動脈硬化を急速に進行させてしまうことです。その結果、最終的には、

■ メタボリックシンドロームの診断基準

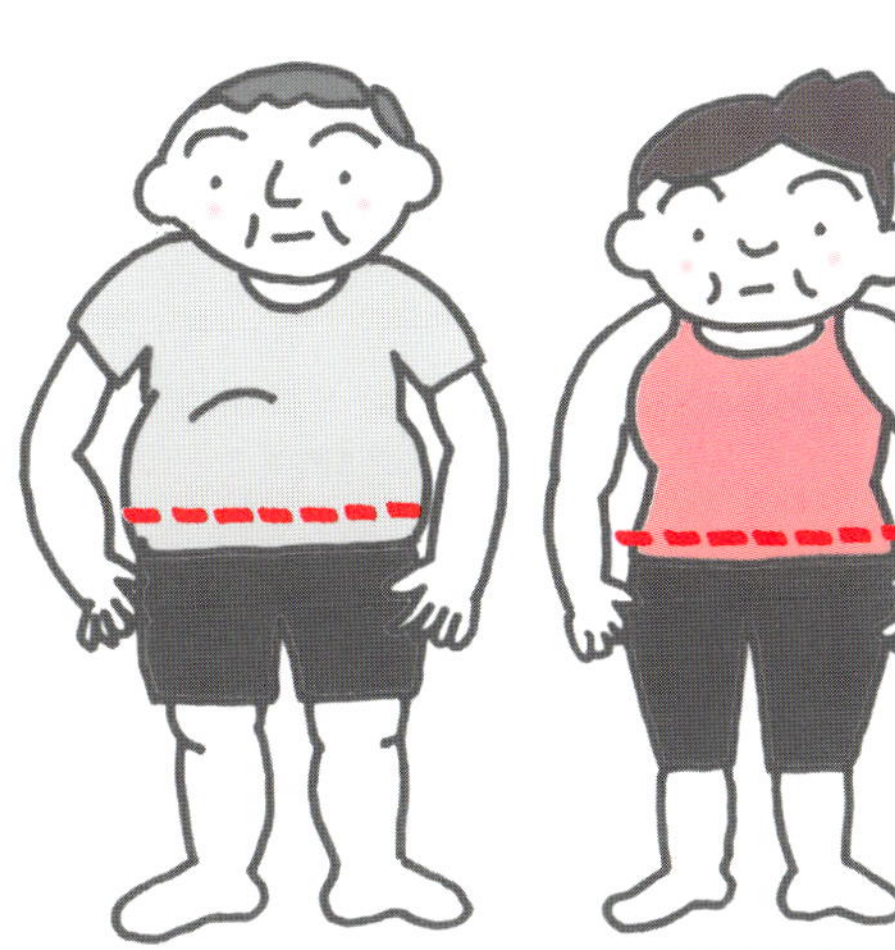

男　腹囲　85cm以上

女　腹囲　90cm以上

＋

脂質異常症
高血糖
高血圧

↓

3つのうち2つ以上あてはまればメタボリックシンドローム（121ページ参照）

MEMO

肥満者の割合

厚生労働省の「国民健康・栄養調査（2014年）」によれば、日本人の肥満者（BMI値25以上）の割合は、男性が28・7％、女性が21・3％でした。この10年間で見ると、肥満者の割合に大きな変化は見られません。

一方で、やせている人（BMI値18・5以下未満）の割合は、男性が5・0％、女性が10・4％でした。男性は、この10年間では大きな変化は見られませんでしたが、女性では増加傾向が見られます。なお、20歳代の女性のやせている人の割合は17・4％でした。

また、運動習慣のある人の割合は、男性が31・2％、女性が25・1％で、こちらは男女とも、この10年間では大きな変化は見られませんでした。

脳梗塞や脳出血、心筋梗塞、狭心症などを引き起こす危険性が高くなります。疫学調査研究では、**メタボリックシンドロームは、脳梗塞のリスクを男性で3・4倍、女性で2・2倍に上昇させる**ことが明らかになっています。

さらに、メタボリックシンドロームのやっかいなところは、内臓脂肪による肥満以外には、ほとんど自覚症状がないことです。

たとえば、動脈硬化症は、症状が出ないまま、長年かかって静かに進んでいきます。動脈硬化が進むと、比較的早い段階で、腎臓が障害されます。このような腎臓の障害は慢性腎臓病（ＣＫＤ）と呼ばれ、動脈硬化症のリスク因子として注目されています。腎臓はレニンというホルモンの分泌を調整して血圧をコントロールしていますが、腎臓の障害が進むと、血圧のコントロールがうまくいかなくなり、その結果、血圧が上昇します。つまり、腎機能の低下が血圧の上昇をまねき、それが腎機能のさらなる低下をまねく、という悪循環となり、動脈硬化をいっそう進行させます。その結果、心筋梗塞や脳卒中などの重大な病気を引き起こす危険性が高くなるのです。

このように、肥満（内臓脂肪型肥満）から、メタボリックシンドロームが進行することで、高血圧や糖尿病、動脈硬化、慢性腎臓病などさまざまな生活習慣病が、まるでドミノ倒しのようにおそってくる現象を、最近は「**メタボリックドミノ**」という概念でとらえられています（伊藤裕・慶應義塾大学医学部教授）。つまり、1枚目のドミノが倒れると、次々とドミノが倒れるようにさまざまな病気が引き起こされ、そして、最終列に並んだ、脳卒中、心不全、腎不全などの命にかかわる重篤な生活習慣病に到達してしまうという考え方です。

最初のドミノ「肥満」を倒さないことが大切

メタボリックドミノの入り口は、食べすぎや飲みすぎ、運動不足、強いストレスなどによる生活習慣の乱れです。この乱れが内臓脂肪型肥満をまねき、肥満は次の病気を引き起こすのですが、ドミノのコマが1枚倒れると、コマは次々に末広がりに倒れていき、そうなるともうドミノ倒しをストップさせるのは困難です。

そうならないためにも、まず「肥満」という最初のドミノを倒さないことが大切です。それには、生活習慣の改善が不可欠です。もし肥満になってしまったら、生活習慣の改善に加え、肥満を改善する努力をすることが必要です（１２０〜１２５ページ参照）。

■ メタボリックドミノ

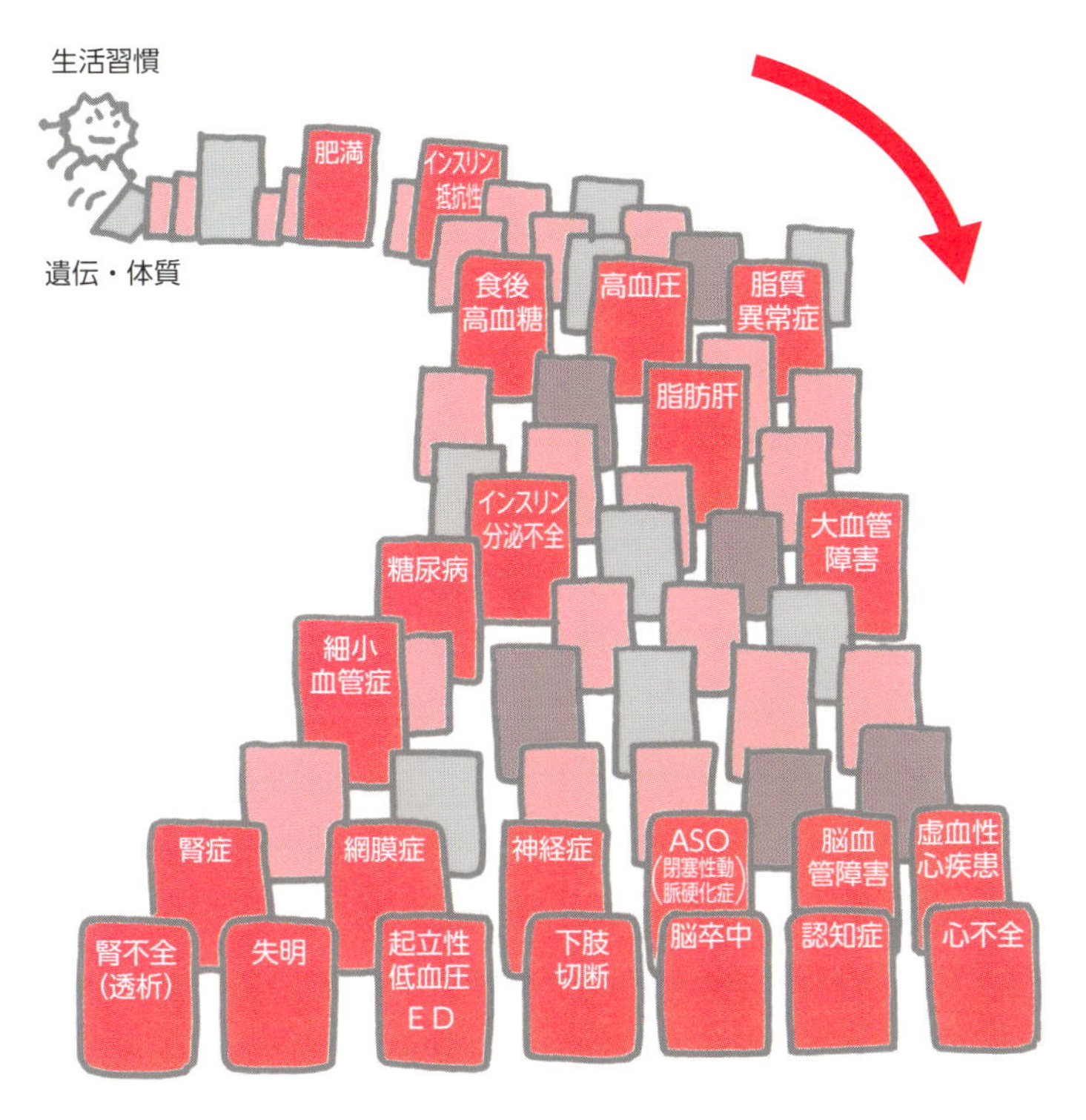

※倒れはじめたドミノは、下流になるほど止めるのが困難になるので、
できるだけ上流で流れを止めることが大切

（慶應義塾大学医学部内科学教授・伊藤裕）

MEMO

メタボ健診（特定健診）

現在、日本では、高齢化の急速な進行にともない、疾病の中でも、がん、心臓病、脳卒中、糖尿病などの生活習慣病の割合が増加傾向にあります。また、生活習慣病を引き起こす原因となるメタボリックシンドロームが強く疑われる人と、その予備軍と考えられる人を合わせた割合は、男女とも40歳以上で高く、男性では2人に1人、女性では5人に1人がメタボリックシンドロームといわれています。

そこで、厚生労働省は、2008年から、男女とも40～74歳を対象に、いわゆる「メタボ健診」の受診を義務化しました。

検査の結果、危険度別にクラス分けされ、生活習慣の改善など、クラスに合った保健指導（積極的支援）を受けることになります。

女性の高血圧

Point
- 女性ホルモンには血圧を下げる働きがあり、女性は男性より血圧が低い
- 女性ホルモンが減る更年期には高血圧になる女性が増えてくる
- 妊娠中も高血圧になるが、ほとんどは出産後には正常に戻る

女性ホルモンには血圧を下げる働きがある

一般に、女性は男性より血圧が低めで、高血圧の人の割合も低くなっています。２０１５年に厚生労働省が行った調査によれば、収縮期血圧（最高血圧）の平均値は、男性が１３５・３㎜Hg、女性が１２８・７㎜Hgでした。また、収縮期血圧が１４０㎜Hg以上の人の割合は、男性が36・２％、女性が26・８％でした。

女性が男性より血圧が低い理由としては、女性ホルモン（エストロゲン）の働きがあります。つまり、**女性ホルモンには、動脈硬化を防ぎ、血圧を下げる作用があるのです。**

更年期以降は血圧が高くなる

しかし、更年期（閉経をはさんだ前後の大体５～10年間）になると、女性ホルモンが急激に減るので、高血圧になる女性が増えてきます。女性の高血圧の有病率を年代別に見ますと、30歳代までは全体の数パーセントにすぎませんが、40歳代になると14・２％（予備軍を含めると32・４％）、50歳代では39・２％（58・３％）、60歳代では57・６％（74・９％）と、更年期を境に急増しています（厚生労働省の２００６年の調査）。閉経期以降の50～60歳代では、男女の高血圧の患者数はほぼ同数になります。

更年期高血圧の特徴は、**血圧が不安定で変動しやすい**という点です。その背景には、更年期特有の不安やストレスが関係していると考えられます。

また、更年期高血圧は、めまいや動悸、ほてり、頭痛、不安感などをともなうことが多いため、治療を受ける際には、診療科をまちがえないようにする必要があります（高血圧の場合は内科か循環器内科です）。

更年期高血圧は、つい一時的なものと軽く考えがちです。しかし、放置すると慢性的な高血圧状態になりかねませんので、早く適切な治療を受けて、きちんと対応することが大切です。

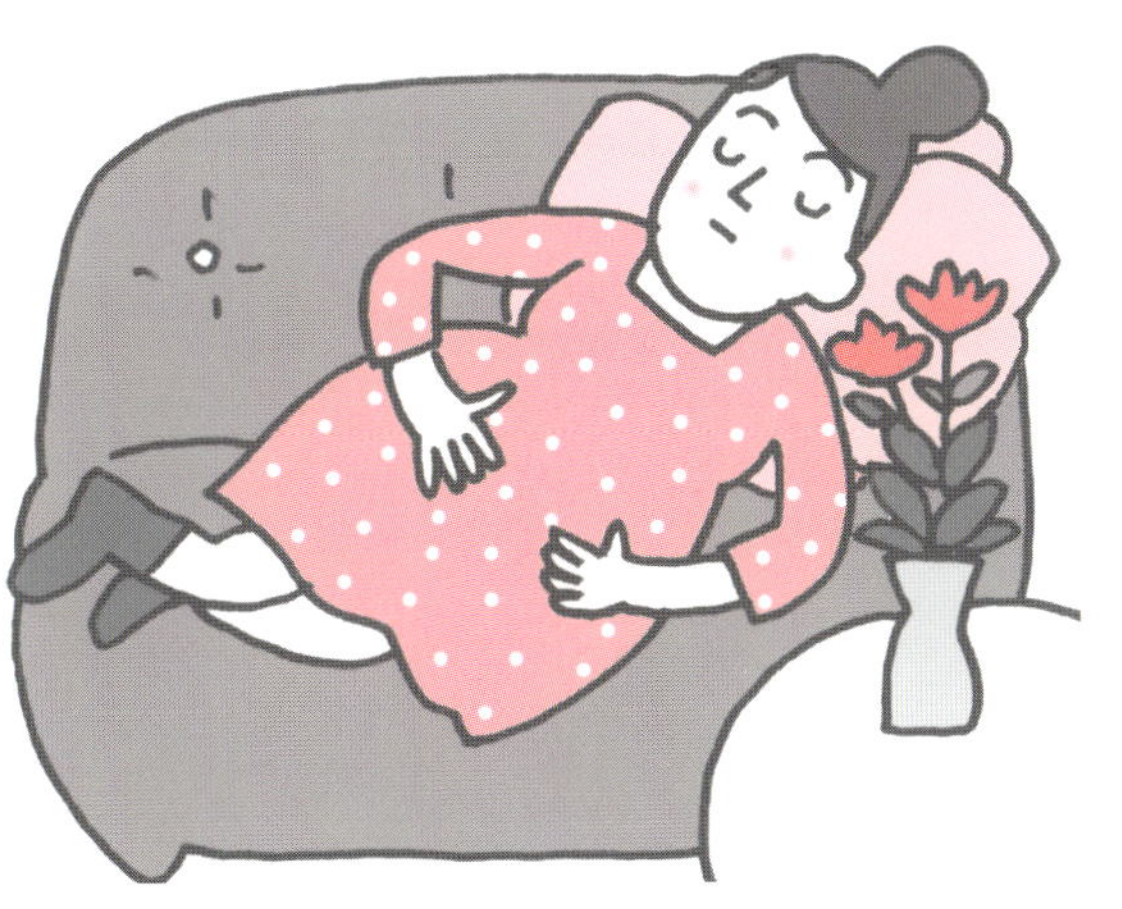

妊娠で血圧が上がる妊娠高血圧症候群

もう一つ、女性に特有な高血圧に、妊娠中の高血圧があります。妊娠中の高血圧は、もとから血圧が高かった女性が妊娠した場合とは区別され、「**妊娠高血圧症候群**」（妊娠中毒症）と呼ばれます。

妊娠に関連する高血圧には次の4つがあります。

●**妊娠高血圧**…妊娠20週以降にはじめて高血圧（収縮期140㎜Hgもしくは拡張期90㎜Hg以上）を発症し、分娩後12週までに正常に戻るもの。

●**妊娠高血圧腎症**…妊娠20週以降にはじめて高血圧を発症し、かつたんぱく尿（基本的には300㎎／日以上）をともない、分娩後12週までに正常に戻るもの。

●**子癇**（しかん）…妊娠20週以降にはじめてけいれん発作を起こした場合。ただし、てんかんや二次性けいれんではないもの。

●**加重型妊娠高血圧腎症**…次の3つの場合。①高血圧が妊娠前、あるいは妊娠20週までにすでに認められ、妊娠20週以降たんぱく尿をともなう場合。②高血圧とたんぱく尿が、妊娠前あるいは妊娠20週までに認められ、妊娠20週以降、いずれか、または両方が悪化した場合。③たんぱく尿のみを呈する腎疾患が、妊娠前あるいは妊娠20週までに認められ、妊娠20週以降に高血圧になった場合。
妊娠高血圧症候群は、出産後に正常に戻る場合が多いので、程度が軽ければ特に治療を行う必要はありません。ただし、重い場合には、母体の脳や心臓に悪影響をあたえるおそれがあるので、すみやかに薬による治療を行います。

子どもの高血圧

Point

- 子どもの高血圧のほとんどは本態性高血圧で、程度が軽い
- 子どもの高血圧の原因は、肥満、塩分のとりすぎ、ストレスなど
- 放置すると成人になってから生活習慣病を発症するリスクが高くなる

子どもの高血圧は本態性高血圧が多い

高血圧は、成人だけでなく、子どもにも見られます。集団検診などの結果、小学校高学年から高校生までの約1～3％に高血圧が見つかっています。

子どもの高血圧は、二次性高血圧も見つかりますが、大部分が本態性高血圧です。

ただし、年齢が低くて血圧が高い場合は、**二次性高血圧**が疑われますので、詳しい検査が必要です。子どもの二次性高血圧は、糸球体腎炎、腎血管性高血圧など腎臓に原因がある場合がほとんどです。

一般に、**子どもの高血圧は程度が軽い**ため、臓器の障害や合併症もあまりありませんが、放置すると将来慢性的な高血圧に移行することもありますので、食事や運動などの生活習慣の積極的な改善が必要です。

子どもの高血圧で薬物治療が必要となるのは、二次性高血圧の場合、慢性腎臓病（ＣＫＤ）がある場合、糖尿病がある場合などです。

子どもの高血圧の原因

子どもの高血圧の主な原因は、遺伝をはじめ、食べすぎや運動不足による肥満、塩分のとりすぎやストレスなどです。

特に、最近問題となっているのは、子どもの肥満が増えていることです。**肥満度が増すにつれて、高血圧となる確率がいちじるしく高くなる**ことがわかっていますので、肥満は、できるだけ小児期のうちに、そして軽度のうちに改善することが大切です。

小児の年代別・性別高血圧基準

		収縮期血圧（mmHg）	拡張期血圧（mmHg）
幼　児		120以上	70以上
小学校	低学年	130以上	80以上
	高学年	135以上	80以上
中学校	男子	140以上	85以上
	女子	135以上	80以上
高等学校		140以上	85以上

（日本高血圧学会「高血圧治療ガイドライン 2014 年」）

ゲームやインターネットに多くの時間を費やしていると、どうしても運動不足になりがちです。意識的に体を動かす習慣をつけることが大切です。

また、子どもの高血圧の原因の一つとして、**塩分のとりすぎ**があげられます。スナック菓子やファストフード、インスタント食品などは、高塩分、高カロリーのものが多いので、注意が必要です。

ストレスも、血圧を上げる要因となります。現代社会は、勉強、友人関係、SNSでのつきあいなど、感じやすい思春期の子どもにとって、ストレスの原因となるものがあふれています。十分な睡眠時間を確保するなど、上手にストレスを解消する方法を身につけることも大切です。

まずは生活習慣の改善が大切

子どもの高血圧は程度が軽いものが多いのですが、放置すると、成人になってから生活習慣病を発症するリスクが高くなります。将来の生活習慣病を予防する意味でも、子どものうちから適正な生活習慣（食習慣や運動習慣など）をつけることが望まれます。

ただし、成長過程にある子どもにきびしい食事療法などは必要ありません。脂肪分や甘いものをとりすぎない、食事は薄味にする、食べすぎないといった食生活上の注意と、適度な運動を毎日の生活に取り入れるようにすることが大切です。

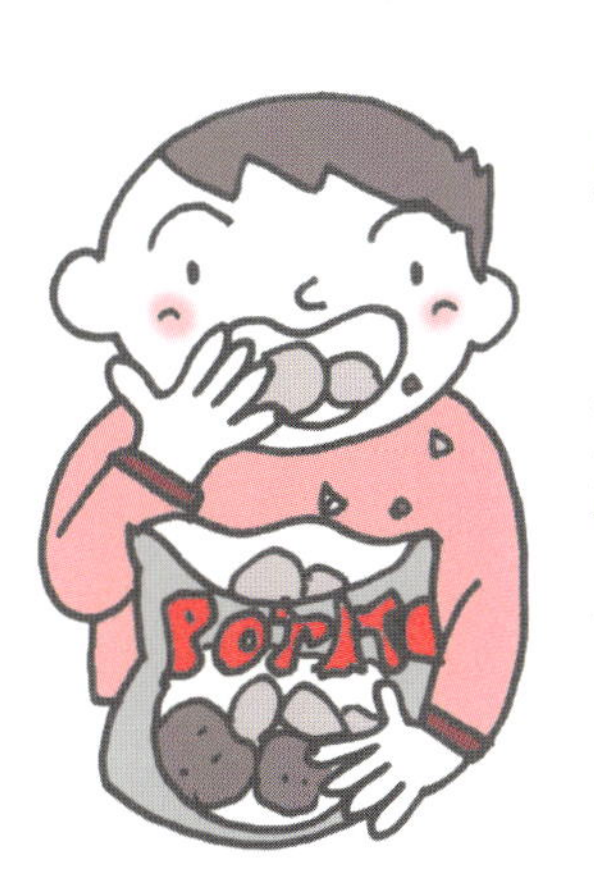

高齢者の高血圧

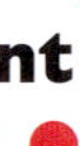

Point

- ●高齢者に多いのは、最小血圧にくらべ最大血圧が高い「収縮期高血圧」
- ●二次性高血圧が疑われる場合には原因を探る検査が必要
- ●高齢者の場合、極端な生活習慣の改善はＱＯＬを下げるので無理をしない

高齢者に多い「収縮期高血圧」

高血圧の原因の一つである動脈硬化は、ふつう年齢とともに進行するので、高齢になるほど高血圧の人が増える傾向にあります。厚生労働省の「国民健康・栄養調査」（２０１1年）によれば、65〜74歳の人の66％、75歳以上の人の80％が高血圧です。

高齢者の高血圧には、次のような特徴があります。

①拡張期血圧（最小血圧）にくらべ、収縮期血圧（最大血圧）が高くなる。そのため、収縮期と拡張期の血圧差（脈圧）が大きくなる。

②血圧が変動しやすい。たとえば、急に立ち上がったり、長時間立っていると血圧が下がって、立ちくらみなどを起こしたり（起立性低血圧）、食後に血圧が下がってめまいやふらつきが起きたりする（食後血圧低下）。

③早朝に血圧が高くなるケースが多い。

④白衣（はくい）高血圧（62ページ参照）の頻度が高い。

また、高齢者の中には、いくつもの病気をかかえ、複数の病院で薬を処方されている人も少なくありません。そのため、**薬剤誘発性高血圧**（29ページ参照）になっている場合もあります。

高齢者の降圧目標

高齢者に多い「収縮期高血圧」は、一般的には、収縮期の血圧が１４０㎜Hg以上の場合をいいます。収縮期血圧の値が１４０㎜Hg以上であれば、拡張期の血圧値が正常（90㎜Hg未満）でも収縮期高血圧と診断され、治療

を受けることが望ましいとされています。

降圧目標は、65～74歳の場合は140／90㎜Hg未満、75歳以上の場合は150／90㎜Hg未満です。降圧目標は、合併症の有無によっても異なります。

収縮期高血圧を放置すると、脳卒中や心筋梗塞などを引き起こすリスクが高くなりますので、収縮期高血圧と診断されたら、きちんと治療を受けることに加え、生活習慣の改善が大切です。

短期間で血圧が上昇したり、治療を受けてもなかなか効果が上がらないような場合には、**二次性高血圧**も疑われますので、鑑別のための検査が必要です。特に、高齢者の場合は、動脈硬化による腎血管性高血圧（24ページ参照）や、内分泌性高血圧の原発性アルドステロン症（26ページ参照）に注意する必要があります。

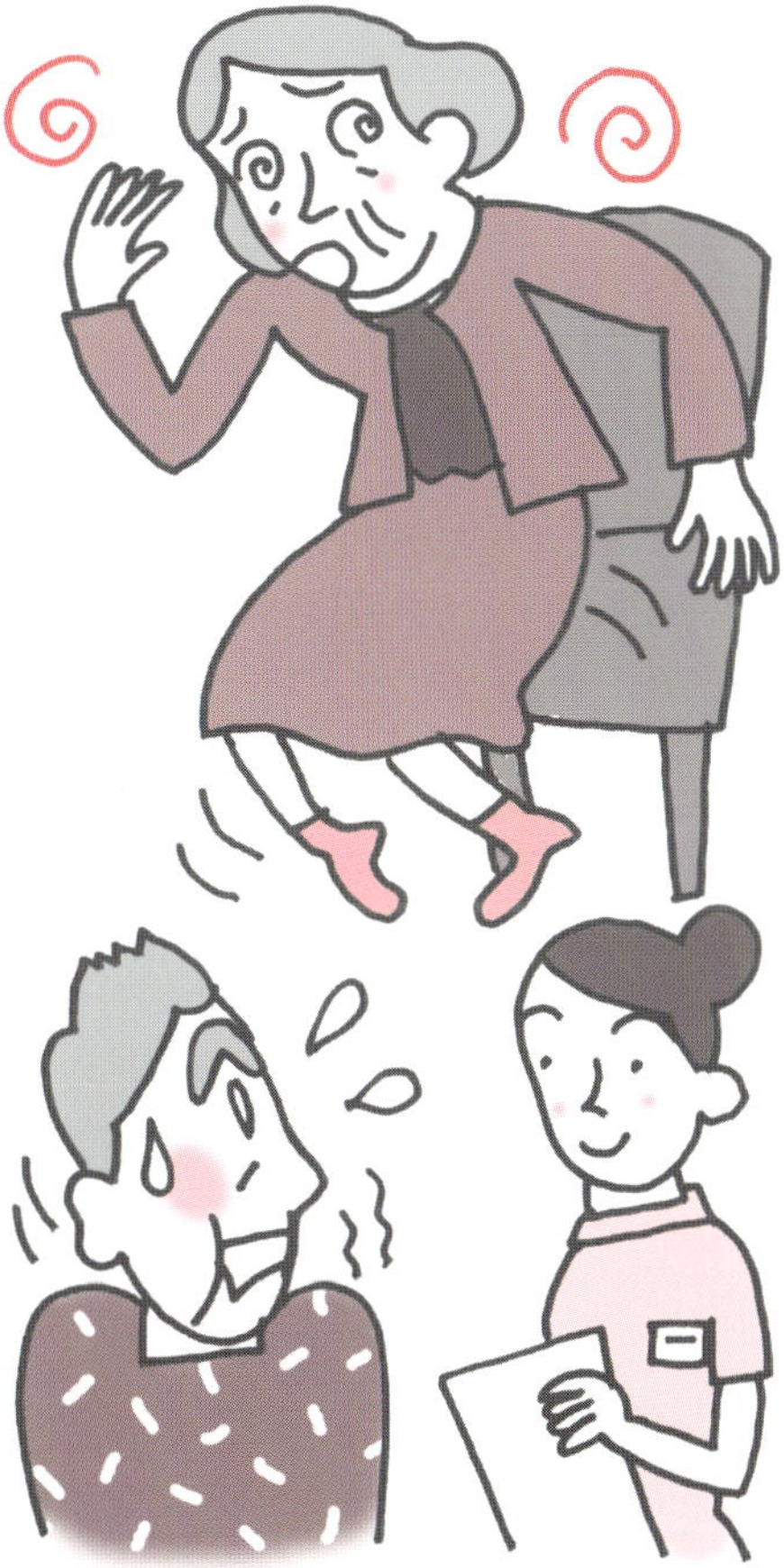

生活習慣の改善や治療は無理のない程度に

高齢者の高血圧対策は、基本的には通常の高血圧と変わりません。高齢者の場合も、食生活の改善や適度な運動は効果的ですが、極端な生活習慣の変更はＱＯＬ（生活の質）を低下させる可能性がありますので、無理は禁物です。

食事面では、塩分を減らし、カリウム、マグネシウム、カルシウム、食物繊維などの栄養素を積極的にとることがすすめられます。

薬で血圧を下げる場合には、急に血圧を下げるとめまいなどを起こし、転倒などの事故につながるおそれもありますので、一般的には、少量の薬からはじめ、長期的に血圧を下げていきます。

高血圧と糖尿病

糖尿病で高血圧になる理由

高血圧の人は、そうでない人とくらべて2～3倍も糖尿病を発症しやすいといわれています。また、糖尿病の患者さんの40～60％が高血圧を併発しており、これは糖尿病でない人の約2倍の高さです。

糖尿病の人が高血圧になりやすい理由としては、次のようなことが考えられます。

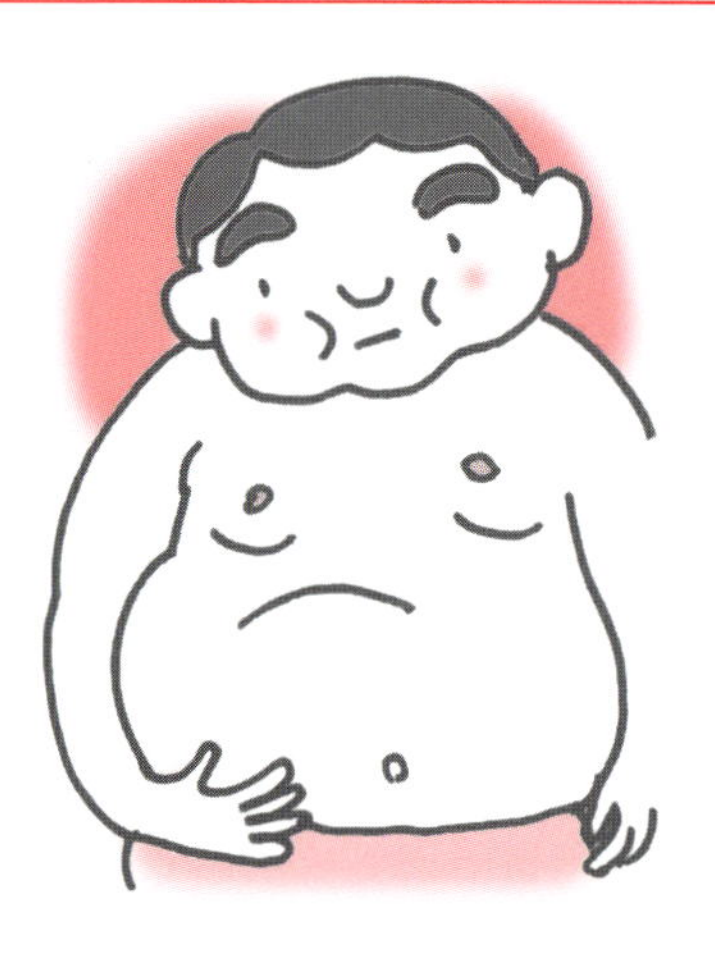

●**高血糖で循環血液量が増える**…高血糖状態になると、細胞間の浸透圧のバランスがくずれ、細胞外の水分量（体液と血液）が増加します。水分量が増加すると、全身を回る血液の量（循環血液量）も増加し、血圧が上がります。

●**肥満の人が多い**…肥満（内臓脂肪型肥満）の人は糖尿病になりやすいといわれています。肥満になると、過剰に分泌されたインスリンのために交感神経が刺激され、血圧を上げるホルモンが分泌され、血圧が上がります。

●**糖尿病性腎症を発症している**…糖尿病の合併症である糖尿病性腎症を発症していると、腎臓は血圧を上げるホルモンを分泌します。また、腎機能の低下によって、余分な塩分と水分の排泄ができなくなるために、血液量が増え、血圧が上がります。

高血圧と糖尿病を併発するとなぜこわいか

高血圧と糖尿病を併発すると、動脈硬化を加速度的に進行させ、多くは「メタボリックシンドローム」も合併し、悪循環を引き起こします。その結果、脳梗塞や脳出血、心筋梗塞、狭心症などを起こすリスクが高くなります。疫学調査研究では、メタボリックシンドロームは、脳梗塞のリスクを男性で3・4倍、女性で2・2倍に上昇させることがわかっています。

また、高血圧は、糖尿病性腎症や糖尿病性網膜症など糖尿病の合併症の発症や進行を加速させます。いったん糖尿病性腎症になると、その進行につれて血圧が上昇しますので、さらに腎症を悪化させるという悪循環におちいります。

第2章

高血圧の検査と診断

検査の進め方

Point
- 健康診断などで高血圧を指摘されたら、まず一般的な検査が行われる
- スクリーニング検査で異常なしの場合は食事などの生活指導が行われる
- 高血圧や合併症などの疑いがあれば、さらに詳しく精密検査が行われる

最初に行われるのがスクリーニング検査

高血圧の検査では、最初に「スクリーニング検査」と呼ばれる一般的な検査が行われます。スクリーニングとは「ふるい分け」という意味です。スクリーニング検査の内容は、**問診**、**診察**（**血圧測定**、**聴診**、**打診**、**触診**）、**肥満の判定**、**尿検査**、**血液検査**、**眼底検査**、**心電図検査**、**胸部X線検査**などです。

これらの検査で、高血圧の程度が軽く、特に原因が見つからなかったり（本態性高血圧）、合併症がないと確認されれば、運動や食事など生活習慣に関する指導が行われます。

精密検査が必要な場合

スクリーニング検査で、血圧がかなり高かったり、合併症の疑いがあるような場合は、その内容に応じて、さらに詳しい検査（精密検査）が行われます。また、ほかに高血圧の原因となる病気が疑われる場合（二次性高血圧）は、その病気を特定するための検査が行われます。

MEMO

高血圧の診療科は？

高血圧をみてくれる診療科は、一般内科や循環器内科、腎臓内科、内分泌内科などですが、別に総合病院など大きな病院である必要はありません。近くの病院でも、検査の結果や症状の経過によって、専門医や総合病院を紹介してもらえます。

検査の前には、血圧を上げる可能性のあるタバコやカフェイン入りの飲料は控え、早めに食事を終えておくようにしましょう。

■高血圧の検査の流れ

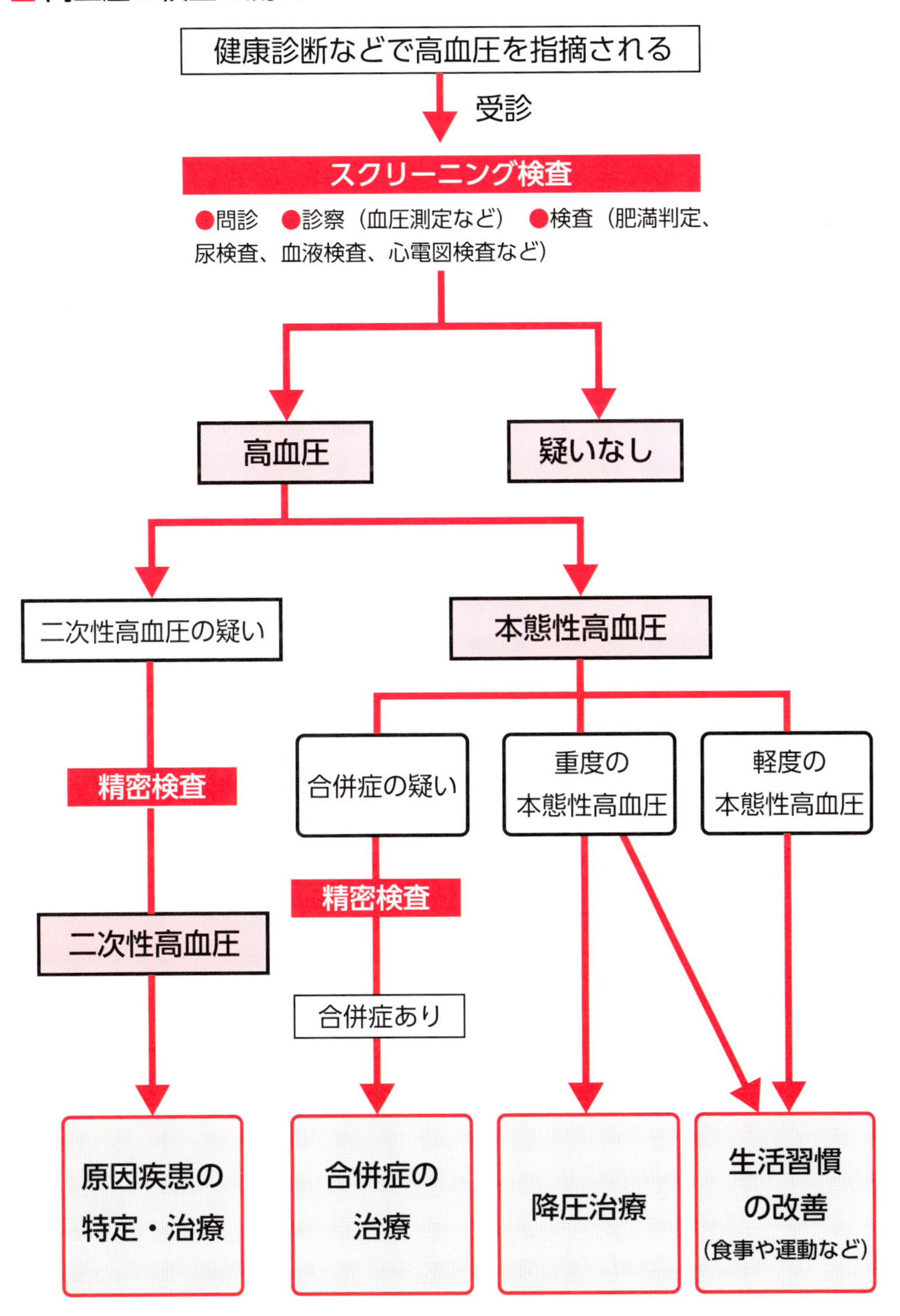
健康診断などで高血圧を指摘される
受診
スクリーニング検査
●問診 ●診察（血圧測定など） ●検査（肥満判定、尿検査、血液検査、心電図検査など）
高血圧
疑いなし
二次性高血圧の疑い
本態性高血圧
精密検査
二次性高血圧
合併症の疑い
重度の本態性高血圧
軽度の本態性高血圧
精密検査
合併症あり
原因疾患の特定・治療
合併症の治療
降圧治療
生活習慣の改善（食事や運動など）

スクリーニング検査

Point
- 問診や診察で、高血圧の程度、原因、合併症の有無などを調べる
- 高血圧のリスク因子である肥満の程度も調べる
- 尿検査や血液検査では腎臓や肝臓などの合併症の有無を調べる

問診や診察で患者さんの基本的な情報を得る

最初に行われるスクリーニング検査では、高血圧の程度、原因、合併症の有無など、おおまかな診断を行います。

●問診

問診では、医師から次のようなことを聞かれます。既往歴、家族歴、薬剤歴などは、前もって調べてメモしておくとよいでしょう。

現病歴…高血圧を指摘された時期や程度、現在ほかにかかっている病気の有無、その症状、経過など。

既往歴…過去の病歴（腎臓病、糖尿病、心臓病など）。女性では妊娠高血圧症候群（妊娠中毒症）など。

家族歴…家族の病歴（両親、兄弟姉妹、祖父母の循環器疾患の有無。高血圧、腎臓病、心臓病、脳血管障害がある場合は、何歳ごろその病気にかかったかなど）。

薬剤歴（薬歴）…服用している薬があれば、薬剤名、量など。また、薬によるアレルギーの有無など。

生活習慣…食生活、運動習慣、喫煙、飲酒、ストレスの有無など。

●診察（身体所見）

診察では、血圧を測定し、医師が患者さんに直接接して体の状態を調べます。

血圧測定…血圧は安静にした状態で測定する。血圧測定は、1～2分の間隔を置いて複数回行い、安定した値（測定値の差が5㎜Hg以内）となった2回の測定値の平均値を血圧値とする（血圧のはかり方については62ページ参照）。

聴診…聴診器によって、臓器（心臓、腹部、首など）や血管の異常音を調べる。

触診…体にさわって、腫瘍の有無、肝臓や腎臓のはれ、足のむくみなどを調べる。

●肥満の判定

肥満（特に内臓脂肪型肥満）は、高血圧だけでなく、糖尿病や脂質異常症などの生活習慣病をまねく大きなリスク因子です。

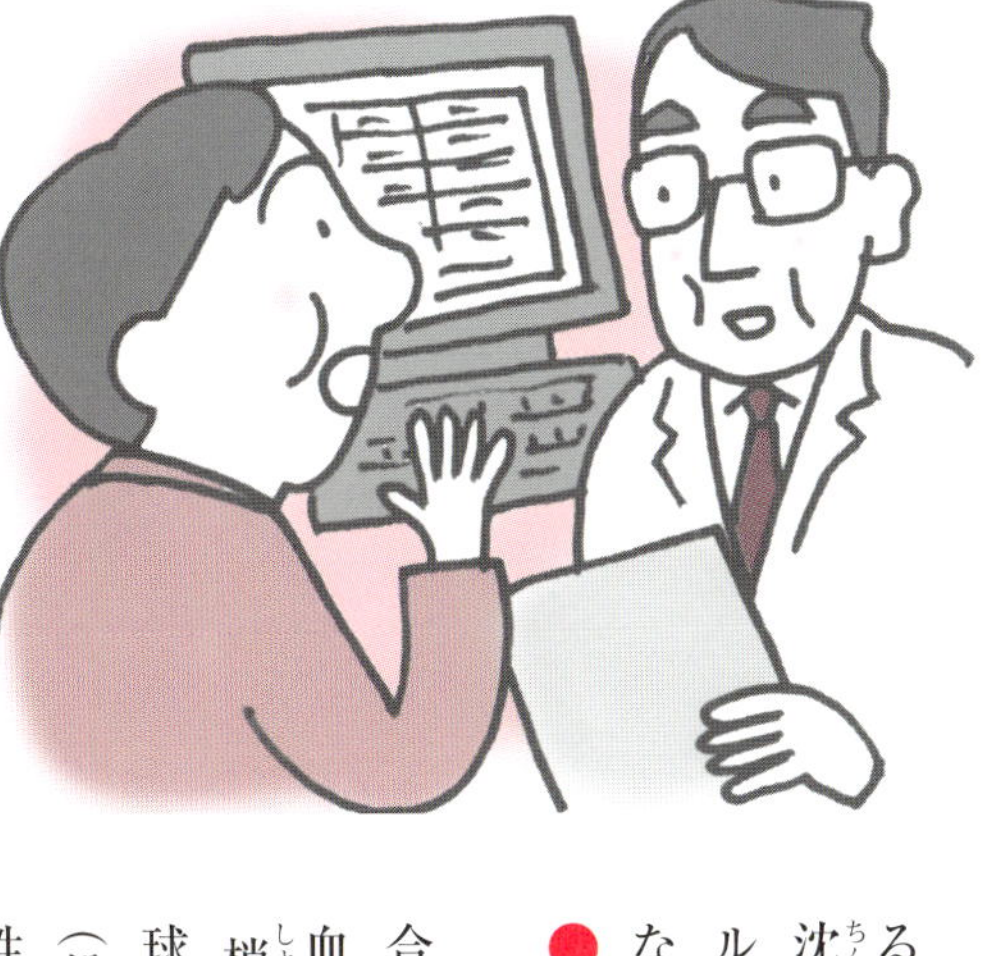

肥満度をはかるには、ふつうＢＭＩ（ボディ・マス・インデックス）値を使います（123ページ参照）。また、腹囲（おへその高さのウエスト周囲径）を測定し、腹部肥満の程度を調べます。

尿検査や血液検査で合併症などの有無を調べる

●尿検査

尿検査は、主に腎臓の異常を調べるために行います。尿たんぱく、尿沈渣、潜血反応、尿糖、尿中微量アルブミン、比重、ＰＨ（ペーハー）などを調べます。

●血液検査

血液検査では、腎臓や肝臓の働き、合併症の有無や程度などを調べます。血液検査には、血球成分を調べる末梢血検査と、血液中に含まれる血球以外の成分を調べる生化学検査（総たんぱく、コレステロール、中性脂肪、血糖、クレアチニン、尿素窒素、尿酸、電解質など）があります。

●眼底検査

高血圧で動脈硬化が進むと、目の網膜（眼底）の動脈が収縮したり、出血、白い斑点などの異常が見られることがあります。眼底検査には、医師が直接眼底を観察する方法と眼底カメラを用いる２つの方法があります。

●心電図検査

心電図検査によって、狭心症や心筋梗塞、心肥大など心臓の病気の有無を調べます。

●胸部Ｘ線検査

胸部のＸ線撮影を行い、心臓の大きさ、形、位置、大動脈や肺の状態を調べます。

以上の検査によって、合併症などのない軽い本態性高血圧であると診断されれば、食事や運動など生活習慣に関する指導が行われます。

精密検査

Point

- 精密検査では画像検査のほか尿検査や血液検査も再度行われる
- 二次性高血圧が疑われる場合は、ホルモン検査なども行われる
- クレアチニン・クリアランスは腎臓の機能を調べる検査

合併症や二次性高血圧が疑われる場合

高血圧の検査は、ふつう2段階で行われます。スクリーニング検査の結果、合併症の疑いがあったり、高血圧の原因がほかの病気にあると思われるような場合には（二次性高血圧）、さらに詳しく精密検査が行われます。

精密検査では、CT検査やMRI検査、超音波（エコー）検査などの画像検査のほか、尿検査や血液検査なども行われます。尿検査や血液検査は、スクリーニング検査とは違った成分を調べます。

●CT検査

CT（コンピュータ断層撮影装置）は、X線を使って体の断面を撮影する検査です。心臓、大動脈、肺などの胸部、肝臓、腎臓などの腹部の病変の発見には有効な検査です。また、血管の状態を詳しく調べることができるので、動脈硬化がどのくらい進んでいるかを知ることができます。

●MRI・MRA検査

MRI（磁気共鳴画像診断）は、磁気を使って、人体を縦、横、斜めなど、自在に切断した像を映し出す検査です。臓器を立体的にとらえることができるので、CTより詳しい情報を得ることができます。MRA（MRアンギオグラフィー）は、MRIの装置を使って、血管だけを詳しく調べる検査です。

●超音波（エコー）検査

超音波（エコー）検査は、超音波のはねかえりを利用して、腹部の内部をモニターに映し出す検査です。腎臓や心臓などの形や位置、状態などのほか、腫瘍の有無なども調べることができます。

■ 検査から治療への流れ(例) 腎血管性高血圧の場合

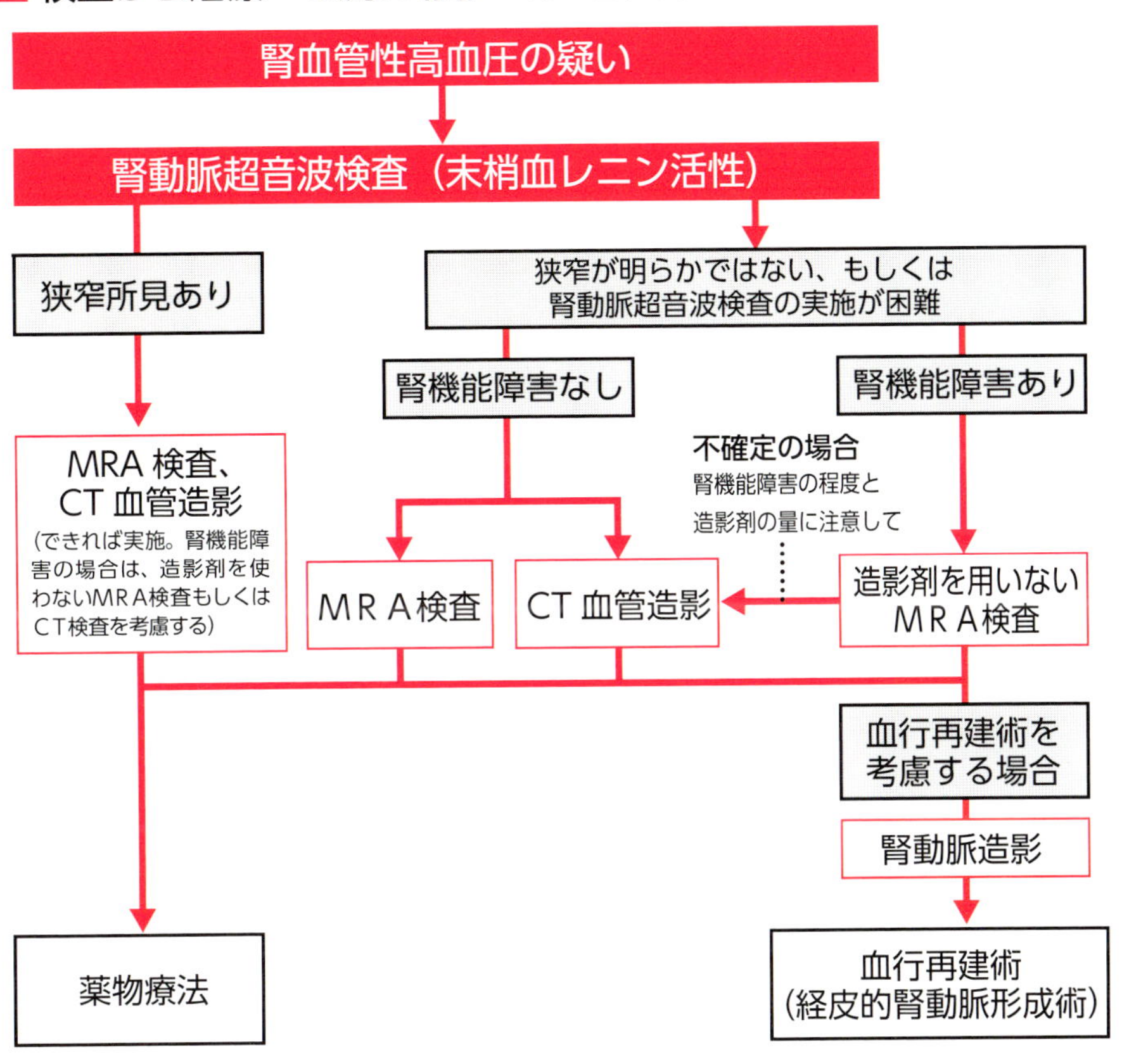

(日本高血圧学会「高血圧治療ガイドライン2014」より一部改変)

MEMO

造影剤腎症

血管造影などに使われるヨード剤は腎臓から排泄されます。そのため、腎臓(特に尿細管)に負担をかけ、場合によっては腎臓の機能を低下させることがあります。

したがって、重度の腎機能障害がある人には、ヨード造影剤は使用することができません。腎機能の障害の程度に応じて、使用するヨード剤の量を少なくするか、あるいは造影剤を使わない画像検査(非造影MRI、非造影CTなど)を選択する必要があります。

なお、造影剤腎症については、「腎障害患者におけるヨード造影剤使用に関するガイドライン2012」(日本腎臓学会・日本医学放射線学会・日本循環器学会共同編集)がつくられています。

●血管造影

血管にカテーテルという細い管を挿入し、そこから造影剤を入れてX線撮影する検査です。腎血管性高血圧の原因となる腎動脈の狭窄や、副腎皮質の過形成、腫瘍の有無などを調べることができます。

●静脈性腎盂（じんう）造影

静脈に造影剤を注入し、時間を追って連続的に腎臓をX線撮影する検査です。腎臓の大きさや尿管の変化などを調べることができます。腎腫瘍、腎血管性高血圧などの診断に役立ちます。

●ホルモン検査

二次性高血圧の疑いがある場合は、血液や尿の中に含まれるホルモンの量を調べ、高血圧の原因となっている病気を特定します。調べるホルモンには次のようなものがあります。

アルドステロン値…アルドステロンは副腎皮質から分泌されるホルモンで、腎臓の尿細管からナトリウムを再吸収する働きがある。そのため、アルドステロンが過剰に分泌されると、血液循環量が増えて血圧が上がる。アルドステロンの血中濃度が120pg/㎖を超えると、原発性アルドステロン症（26ページ参照）の疑いがある。「pg」は「ピコグラム」と読み、1兆分の1グラム。

レニン値…レニンは酵素の一種で、血圧を上げるアンジオテンシンという物質をつくる。レニンの血中濃度が高いと、腎血管性高血圧の疑いがある。

コルチゾール値…コルチゾールは副腎皮質から分泌されるホルモンで、ストレスに関与し、過度のストレスを受けると分泌量が増加する。そのため「ストレスホルモン」とも呼ばれる。血中濃度が高いと、クッシング症候群（26ページ参照）の疑いがある。

カテコラミン値…カテコラミン（カテコールアミン）は、副腎髄質や交感神経から分泌されるアドレナリンやノルアドレナリンといった物質の総称だが、褐色細胞腫からも分泌されるので、血中や尿中のカテコラミン濃度が高いと、褐色細胞腫の疑いがある。

●クレアチニン・クリアランス

クレアチニンは筋肉細胞の代謝物の一つで、クリアランスは「除去する」という意味です。腎臓の糸球体が老廃物などを除去する能力がどれぐらいあるかを調べる検査です。クレアチニン・クリアランスの数値が低いと、腎機能が低下していることがわかります。測定法には1～2時間の「短時間法」と「24時間法」の2つがありますが、正確に検査するには、1日に排泄される尿をすべて集め、そこに含まれるクレアチニンの量を調べる24時間法が適しています。

■ 検査から治療への流れ（例） 原発性アルドステロン症の場合

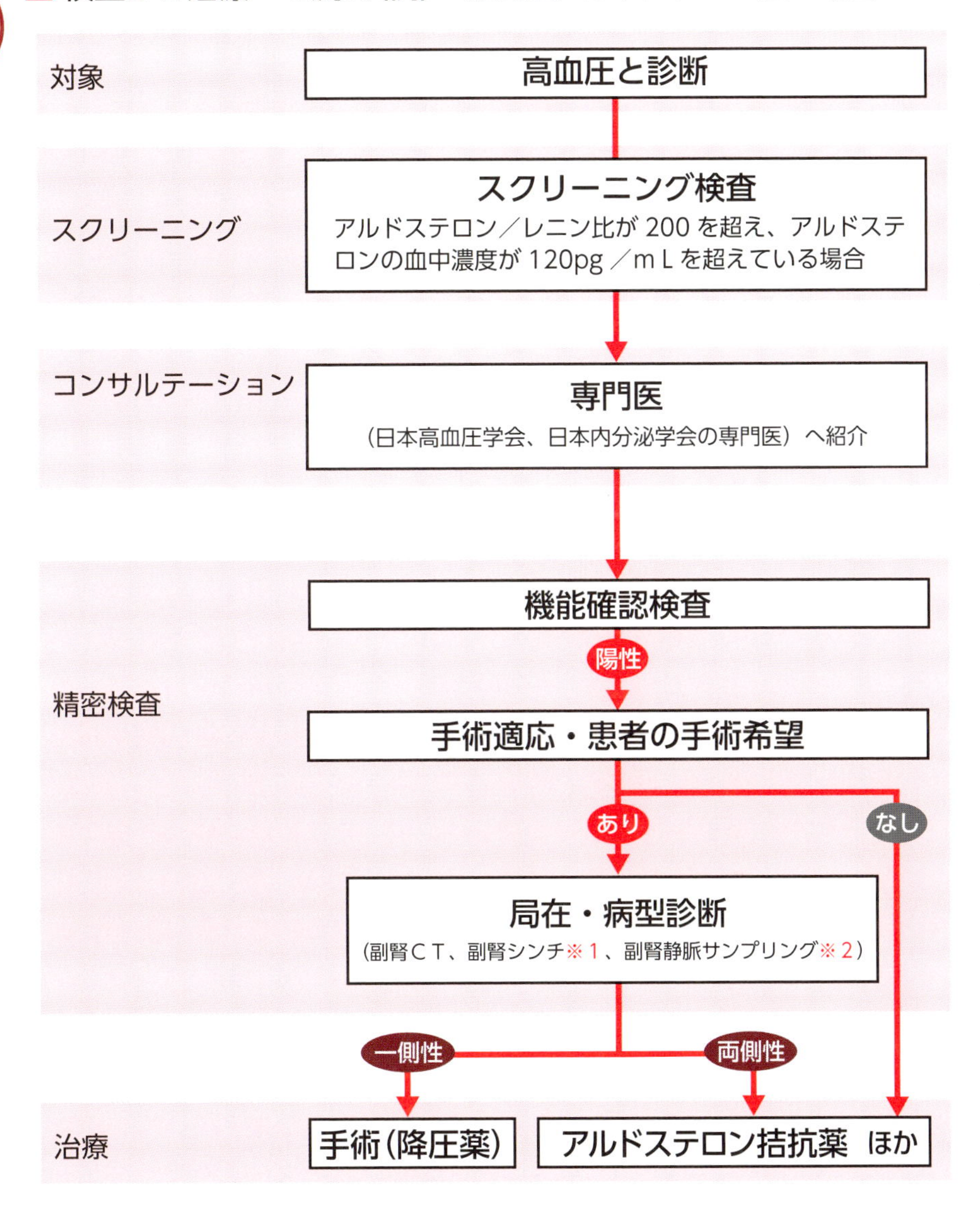

※１：シンチはシンチグラフィのこと。放射線を発する薬剤を体内に投与し、体から放出される放射線を検出してその分布を画像化する検査。

※２：副腎静脈から血液を採取する（サンプリング）検査。アルドステロンが左右どちらの副腎から分泌されているか（局在診断）を明らかにする目的で行う。

（日本高血圧学会「高血圧治療ガイドライン 2014」より一部改変）

正しい血圧の測定法

Point
- 病院ではかる血圧と家庭ではかる血圧の値にはしばしば差が見られる
- 血圧はさまざまな要因で変動しやすいので、毎日家庭ではかるのがベスト
- 診察室血圧と家庭血圧に差がある場合には家庭血圧のほうを優先する

病院などではかる診察室血圧

病院など医療機関ではかる血圧のことを「**診察室血圧（外来血圧）**」といいます。「高血圧治療ガイドライン」などに示されている高血圧の基準値なども、この診察室血圧の値が使われています。

診察室血圧のはかり方は、一般に上腕で行います。安静座位の状態で、上腕にカフという帯を巻き（カフは心臓の高さに保つ）、空気を徐々に入れながら圧迫して測定します。

測定は、1〜2分の間隔をおいて複数回行い、安定した値（測定値の差が5㎜Hg以内を目安）となった2回の測定値の平均値を血圧値とします。

「白衣高血圧」と「仮面高血圧」

診察室血圧に対し、家庭ではかる血圧のことを「**家庭血圧**」といいますが、診察室血圧と家庭血圧の値にしばしば差が見られる場合があります。

病院などで医師や看護師さんに血圧をはかってもらうと、家庭ではかるよりも血圧の値が高くなることがあります。これを「**白衣(はくい)高血圧**」といいます。医師や看護師さんの白衣を見ただけで、緊張したりストレスを感じるからだとされています。診察室で血圧測定した人の2割程度が、自宅など病院以外で血圧をはかると正常であるという報告もあります。また、白衣高血圧は、年をとるとともに多くなります。

白衣高血圧は、特に治療の必要はありませんが、将来、持続的な高血圧状態に移行する可能性がありま

診察室血圧と家庭血圧

※診察室血圧と家庭血圧は値が異なることが多いため、高血圧の基準を以下のように設定しています。

	収縮期血圧（最大血圧）	拡張期血圧（最小血圧）
診察室血圧	140mmHg以上	90mmHg以上
家庭血圧	135mmHg以上	85mmHg以上

仮面高血圧に含まれる病態とその原因

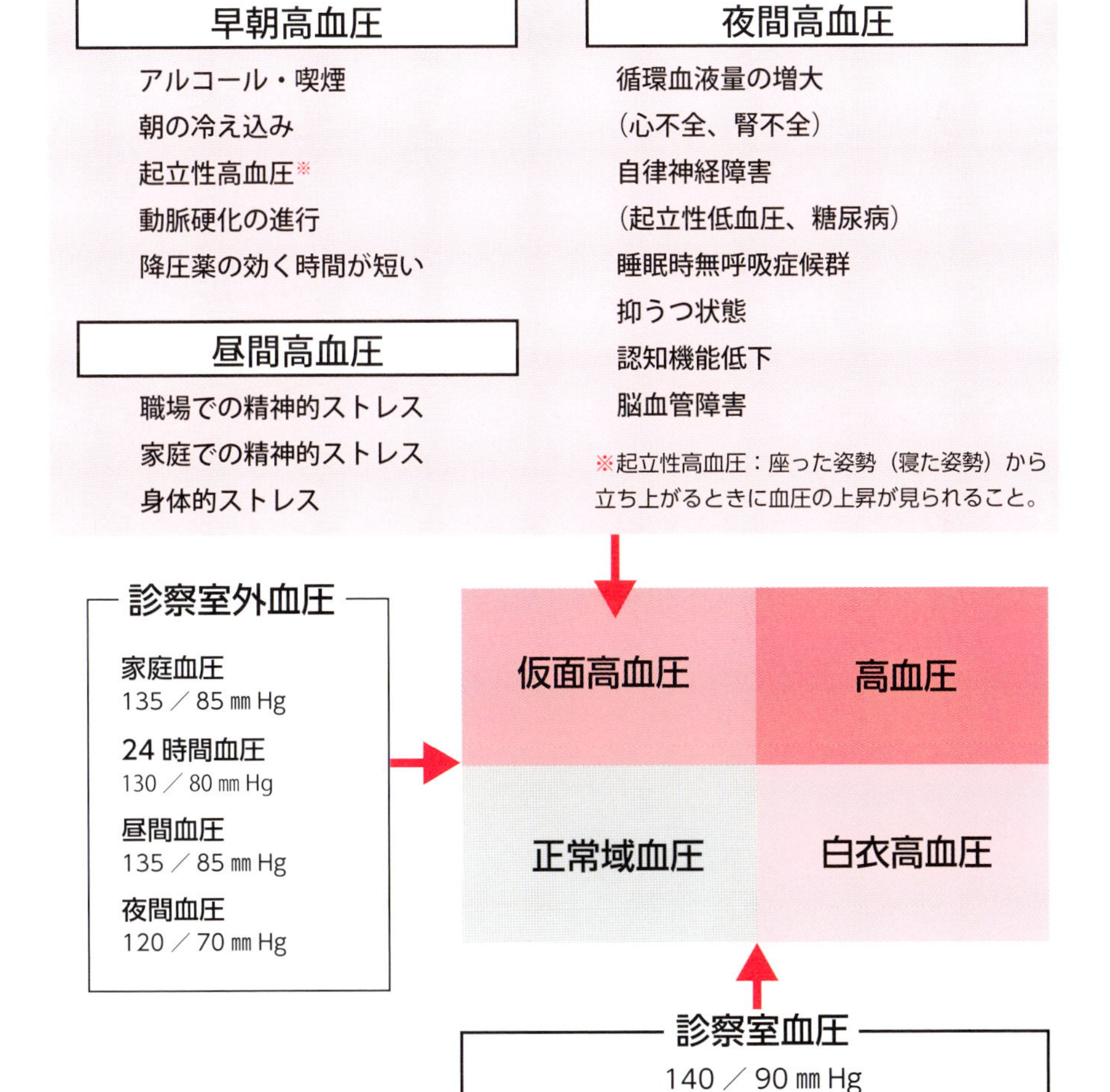

（日本高血圧学会「高血圧治療ガイドライン 2014」より一部改変）

ので、生活習慣などの改善が必要です。

白衣高血圧とは反対に、家ではかると血圧が高いのに、病院ではかると血圧がふだんよりも低くなる人がいます。これを「**仮面高血圧**」、あるいは「**隠れ高血圧**」といいます。ふだんの高血圧が「仮面をかぶっている」「隠されている」という意味です。

これは、ふだん仕事などでストレスをかかえている人が、病院では一時的にストレスから解放されることや、病院では血圧を上げる要因となる喫煙が禁じられていることなどが原因ではないかと考えられています。

仮面高血圧の人は、**軽度な高血圧患者の約30%、全国民の10~15%はいると**もいわれており、最近注目されています。

仮面高血圧が注目されている理由は、**高血圧が見逃され、治療されることなく放置されることで、合併症が進んでしまう危険性がある**からです。

特に注意が必要な「早朝高血圧」

仮面高血圧には、「早朝高血圧」「夜間高血圧」「昼間高血圧（ストレス下高血圧）」などいくつかのタイプがあります。

早朝高血圧は、文字通り、早朝に血圧が高くなるタイプです。早朝に血圧が高くなる理由としては、起床する少し前から自律神経のバランスが乱れることや、降圧薬を朝1回服用する場合は薬の効果が早朝に弱まることなどが考えられます。

早朝高血圧が注目されているのは、**早朝に多い脳卒中や心筋梗塞などを引き起こすリスクが高くなる**からです。

夜間高血圧は、睡眠中も血圧が下がらないタイプです。睡眠時無呼吸症候群や、糖尿病で神経障害を合併している人、腎機能が低下した人などは夜間高血圧になりやすいので、注意が必要です。

昼間高血圧（ストレス下高血圧）は、診察室血圧や家庭血圧が正常値なのに、職場や家庭のストレスにさらされている昼間の血圧が高いタイプです。

家庭での血圧のはかり方

血圧は、さまざまな要因で変動しやすいので、正しく把握するためには、医師の指導を受けて、家庭で毎日測定することをおすすめします。

家庭で血圧をはかる場合の注意点を次に述べます。

●起床後1時間以内（朝食や服薬前）、あるいは就寝前の、毎日決まった時間にはかる。

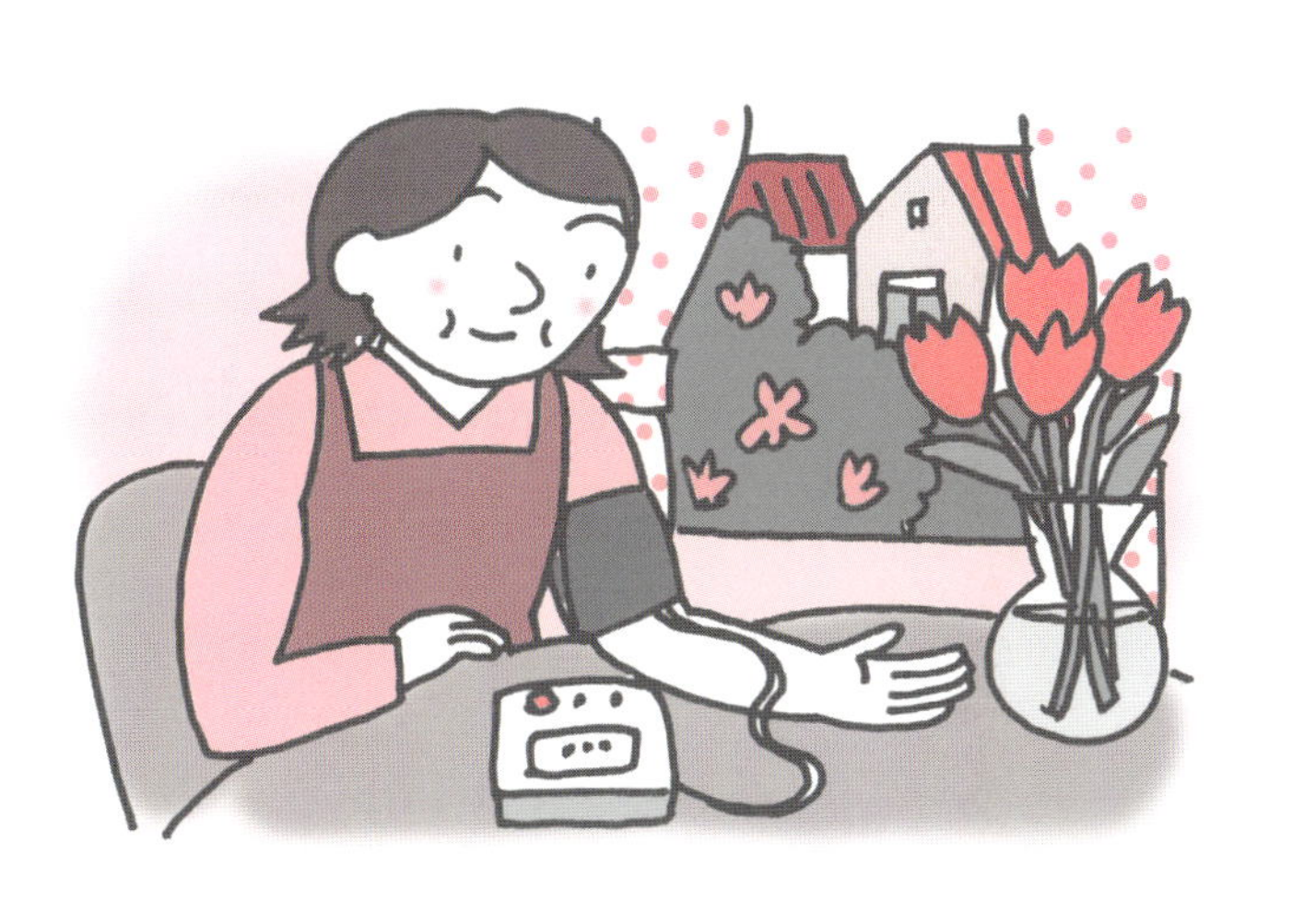

●血圧をはかる前は、座って1～2分間安静にして、測定中は話をしない（話をするだけで血圧は約10㎜Hg上がる）。
●トイレは測定前にすませておく。
●寒い場所にいたあとは、30分以上あける。
●1度に2回以上測定し、その平均値を出す。つづけて測定すると値が低くなるので、1回ごとにカフをゆるめ、1分ぐらい間をおく。

大切なことは、できるだけいつも同じ条件で測定することです。

最近は、手軽に血圧を測定できる機器が普及していますが、家庭ではかる場合は、**カフを上腕に巻く「上腕式」のものがおすすめ**です。携帯するなら、「手首式」のものもあります。

また、通信機能つきの血圧計や携帯電話などを使えば、家庭で測定した血圧を医療機関に送信することができ、正確な血圧管理に役立ちます。

診察室血圧と家庭血圧の間に診断の差がある場合には、**家庭血圧による診断のほうを優先**します。

MEMO

血圧計の種類

血圧を測定する方法には、コロトコフ法（聴診法）とオシロメトリック法の2種類があります。WHOではコロトコフ法を推奨しているため、ふつう病院などではこのコロトコフ法で血圧測定が行われています。

しかし、コロトコフ法はマイクロホンを動脈の上に正しく置かなければならないなどの問題があり、最近普及している家庭用の血圧計はほとんどがオシロメトリック法です。オシロメトリック法は、とだえた血流が再開するときの動脈壁の振動をセンサーでキャッチして測定するもので、だれにでも手軽に測定することができます。

なお、上腕式血圧計には、巻きつけ型のものとアームイン型のものがありますが、巻きつけ型のものが安価でコンパクトです。

高血圧の診断基準

Point
- 収縮期血圧が140㎜Hg以上、拡張期血圧が90㎜Hg以上が高血圧
- 高血圧はⅠ度（軽症）、Ⅱ度（中等症）、Ⅲ度（重症）の3段階に分類される
- 「正常高値血圧」とは高血圧の予備軍の段階で、決して正常ではない

診察室血圧と家庭血圧は基準が異なる

高血圧と診断されるのは、収縮期血圧（最大血圧）が140㎜Hg以上、拡張期血圧（最小血圧）が90㎜Hg以上で、この両方、あるいは片方でも満たせば高血圧と診断されます。

ただし、これは診察室血圧の場合で、家庭血圧の場合は、135㎜Hg／85㎜Hg以上が高血圧と診断されます。診察室血圧と家庭血圧に差がある場合は、家庭血圧による診断を優先します。その理由としては、①診察室での測定にくらべて頻度が高められる、②長期間にわたって平均値をとらえられる、③日内変動や季節変動もとらえられる、といった点があげられます。

高血圧にも3つの段階がある

また、高血圧は「Ⅰ度」「Ⅱ度」「Ⅲ度」の3段階に分類されます（次ページ参照）。以前は「軽症」「中等症」「重症」に分類されていましたが、軽症というと誤解をあたえやすいので、いずれも治療が必要なレベルであることを明確にしたものです。

なお、「至適（してき）血圧」とは、循環器病を起こすリスクがもっとも低いベストな血圧という意味で、「正常高値血圧」とは、高血圧の一歩手前で、注意が必要なレベルの血圧という意味です。つまり、正常高値血圧は高血圧予備軍の段階といえます。

また、これまでは、至適血圧、正常血圧、正常高値血圧をまとめて「正常血圧」と総称していましたが、まぎらわしいので、2014年の高血圧治療ガイドラインでは「正常域血圧」と改められました。

■ 診察室血圧にもとづく血圧の分類

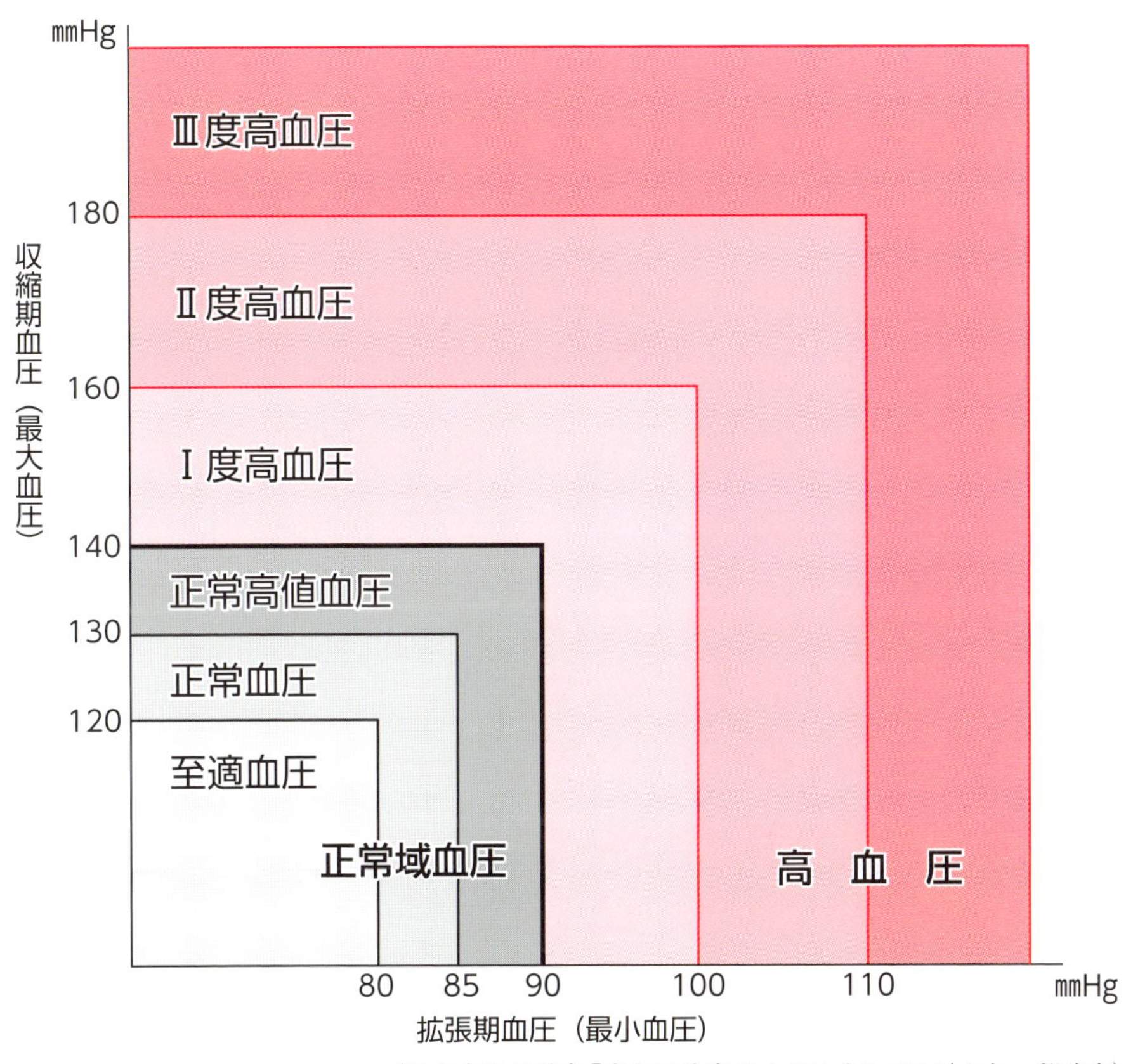

（日本高血圧学会「高血圧治療ガイドライン2014」より一部改変）

MEMO

血圧は低めがいい

自分の血圧が正常値の範囲におさまっていると、つい安心してしまいがちです。しかし、実際には、正常高値血圧や正常血圧のレベルでも、心筋梗塞や脳卒中などを起こすケースは少なくありません。

また、正常高値血圧や正常血圧の人は、将来、高血圧へ移行する確率が高いことがわかっています。本文でも述べましたが、正常高値血圧は、高血圧予備軍の段階なのです。

病気の発症率との関係で見ても、たとえば脳卒中の発症率がもっとも低いのは、至適血圧（収縮期血圧が120mmHg未満で拡張期血圧が80mmHg未満）のレベルです。

そのため、最近では、血圧はできるだけ低めにコントロールするほうがよい、とされています。

血圧測定と高血圧診断手順

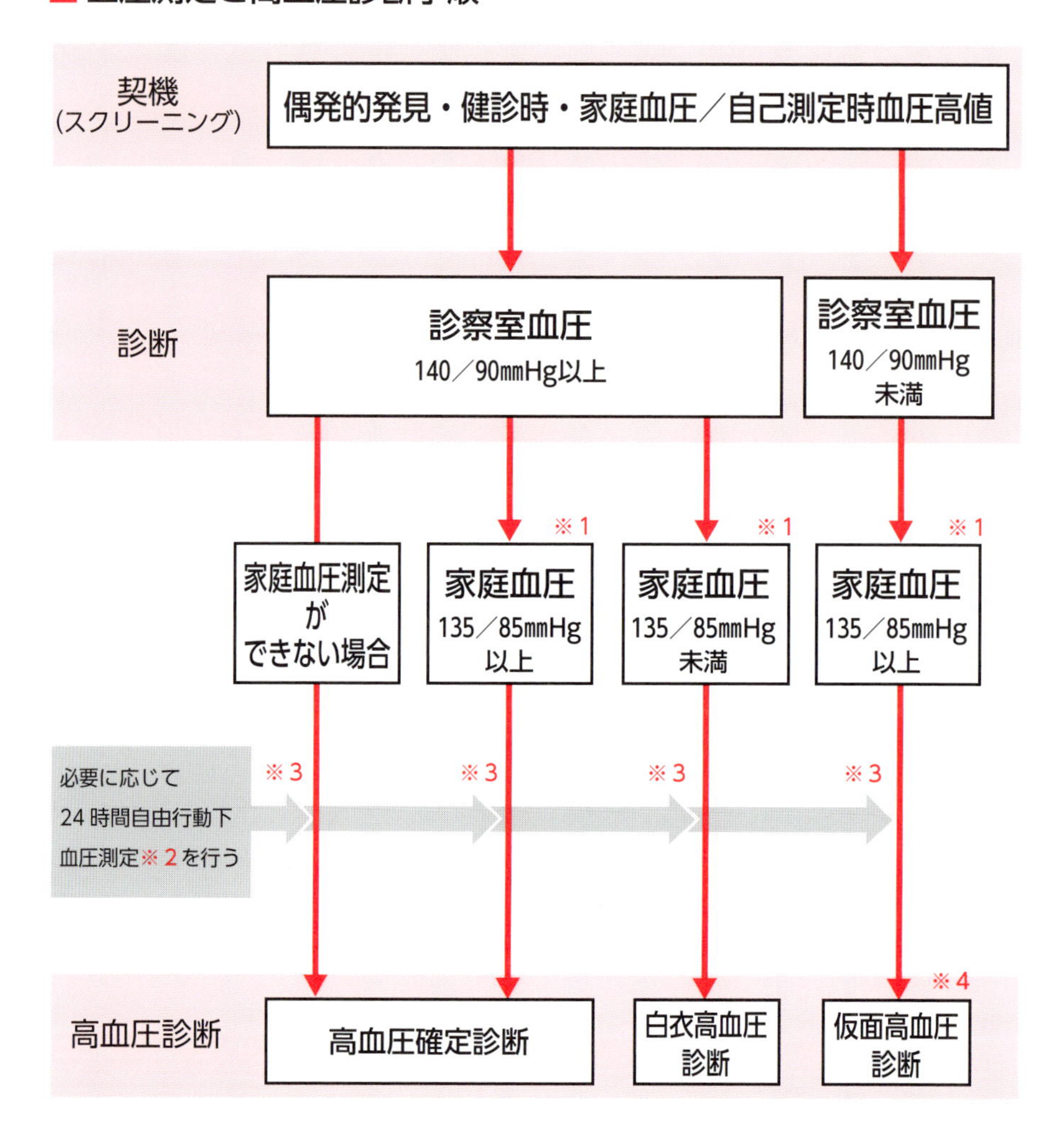

※1：診察室血圧と家庭血圧の診断が異なる場合は家庭血圧の診断を優先する。自己測定血圧とは、公共の施設にある自動血圧計や職域、薬局などにある自動血圧計で自己測定された血圧のこと。

※2：24時間自由行動下血圧測定とは、自動血圧計を体につけ、24時間の血圧を連続して測定すること（次ページ参照）。

※3：24時間自由行動下血圧の高血圧基準は、24時間平均130／80㎜Hg以上、昼間平均135／85㎜Hg以上、夜間平均120／70㎜Hg以上である。24時間自由行動下血圧測定が実施可能であった場合、24時間自由行動下血圧基準のいずれかが「以上」を示した場合、高血圧あるいは仮面高血圧と判定される。また、すべてが「未満」を示した場合は、正常あるいは白衣高血圧と判定される。

※4：この診断手順は、未治療高血圧対象にあてはまる手順であるが、仮面高血圧は治療中の高血圧にも存在することに注意する必要がある。

（日本高血圧学会「高血圧治療ガイドライン 2014」より一部改変）

24時間自由行動下血圧測定（ABPM）

ABPMのメリットとデメリット

血圧測定は、医療機関で行う場合でも、家庭で行う場合でも、その時点での血圧しか測定することができません。

そのため、測定していない時間帯で血圧が高くなっている、いわゆる仮面高血圧を見逃してしまう可能性があります。

仮面高血圧を見つけるもっとも確実な方法は、まる1日、つまり24時間の血圧を連続して測定することです。これが、「24時間自由行動下血圧測定（ABPM）」といわれる方法です。

具体的には、医師が用意した血圧計を体につけた状態でまる1日を過ごし、30分～1時間ごとの血圧を自動的に記録します。

24時間自由行動下血圧測定のメリットとしては、以下のような点があげられます。

●測定回数が増えるため、より正確な測定結果が得られる。

●仮面高血圧として分類される「早朝高血圧」や「夜間高血圧」、職場高血圧を含む「昼間高血圧（ストレス下高血圧）」を見つけることができる。

●ふだんから血圧が高いのか、診察室ではかる血圧だけが高いのか（白衣高血圧）、見分けることができる。

●血圧の1日の変動（日内変動）を知ることができるので、降圧薬の効果持続時間や降圧治療の効果を判定することができる。また、降圧薬の種類や量の調整により、良好な血圧コントロールができるようになる。

●診察室で測定される血圧より、将来的には、狭心症、心筋梗塞、脳卒中などの病気を発症するリスクを予測することができる。

一方、ABPMのデメリットとしては、

●体位や安静度などの測定条件が人によって異なる。

●30分～1時間ごとの測定で睡眠障害などのストレスを受けるおそれがある。

などがあげられます。

なお、24時間自由行動下血圧測定の高血圧基準は、24時間平均130／80㎜Hg以上、昼間平均135／85㎜Hg以上、夜間平均120／70㎜Hg以上です。

血圧の日内変動

血圧は夜間は低く昼間は高くなる

血圧の値は、1日中同じわけではなく、さまざまな要因で上がったり下がったりしています。この血圧の変化を血圧の「日内変動（にちない）」といいます。血圧が変化する要因としては、食事や運動、ストレス、気温の変化などがあります。

ふつう、血圧は睡眠中にもっとも低く、朝起きてから徐々に上昇しはじめます。そして、夕方から夜にかけてまた下がるという一定のリズムを刻んでいます。

この血圧の日内変動は、自律神経の活動と深くかかわっています。自律神経には、体を活動的な状態にする「交感神経」と、体を休めるように働く「副交感神経」の2つの系統がありますが、朝から昼間にかけては交感神経が活発になるために血圧が高くなり、逆に、夜や睡眠中は副交感神経が活発になるために血圧が低くなります。

夜間高血圧と早朝高血圧

血圧が正常な人の場合、ふつう、昼間の血圧に対して夜間の血圧が10～20％低くなります。しかし、中には血圧の日内変動のリズムがくずれ、夜間に血圧が下がらない人や、逆に夜間に血圧が極端に下がりすぎてしまう人、あるいは早朝に特に血圧が高くなる人がいることがわかっています。

このうち、夜間に血圧が下がらないタイプ（夜間高血圧）は、脳や心臓、腎臓などに負担がかかり、合併症が起こりやすいといわれています。逆に、夜間に極端に血圧が下がりすぎてしまうタイプは、症状をともなわない脳梗塞（無症候性脳梗塞）になりやすいといわれています。また、早朝に特に血圧が高くなるタイプ（早朝高血圧）は、脳卒中や心筋梗塞などを引き起こすリスクが高くなるといわれています。

家庭で血圧をはかるときに、朝と夜の最低2回血圧をはかることが重要なのは、血圧の変化や平均値からおおよその平常値を知ることができるだけでなく、病気の早期発見や合併症の予防にも役立つからです。また、血圧の薬を飲んでいる場合は、薬の効き目を確認することもできます。

第3章

高血圧の薬物治療

治療の目的と基本方針

Point

- ●高血圧治療の目的は合併症の発症や悪化、再発を防ぐこと
- ●まず生活習慣の改善を行い、それでも血圧が下がらなければ薬物治療を併用
- ●降圧薬治療をはじめる時期は高血圧のレベルによって異なる

降圧目標は140／90㎜Hg未満

「高血圧治療ガイドライン2014」（日本高血圧学会編集）では、高血圧治療の目的と基本的な方針を次のようにまとめています。

1 高血圧治療の目的は、高血圧の持続によってもたらされる心血管病（心疾患や脳血管疾患など）の発症や悪化、再発を防ぎ、死亡率を減少させることである。

2 **高血圧治療の対象は140／90㎜Hg以上のすべての高血圧患者である。**高血圧患者は、血圧値と血圧以外のリスク因子、高血圧性臓器障害の有無によって、「低リスク」「中等リスク」「高リスク」の3つのグループに分類される（75ページの表参照）。

3 高血圧治療は、生活習慣の改善（第1段階）と降圧薬治療（第2段階）によって行われる。降圧薬治療の開始時期については、それぞれの患者さんのリスクレベルによって決定される。

4 血圧分類の「正常高値血圧」（67ページ参照）からリスクは高まる。正常高値血圧の人は、生活習慣の改善によって、正常高値血圧から高血圧への進展を防ぐべきである。

5 **降圧目標は140／90㎜Hg未満**とする。ただし、糖尿病、たんぱく尿陽性の慢性腎臓病（CKD）では、130／80㎜Hg以上が治療の対象で、降圧目標は130／80㎜Hg未満とする。75歳以上の高齢者は、150／90㎜Hg未満を降圧目標とするが、可能であれば140／90㎜Hg未満をめざす。

6 降圧薬治療の原則は、**1日1回投与の薬物を低用量からはじめる。**

初診時の高血圧管理計画

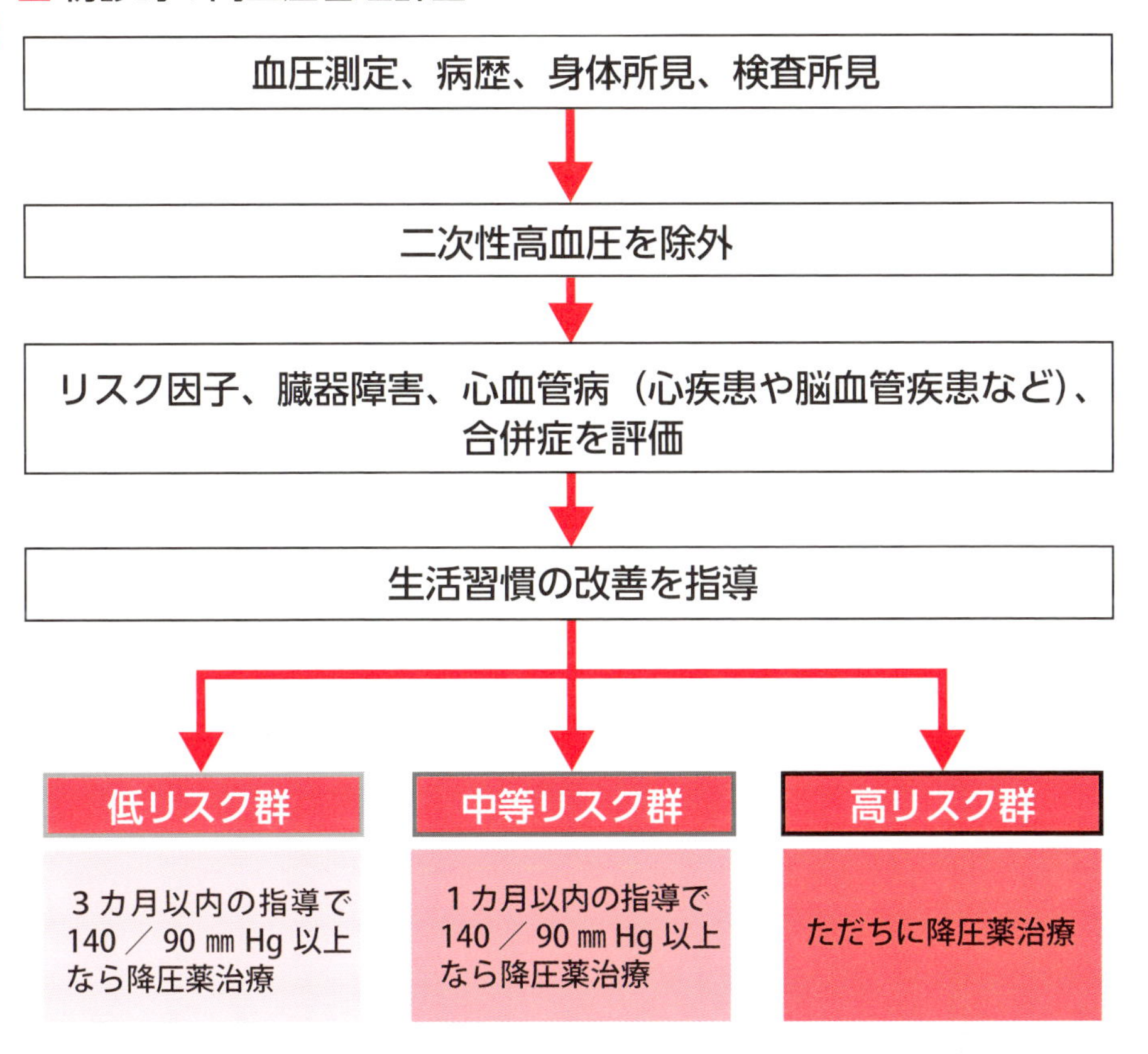

（日本高血圧学会「高血圧治療ガイドライン2014」より一部改変）

増量時には、1日2回の投与も考慮する。副作用を回避し、降圧効果を高めるために、適切な降圧薬の併用療法を行う。Ⅱ度以上の高血圧では、初期から併用療法を考慮する。

高齢者にも降圧薬治療は有効

降圧薬治療は、すべての年齢層の高血圧の患者さんに対して行われます。

80歳以上の高齢者の場合でも、降圧薬治療を行うことによって、心疾患や脳血管疾患などのリスクが減少することがわかっています。また、最近では、認知症を予防する効果も認められています。

ただし、75歳以上の高齢者の場合は、ガイドラインでも述べているように、１５０／90㎜Hg未満を降圧目標としますが、可能であれば１４０／90㎜Hg未満をめざします。

降圧薬治療の効果

過去の臨床試験によれば、収縮期血圧（最大血圧）を10㎜Hg、拡張期血圧（最小血圧）を5㎜Hg下げることで、脳卒中で約40％、冠動脈疾患で約20％、それぞれ減少することが明らかとなっています。

また、血圧のレベルが高いほど、そして高齢者ほど、降圧薬治療で血圧を下げることで脳卒中などのリスクが低くなることがわかっています。

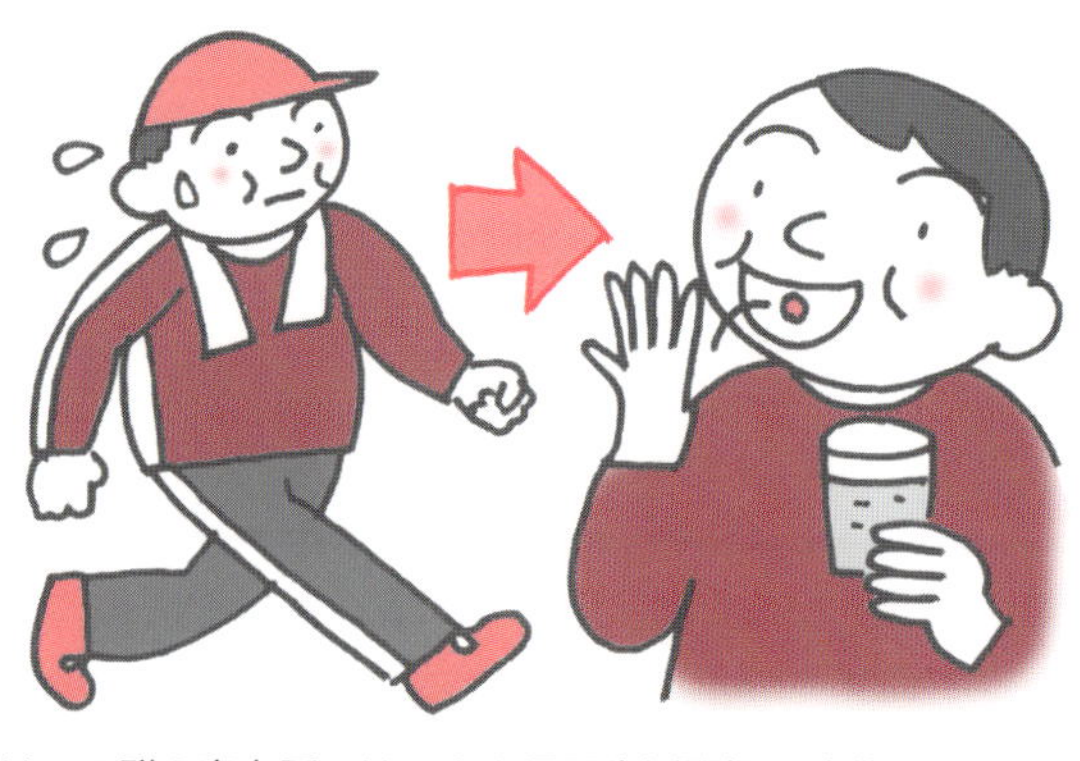

低リスク群の高血圧では、３カ月間生活習慣の改善を行っても血圧が下がらない場合、降圧薬による治療をはじめる

降圧薬治療をはじめる時期

高血圧治療は、まず第1段階として、食事や運動などの生活習慣の修正を行いますが、これをつづけても血圧が下がらなかったり、重度の高血圧の場合には、降圧薬を使った治療が行われます。

降圧薬治療をはじめる時期の目安は、**高血圧のレベルによって異なります**（73ページ参照）。

重症度の高い「高リスク群」では、ただちに降圧薬治療をはじめます。

「中等リスク群」では1カ月間、「低リスク群」では3カ月間生活習慣の修正を行っても血圧が140／90㎜Hg未満に下がらなければ、降圧薬治療をはじめます。

また、糖尿病や慢性腎臓病（CKD）などの合併症がある場合も、ただちに降圧薬治療をはじめます。

原因がわかっている高血圧の治療

高血圧の原因が明らかな場合は（二次性高血圧）、降圧薬による治療と同時に、その原因を可能な限り排除、軽減する治療を行います。

たとえば、腎血管の狭窄が原因の腎血管性高血圧であれば、血管内カテーテル治療によって原因を取り除くことができます。また、原発性アルドステロン症の原因が副腎にできた良性腫瘍であれば、腹腔鏡下手術などで取り除くことができます。

■ 診察室高血圧にもとづいた心血管病のリスク層

血圧分類 ＼ リスク層（血圧以外の予後影響因子）	Ⅰ度高血圧（140～159／90～99㎜Hg）	Ⅱ度高血圧（160～179／100～109㎜Hg）	Ⅲ度高血圧（180／110㎜Hg以上）
リスク第一層（予後影響因子がない）	低リスク	中等リスク	高リスク
リスク第二層（糖尿病以外の1～2個のリスク因子※1、3項目を満たすメタボリックシンドローム※2のいずれかがある）	中等リスク	高リスク	高リスク
リスク第三層（糖尿病、慢性腎臓病〈ＣＫＤ〉、臓器障害あるいは心血管病、4項目を満たすメタボリックシンドローム、3個以上のリスク因子のいずれかがある）	高リスク	高リスク	高リスク

※１：糖尿病以外のリスク因子としては、慢性腎臓病〈ＣＫＤ〉、臓器障害／心血管病、高齢（65歳以上）、喫煙、脂質異常症、肥満、若年発症の心血管病の家族歴などがある。

※２：メタボリックシンドロームの診断基準は①腹囲…男性で85㎝以上、女性で90㎝以上②中性脂肪値…150mg／ｄＬ以上、かつ（または）ＨＤＬコレステロール値が40mg／ｄＬ未満③血圧…収縮期（最大）血圧が130㎜Hg以上、かつ（または）拡張期（最小）血圧が85㎜Hg以上④空腹時血糖値…110mg／ｄＬ以上。

（日本高血圧学会「高血圧治療ガイドライン2014」より一部改変）

■ 降圧目標

	診察室血圧	家庭血圧
若年、中年、前期高齢者患者（65歳以上75歳未満）	140／90㎜Hg未満	135／85㎜Hg未満
後期高齢者患者（75歳以上）	150／90㎜Hg未満（可能であれば140／90㎜Hg未満）	145／85㎜Hg未満（目安※。可能であれば135／85㎜Hg未満）
糖尿病患者	130／80㎜Hg未満	125／75㎜Hg未満
ＣＫＤ患者（たんぱく尿陽性）	130／80㎜Hg未満	125／75㎜Hg未満（目安※）
脳血管障害患者 冠動脈疾患患者	140／90㎜Hg未満	135／85㎜Hg未満（目安※）

※目安で示した診察室血圧と家庭血圧の目標値の差は、診察室血圧140／90㎜Hgと家庭血圧135／85㎜Hgが高血圧の診断基準であることから、この２つの差をあてはめたものである。

（日本高血圧学会「高血圧治療ガイドライン2014」より一部改変）

降圧薬の使い方

Point

- ●降圧薬は単剤を少量からはじめ、効果が不十分な場合はほかの薬を併用する
- ●降圧薬は「第一選択薬」として4種類の薬が使われる
- ●数種類の薬を組み合わせることで相互の欠点を補い、相乗効果が期待できる

単剤を少量からはじめる

血圧のレベルが高くなればなるほど、生活習慣の改善だけでは目標の血圧値まで下げることは困難となります。高血圧の状態が長くつづくと、心疾患や脳血管疾患のリスクが高くなります。それを防ぐためには、生活習慣の改善・修正とともに、薬物による治療が必要です。

「高血圧治療ガイドライン2014」では、降圧薬の一般的な使い方について次のように述べています。

●降圧薬の投与にあたっては、単剤を少量からはじめる。

●副作用が出たり、ほとんど降圧効果が得られない場合は、ほかの降圧薬に変更する。

●降圧効果が不十分な場合は、増量するか、ほかの降圧薬を少量併用する（この場合、降圧薬の量を倍増するよりも、種類の異なるほかの降圧薬を少量ずつ併用したほうがよい効果が得られることが多い）。

最初に使われる「第一選択薬」

「ガイドライン」では、合併症のない高血圧の患者さんに対して最初に使われるべき薬（第一選択薬）として、**カルシウム拮抗薬**、**ARB（アンジオテンシンⅡ受容体拮抗薬）**、**ACE阻害薬（アンジオテンシン変換酵素阻害薬）**、**利尿薬**の4つをすすめています。

β遮断薬は、主要な降圧薬の一つですが、特に脳卒中を防ぐ効果がほかの薬より劣るとされ、合併症のない場合の第一選択薬からは外されています。ただし、狭心症や心筋梗塞や心不全の予後改善や、虚血性心

■ 降圧目標を達成するための降圧薬の使い方

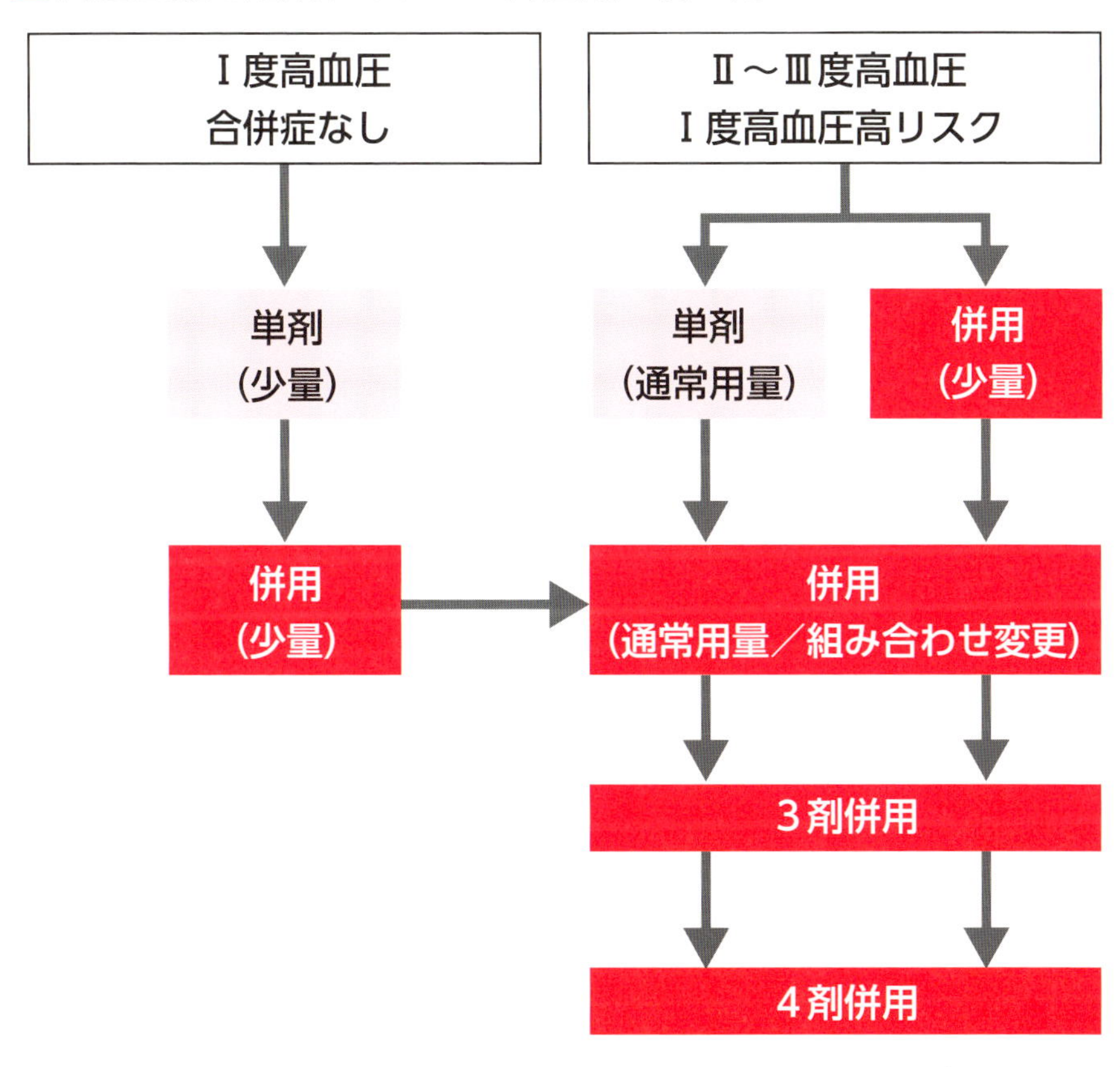

（日本高血圧学会「高血圧治療ガイドライン2014」より一部改変）

疾患の予防に効果があるといわれます。

なお、それぞれの薬の特徴については後述します。

併用療法には相乗効果と副作用の軽減効果がある

降圧薬治療では、適切と判断された薬（第一選択薬）を、まず単独で低用量からはじめるのが基本です。それでも血圧が下がらないようなら、同じ薬を増量するか、ほかの薬を少量加えます（併用療法）。

2種類の薬でも効果が十分でない場合は、もう1～2種類増やすこともあります。数種類の薬を組み合わせることで、薬同士の欠点を補い、相乗効果が期待できます。また、1種類の薬の量を抑えることで、副作用が出にくくなるというメリットもあります。

ただし、薬の組み合わせ方によっ

ては、薬の作用や副作用が強く出すぎたり、逆に作用が弱まってしまうこともあるので、注意が必要です。

現在、第一選択薬の中で併用がすすめられている組み合わせは、次の5通りです。

①ACE阻害薬＋カルシウム拮抗薬
②ARB＋カルシウム拮抗薬
③ACE阻害薬＋利尿薬
④ARB＋利尿薬
⑤カルシウム拮抗薬＋利尿薬

これらの薬の組み合わせでも血圧のコントロールが不良な場合は、「**ACE阻害薬（あるいはARB）＋カルシウム拮抗薬＋利尿薬**」の3種類の薬を併用します（3剤併用）。さらに、3剤併用でも対応できない「**治療抵抗性高血圧（難治性高血圧）**」（92ページ参照）に対しては、これら3剤にβ遮断薬かα（アルファ）遮断薬、あるいはアルドステロン拮抗薬を追加し、さらにほかの種類の降圧薬を検討します（4剤併用）。

なお、薬の数を少なくし、処方を単純化するために、「**配合剤**」（2錠の成分を1錠に配合した薬）も使われています。

現在、わが国では、ARBと利尿薬の配合剤と、ARBとカルシウム拮抗薬の配合剤が使用可能です。

降圧薬と併用してはいけない薬

降圧薬をいくつか併用する場合は、前に述べたように、作用や副作用が強まりすぎることがあります。

特に注意が必要なのは、ともに徐（じょ）脈（みゃく）（MEMO参照）を起こす可能性のあるベンゾチアゼピン系のカルシウム拮抗薬とβ遮断薬、高カリウム血症（MEMO参照）を起こす可能性のあるACE阻害薬やARBとカリウム保持性利尿薬の組み合わせです。

MEMO

徐脈

徐脈は、心臓の脈拍数が異常に少なくなる状態で、脈拍数が1分間に60未満になるものをいいます（脈拍数の正常値は、一般成人で1分間に60～90）。脈拍が少なくなると、心臓は必要な酸素を体中に行き渡らせることができなくなるため、めまいや息切れなどを起こします。

高カリウム血症

高カリウム血症は、カリウムの血中濃度（正常値は3・5～5・0mEq／L）が高くなった状態で、カリウムのバランスがくずれると、細胞がうまく働かなくなり、マヒやしびれ、動悸、筋力の低下などの症状があらわれます。重篤な場合には、不整脈などの心臓疾患を引き起こす可能性があります。

降圧薬を飲むときの注意

処方通りに飲むことが大切

医師から処方された高血圧の薬を服用する場合の注意点を次に述べてみます。

●薬は、種類によって作用の持続時間が異なります。また、血圧は1日の中でも変動します。

血圧を良好にコントロールするためには、決められた回数で決められた時間帯に飲むことが大切です。自分の判断で服薬を中止したり、量を変えたりするのは非常に危険です。

●薬を飲み忘れたときは、1日1回服用の場合は、6～7時間以内であれば、気づいた時点で1回分を服用してください。1日2回服用の場合は、3～4時間以内であれば、気づいた時点で1回分を服用します。1日3回服用の場合は、1～2時間以内であれば、気づいた時点で1回分を服用します。それ以降なら、いずれの場合も1回飛ばします。

飲み忘れたからといって、2回分をまとめて服用することは禁物です。

●降圧薬を飲んでいるときに、ほかの医師から薬を処方してもらうときは、必ず飲んでいる薬について報告してください。

市販薬でも併用してよいものといけないものがありますので、注意が必要です。カゼ薬や胃腸薬などを短期間飲む場合はかまいませんが、1週間以上飲む場合は、医師に相談しましょう。

カゼのときなどに飲む解熱鎮痛剤(アセトアミノフェンなど)などには利尿薬の働きを強める作用がありますので、注意が必要です。

●漢方薬には、血圧を上げる働きのある甘草(かんぞう)が使用されているものがあるので、漢方薬を飲む場合には、事前に医師に相談してください。

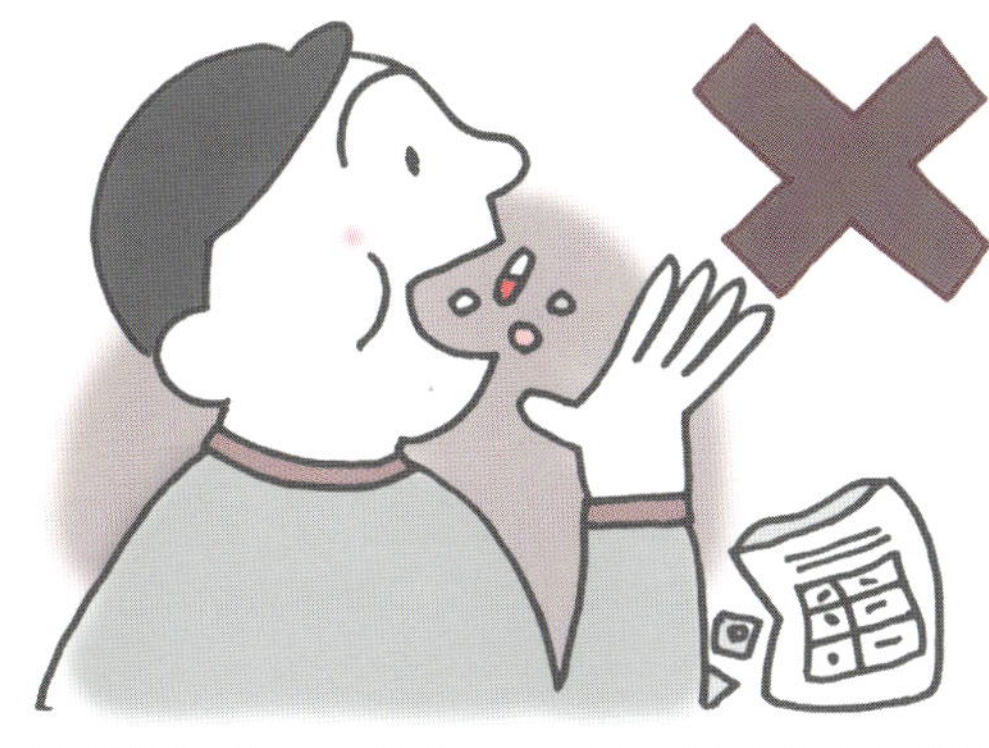

自分で勝手に薬を飲むのをやめたり、まとめて飲んだりすることは厳禁

主な降圧薬

Point
- 降圧薬には大きく分けて、血管を広げる薬と循環血液量を減らす薬がある
- 血管を広げる薬には、カルシウム拮抗薬、ARB、ACE阻害薬などがある
- 体内をめぐる血液量を減らして血圧を下げる薬としては利尿薬がある

カルシウム拮抗薬

血管を広げて血圧を下げる

カルシウム拮抗薬は、もともとは狭心症や不整脈の薬として開発された薬です。その後、降圧効果もあることがわかり、現在は降圧薬の第一選択薬としてよく使われている薬です。

よく使われている理由としては、**降圧効果が確実で、比較的副作用が少ない点**があげられます。

また、糖や脂質、電解質の代謝に影響をおよぼさないので、**ほかの薬との併用がしやすい**という点も特徴です。

カルシウムには筋肉を収縮させる働きがありますが、カルシウム拮抗薬は、血管の筋肉に対するカルシウムの働きを抑えることで、血管を広げ血圧を下げます。

カルシウム拮抗薬には、構造と作用によりいくつかの種類がありますが、降圧薬として使われているものは、主にジヒドロピリジン（DHP）系とベンゾチアゼピン（BTZ）系の2つです。

●**ジヒドロピリジン系**…カルシウム拮抗薬の中で主に使われている薬で、降圧効果は急速かつ強力です。

また、ジヒドロピリジン系は末梢血管に作用して血管を拡張し、心筋への作用はほとんどないという特徴があります（血管選択性）。

さらに、臓器の血流が保たれるため、臓器に障害がある人や高齢者にも使うことができます。

副作用としては、頻脈（心拍数が上昇すること）、頭痛、動悸、顔面紅潮（ほてり感）、下肢のむくみ、便秘、低血圧などが起こる場合があります。

●ベンゾチアゼピン系…ベンゾチアゼピン系の薬は、ジヒドロピリジン系の薬とくらべて、降圧効果はゆるやかで弱めです。

ベンゾチアゼピン系の薬は血管よりも心臓に強く作用するので、ゆるやかに血圧を下げる場合に使われます。

副作用としては、徐脈（78ページMEMO参照）、顔面紅潮、頭痛、めまいなどのほか、まれに房室ブロック（脈が飛ぶ）を起こすことがあります。

カルシウム拮抗薬は、効果の持続性が長いものが多く、24時間効果の持続する薬を1日1回服用するのが基本です。

なお、カルシウム拮抗薬は、グレープフルーツ（ジュース）といっしょにとると血中濃度が極端に高まることがありますので、注意が必要です。

ARB（アンジオテンシンⅡ受容体拮抗薬）

血圧を上げる作用のあるホルモンの働きを抑える

ARB（アンジオテンシンⅡ受容体拮抗薬）は、日本ではカルシウム拮抗薬に次いでよく使用されている薬です。

アンジオテンシンというのは、血圧を上げる作用のあるホルモンの一つで、ⅠからⅣまで4つの種類があります。

この中で、Ⅱはもっとも強力な末梢血管収縮作用を持つだけでなく、副腎皮質でつくられるアルドステロンの分泌を促します。アルドステロンは血中のカリウムを排泄させ、ナトリウムの再吸収を促進し、血液の水分量を増やすため、血圧の上昇を引き起こします。

ARBは、この血圧上昇作用の強いアンジオテンシンⅡの受容体の働きを阻害することで血圧を下げる薬です。

ARBは、高血圧の治療に単独で使われるほか、**カルシウム拮抗薬や利尿薬と併用されることも多い**薬です。

ARBは、高血圧のレベルでは、Ⅰ度～Ⅲ度の高血圧に対して用いられます。

副作用は少ないが妊婦には禁忌

ARBには、**効きめがゆるやかで、副作用が少ない**という特徴がありま す。また、心臓や腎臓の保護作用もあるので、長期維持療法に向いています。

ARBには、動脈硬化、糖尿病性腎症、心肥大・心不全に対する予防効果や改善効果もあるとされます。

ARBの副作用としては、発疹、立ちくらみ、めまい、ほてり、頭痛などが起こることがあります。

重大な副作用としては「**血管神経性浮腫（血管浮腫）**」があります。血管神経性浮腫は、急に皮膚、のど、くちびる、舌、顔などが大きくはれることで、のどや気道がはれると窒息の危険性もありますので、ただちに投与を中止して適切な処置をとる必要があります。血管神経性浮腫はACE阻害薬の副作用として知られていますが、ARBでも報告されています。

ARBは、妊娠中、または授乳中の女性には使えません。

妊婦さんが服用すると、新生児腎不全や発育不全、骨形成不全などのリスクがあるので、くれぐれも注意が必要です。

また、重い肝障害のある人には慎重に投与する必要があります。

慢性腎臓病（CKD）の患者さんの場合は、腎機能が悪化しないように、投与後に定期的に検査を受ける必要があります。

腎機能が悪化するようであれば、減量もしくは中止します。

なお、ARBが発がんリスクを高めるとの指摘もありますが、アメリカの食品医薬品局（FDA）が行った研究の結果、現在は否定されています。

MEMO

妊娠中の高血圧治療

高血圧の女性が妊娠すると、重症の妊娠高血圧症候群（47ページ参照）の発症や、胎児発育不全、常位胎盤早期剥離（胎盤が子宮の壁からはがれてしまうこと）などを起こすリスクが、健康な妊婦さんとくらべて高いことが知られています。特に、降圧薬を飲んでも血圧が十分に下がらない場合は、そのリスクがさらに高いと考えられています。高血圧の女性で妊娠を考えている人は、あらかじめ産婦人科医に相談することをおすすめします。

高血圧で、ARBやACE阻害薬を飲んでいる女性は、妊娠中は薬を変える必要があります。妊娠中に使われる降圧薬としては、メチルドパ（商品名：アルドメット）という中枢性交感神経抑制薬や、αβ遮断薬、カルシウム拮抗薬などが一般的です。

ACE阻害薬(アンジオテンシン変換酵素阻害薬)

血圧を上げる物質をつくる酵素の働きを阻害する

ACE阻害薬(アンジオテンシン変換酵素阻害薬)は、血圧を上げるホルモン(アンジオテンシンⅡ)をつくる変換酵素の働きを阻害することによって血圧を下げる薬です。

また、この変換酵素には、「ブラジキニン」という物質を破壊する作用もあります。ブラジキニンには、血管を拡張させ、水分やナトリウムの排泄を促進して血圧を下げる働きがあります。変換酵素の働きを阻害することで、このブラジキニンが破壊されにくくなるので、結果的に血圧が下がります。

ACE阻害薬を単独で用いた場合の**降圧効果は、ARBとほぼ同等で**す。

また、ACE阻害薬は、**効果のあらわれ方がゆるやかで、脂質代謝に悪影響をあたえることがない**ので、臓器保護効果も期待できます。糖尿病や腎障害のある高血圧、心筋梗塞や脳血管障害後の高血圧などにも効果的とされています。

特徴的な副作用「空咳」

ACE阻害薬の副作用としては、空咳(からせき)(たんがからまない咳)、発疹、かゆみ、味覚障害などがあります。特に、**空咳はACE阻害薬の特徴的な副作用**で、これはブラジキニンの作用が増強されることによって気管支が刺激されるためです。ただし、空咳は、服用をやめれば、すぐに消失します。

重大な副作用としては、**血管神経性浮腫**が知られています。起こるのはまれですが、のどや気道がはれた場合は窒息の危険性もありますので、注意が必要です。

また、**高カリウム血症**(78ページ参照)も、代表的な副作用の一つです。これは、ACE阻害薬にアルドステロン抑制作用があるためです。アルドステロンは、ナトリウムを再吸収し、カリウムを排泄しますが、その排泄が抑えられるために、血中のカリウムが増加するのです。高カリウム血症は、ARBでも起こります。

なお、ACE阻害薬は、ARBと同じく、**妊婦や授乳中の女性は禁忌(きんき)**となっています。

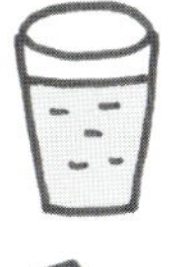
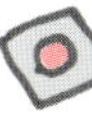

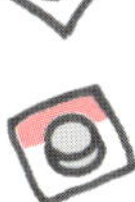

利尿薬

水分を排泄し血液量を減らして血圧を下げる

利尿薬は、もともとは、尿量の減少によってむくみがひどい場合に用いられる薬です。利尿薬によって体内の余分な水分が排泄され、むくみが改善されると、血液の量も正常に戻り、血管壁にかかる圧力が少なくなって血圧も下がります。

ARBやACE阻害薬などの降圧薬で、目標とする血圧にまで下がらない場合は、**利尿薬やカルシウム拮抗薬などの薬を併用する**ことがあります。これは、異なる薬を少量ずつ飲むことで副作用を防ぎ、なおかつ効果を高めるためです。ただし、利尿薬とβ遮断薬との併用は、糖・脂質代謝に悪影響をあたえるので、すすめられません。

利尿薬には、その作用の違いによって、サイアザイド系利尿薬（類似薬を含む）、ループ利尿薬、カリウム保持性利尿薬の3種類があります。

●サイアザイド系利尿薬（類似薬を含む）…もっとも多く使われている利尿薬です。尿細管でのナトリウム（塩分）の再吸収を抑制することで、循環血液量を減らし、血圧を下げます。また、カルシウムの尿への排泄を減らす作用があるので、カルシウムの減少が少なく、骨粗しょう症の予防効果もあります。ただし、腎臓の尿細管で作用する薬なので、腎機能が低下している場合は使えません。

重い副作用はありませんが、ナトリウムといっしょにカリウムも排泄するため、低カリウム血症（筋力低下、筋肉のけいれん、マヒ、不整脈、嘔吐、便秘など）になることがあります。そのほか、低ナトリウム血症（倦怠感、頭痛、吐き気、筋肉のけいれんなど）、高尿酸血症、耐糖能低下、脂質代謝障害などがあります。

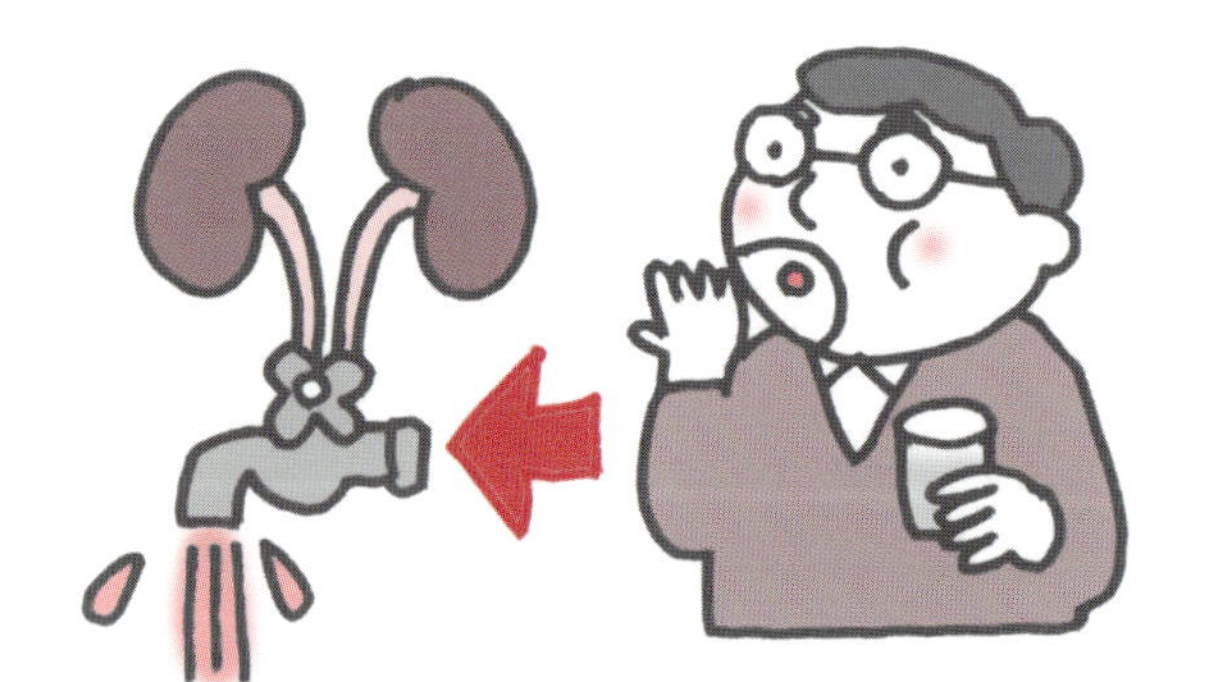

利尿薬によって体内の余分な水分やナトリウム（塩分）が排泄されると、血液量が正常に戻り、その結果、血圧が下がる

類似薬は、化学構造が少し異なるだけで、効果はほとんど同じです。

●**ループ利尿薬**…サイアザイド系利尿薬より強力な利尿効果がありますが、降圧効果は弱いとされます。腎機能を悪化させにくいので、重い腎障害のある人にも使えます。

副作用は、サイアザイド系利尿薬とほぼ同じですが、低カリウム血症や脱水の頻度が高くなります。

●**カリウム保持性利尿薬**…サイアザイド系利尿薬やループ利尿薬は、ナトリウムといっしょにカリウムも排泄してしまうのが欠点ですが、それを解消したのがカリウム保持性利尿薬です。

副作用は、高カリウム血症（78ページ参照）のほか、男性では女性化乳房、女性では月経痛などがありますが、新しいタイプの薬はそれらがほとんどありません。

β遮断薬・α遮断薬・レニン阻害薬など

作用の違いによって使い分けられる

降圧薬として使われている薬には、第一選択薬のカルシウム拮抗薬、ARB（アンジオテンシンⅡ受容体拮抗薬）、ACE阻害薬（アンジオテンシン変換酵素阻害薬）、利尿薬の4種類以外にもあります。

●β遮断薬・αβ遮断薬

β遮断薬（ベータしゃだん）は、交感神経の働きを抑制して血圧を下げる薬です。そのため、ストレスの多い人や脈拍の速い人などによく使われます。

交感神経の興奮は、伝達物質のノルアドレナリンが心臓にある「β受容体」と結合することで心臓に伝わります。その結果、心臓の拍動が活発になり、血圧が上がります。β遮断薬は、その結合を遮断することによって、**心臓の心拍数を減らし、収縮力を弱め、血圧を下げます**。

β遮断薬には、効果の違いにより、いくつかの種類があります。中でも交感神経刺激作用の少ないβ遮断薬は、心筋梗塞の再発防止や心不全の予後改善に効果があるといわれます。

β遮断薬は第一選択薬ではありませんが、**心保護を目的とした降圧薬**として使われます。また、効果と副作用をよく勘案し、**カルシウム拮抗薬などほかの降圧薬と併用**されます。

ただし、β遮断薬は、降圧薬の中でも比較的副作用が多い薬です。交感神経の働きを抑制するため、副作用として、めまいや立ちくらみなどが起こることがあります。また、重

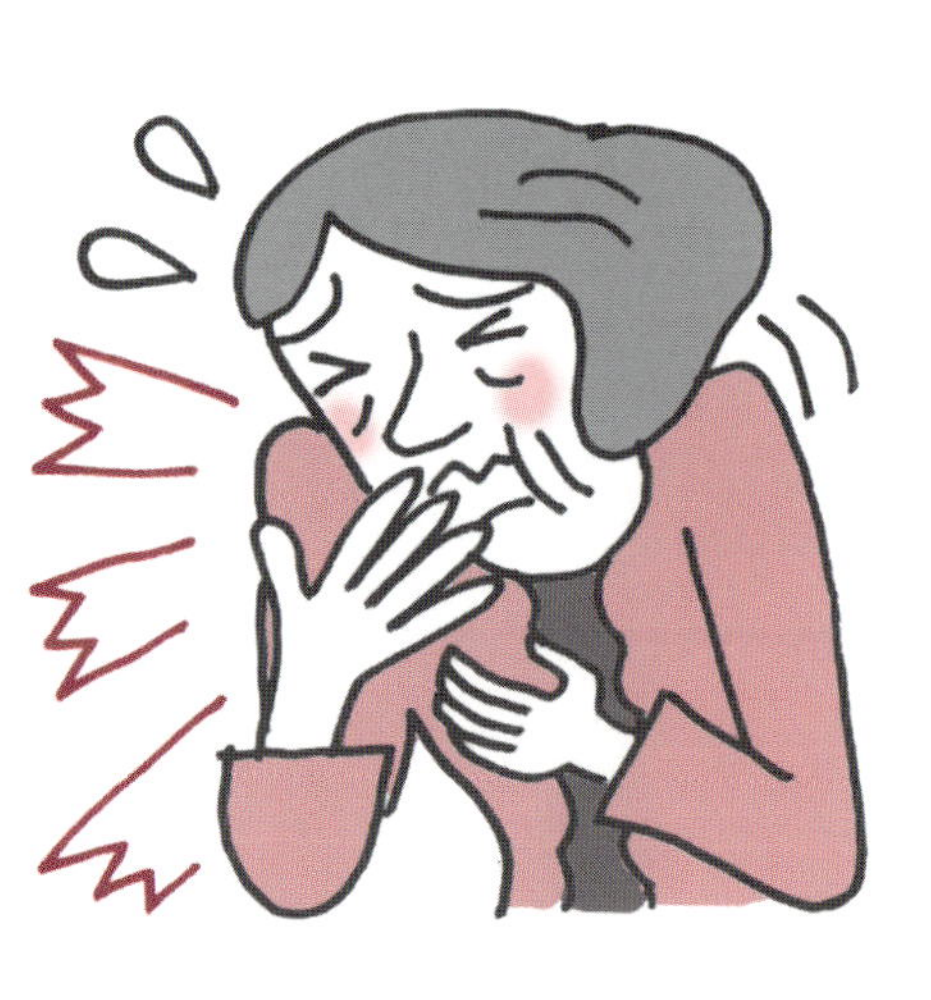

大な副作用としては、房室ブロック、心不全、気管支ぜんそくの悪化などがあります。

β遮断薬の中で、次に述べるα遮断作用をあわせ持つ薬を「**αβ遮断薬**」といいます。

αβ遮断薬は、薬によって、α遮断作用とβ遮断作用の強さに違いがあり、それぞれ使い分けられます。

αβ遮断薬は、β遮断薬のような脂質代謝への悪影響が少なく、若年、中高年、褐色細胞腫にも有効です。

●α遮断薬

交感神経の伝達物質ノルアドレナリンは、血管のα（アルファ）受容体と結合して血管を収縮させます。その結合を遮断して血管を広げ、血圧を下げる薬がα遮断薬です。

α遮断薬は、降圧作用に加え、**糖や脂質の代謝によい影響がある**とされています。

また、α遮断薬には、長時間作用型で頻脈が少ないという特徴があります。褐色細胞腫（28ページ参照）の手術前の血圧コントロールなどに使われたり、早朝高血圧（64ページ参照）で睡眠前に服用したりします。

副作用として、起立性低血圧によるめまいや立ちくらみ、動悸、失神などがあります。そのため、使う場合は少量からはじめます。

●レニン阻害薬

2009年に承認された降圧薬です。わが国では、現在、**アリスキレン**（商品名：**ラジレス**）が唯一投与可能な薬となっています。

レニンは、アンジオテンシノーゲンという物質をアンジオテンシンⅠという物質に変換する酵素です。アンジオテンシンⅠは、次にACE（アンジオテンシン変換酵素）によって、アンジオテンシンⅡという物質に変換されますが、アンジオテンシンⅡは、強力な末梢血管収縮作用を持つほか、副腎皮質でつくられるアルドステロンの分泌を促します。アルドステロンは血中のカリウムを排泄させ、ナトリウムの再吸収を促進し、血液の水分量を増やすため、血圧の上昇を引き起こします。

レニン阻害薬は、このレニンの生成を直接に阻害することで血圧を下げる薬です。

レニン阻害薬は、ＡＲＢと同等の降圧作用を持ちますが、特に、**ARBやACE阻害薬が副作用などで使用できない場合に適応がある**とされています。

重大な副作用としては、血管神経性浮腫、高カリウム血症、腎機能障害などがあります。

また、レニン阻害薬は、空腹時に服用すると、血中濃度が高くなり、効果が通常よりも強く出てしまう可能性があります。

妊婦さんや、ＡＣＥ阻害薬、ＡＲＢ投与中の糖尿病の患者さんには使えません。

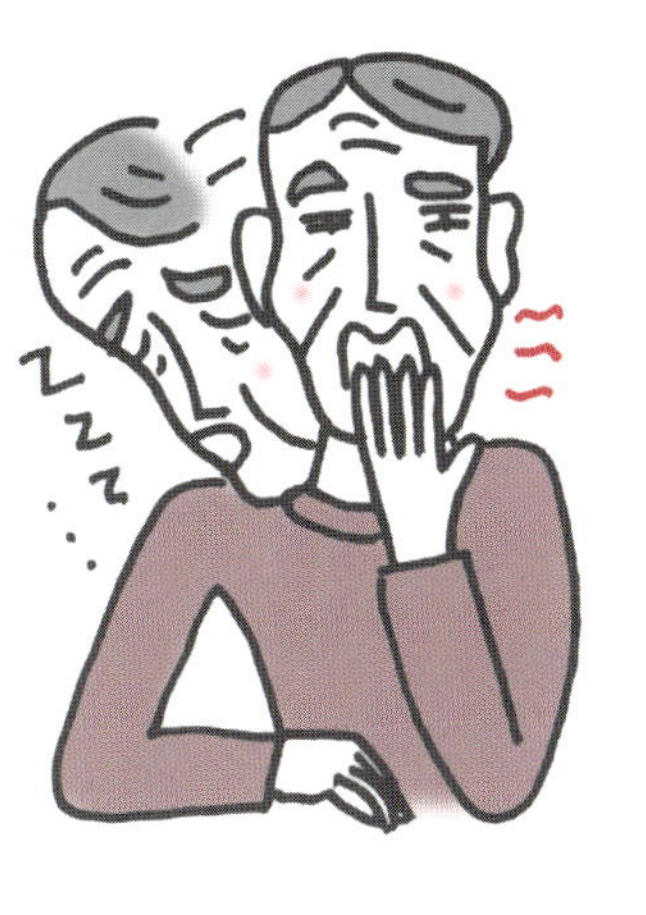

●中枢性交感神経抑制薬

延髄（えんずい）の中枢神経に働きかけて、血圧を上げるホルモンがつくられる量を減らしたり、血管を広げることで血圧を下げる薬です。

眠気や口渇（こうかつ）、倦怠感など副作用が多いので、**ほかの薬を使うことができない場合や、他剤併用でも血圧がコントロールできない場合**などに使われます。

●血管拡張薬

血管に直接働きかけて血管を広げ、血圧を下げる薬です。速効性がありますが、肝障害など強い副作用があるので、一般的にはあまり使われていません。**ヒドララジン**（商品名：**アプレゾリン**）は、妊娠高血圧症候群に用いられます。

MEMO

レニン・アンジオテンシン系（RA系）

腎臓には次のような重要な働きがあります。

①老廃物を尿として排泄する。
②体内の水分の量を調節する。
③ナトリウム、カリウム、リン、カルシウム、マグネシウムなどの電解質の体内での割合を一定に保つ。
④血圧を調節する。
⑤体液を弱アルカリ性に保つ。

この電解質や血圧の調節は、主にホルモン群によって行われていますが、こうした調節機構を「レニン・アンジオテンシン系（RA系）」、または「レニン・アンジオテンシン・アルドステロン系（RAA系）」といいます。

レニン・アンジオテンシン系のメカニズムについては本文（86ページ）を参照してください。

●主なカルシウム拮抗薬

	薬剤名（一般名）	商品名	主な特徴
ジヒドロピリジン系カルシウム拮抗薬	アムロジピン	●ノルバスク	効果のあらわれ方がゆっくりで、作用時間が長い。
		●アムロジン	効果のあらわれ方がゆっくりで、作用時間が長い。
	エホニジピン	●ランデル	頻脈を起こしにくい。抗たんぱく尿作用がある。
	シルニジピン	●アテレック	頻脈を起こしにくい。抗たんぱく尿作用がある。
	ニカルジピン	●ペルジピン	脳血管に対して強く作用する。
	ニトレンジピン	●バイロテンシン	ゆるやかで強い降圧作用がある。グレープフルーツ（ジュース）との併用はできない。
	ニフェジピン	●アダラート	第1世代の降圧薬。速効性で強い降圧作用がある。
	ニルバジピン	●ニバジール	脳血管に対して強く作用する。
	バルニジピン	●ヒポカ	降圧効果が強力で作用時間が長い。
	フェロジピン	●スプレンジール	より血管に対して強く作用する。
	ベニジピン	●コニール	腎保護作用がある。
	マニジピン	●カルスロット	腎臓の血流を増加させる作用がある。
	アゼルニジピン	●カルブロック	頻脈を起こしにくい。抗たんぱく尿作用がある。
	アラニジピン	●サプレスタ ●ベック	
ベンゾチアゼピン系カルシウム拮抗薬	ジルチアゼム	●ヘルベッサー	心臓に働きかける効果がある。降圧効果は弱い。

●主なＡＲＢ（アンジオテンシンⅡ受容体拮抗）

薬剤名（一般名）	商品名	主な特徴
カンデサルタン	●ブロプレス	適当な降圧効果と持続性がある。慢性腎不全に適応あり。
バルサルタン	●ディオバン	長時間作用型。
テルミサルタン	●ミカルディス	長時間作用型。
オルメサルタン	●オルメテック	降圧効果が強い。
イルベサルタン	●イルベタン	腎保護作用がある。
	●アバプロ	腎保護作用がある。
アジルサルタン	●アジルバ	強い降圧効果と持続性がある。

●主なACE阻害薬（アンジオテンシン変換酵素阻害薬）

薬剤名（一般名）	商品名	主な特徴
カプトプリル	●カプトリル	短時間作用型。
エナラプリル	●レニベース	持続時間が長い。心不全にも適応。
アラセプリル	●セタプリル	安定した降圧効果。
デラプリル	●アデカット	持続時間が長い。
シラザプリル	●インヒベース	持続時間が長い。
リシノプリル	●ロンゲス	長時間安定した降圧効果。心不全にも適応。
	●ゼストリル	24時間安定した降圧効果。心不全にも適応。
ベナゼプリル	●チバセン	長時間安定した降圧効果。
イミダプリル	●タナトリル	糖尿病性腎症にも適応。
テモカプリル	●エースコール	長時間安定した降圧効果。
キナプリル	●コナン	心肥大や動脈肥厚にも効果。
トランドラプリル	●オドリック	長時間安定した降圧効果。
ペリンドプリル	●コバシル	長時間安定した降圧効果。心肥大にも効果。

●主な利尿薬

	薬剤名（一般名）	商品名	主な特徴
サイアザイド系利尿薬（類似薬を含む）	ヒドロクロロチアジド	●ヒドロクロロチアジド	利尿効果はループ利尿薬に劣るが、降圧効果は上回る。
	トリクロルメチアジド	●フルイトラン	日本で多く使われている薬。
	ベンチルヒドロクロロチアジド	●ベハイド	浮腫に効果。
	インダパミド（類似薬）	●ナトリックス	尿細管でのナトリウムやカルシウムの再吸収を抑制。
		●テナキシル	尿細管でのナトリウムやカルシウムの再吸収を抑制。
	トリパミド（類似薬）	●ノルモナール	腎臓に作用して尿量を増やす。
	メフルシド（類似薬）	●バイカロン	尿細管でのナトリウムやカルシウムの再吸収を抑制。
ループ利尿薬	フロセミド	●ラシックス	利尿作用は強いが、降圧効果は弱い。腎機能を悪化させない。
	ブメタニド	●ルネトロン	強力かつ速効性の利尿作用がある。

ループ利尿薬	アゾセミド	●ダイアート	利尿作用はおだやかだが、長時間持続する。
	トラセミド	●ルプラック	利尿作用が強い。低カリウム血症を起こしにくい。
カリウム保持性利尿薬	スピロノラクトン	●アルダクトンA	アルドステロン拮抗薬。浮腫に効果。
	エプレレノン	●セララ	アルドステロン拮抗薬。女性化乳房などの副作用が少ない。
	トリアムテレン	●トリテレン	浮腫に効果。女性化乳房などの副作用が少ない。

●そのほかの降圧薬

	薬剤名（一般名）	商品名	主な特徴
β遮断薬	アテノロール	●テノーミン	心筋梗塞の再発防止や頻拍性不整脈に有効。
	ビソプロロール	●メインテート	心筋梗塞の再発防止や心不全の予後改善に有効。
		●ビソノテープ	降圧薬ではじめてのテープ製剤。
	ベタキソロール	●ケルロング	腎実質性高血圧や狭心症に有効。
	メトプロロール	●ロプレソール	肝代謝。心不全の予後改善に有効。
		●セロケン	肝代謝。心不全の予後改善に有効。
	アセブトロール	●アセタノール	心拍数をコントロールする。狭心症、不整脈にも有効。
	セリプロロール	●セレクトール	心拍数をコントロールする。狭心症にも有効。
	ニプラジロール	●ハイパジール	心拍数をコントロールする。狭心症にも有効。
	プロプラノロール	●インデラル	心拍数をコントロールする。狭心症のほか、褐色細胞腫手術時にも有効。
	ナドロール	●ナディック	心拍数をコントロールする。狭心症にも有効。
	カルテオロール	●ミケラン	心拍数の低下作用は弱い。狭心症、不整脈にも有効。
	ピンドロール	●カルビスケン	心拍数をコントロールする。狭心症、不整脈にも有効。
αβ遮断薬	アモスラロール	●ローガン	α遮断作用：β遮断作用=1：1
	アロチノロール	●アロチノロール	α遮断作用：β遮断作用=1：8

αβ遮断薬	カルベジロール	●アーチスト	α遮断作用：β遮断作用＝1：8。糖脂質代謝を悪化させない。心不全に適応あり。
	ラベタロール	●トランデート	α遮断作用：β遮断作用＝1：3
	ベバントロール	●カルバン	α遮断作用：β遮断作用＝1：14
α遮断薬	ウラピジル	●エブランチル	排尿障害を改善。褐色細胞腫による高血圧に有効。
	テラゾシン	●ハイトラシン	排尿障害を改善。褐色細胞腫による高血圧に有効。
		●バソメット	排尿障害を改善。褐色細胞腫による高血圧に有効。
	ドキサゾシン	●カルデナリン	褐色細胞腫による高血圧に有効。長時間作用型で副作用が少ない。
	ブナゾシン	●デタントール	褐色細胞腫による高血圧に有効。
	フェントラミン	●レギチーン	褐色細胞腫による高血圧に有効。
レニン阻害薬	アリスキレン	●ラジレス	ＡＲＢと同等の降圧効果。
中枢性交感神経抑制薬	クロニジン	●カタプレス	長時間作用型で降圧効果が強い。
	グアナベンズ	●ワイテンス	長時間作用型で降圧効果が強い。早朝高血圧にも有効。
	メチルドパ	●アルドメット	妊娠高血圧症候群にも有効。
血管拡張薬	ヒドララジン	●アプレゾリン	妊娠高血圧症候群にも有効。

（2016年1月現在）

MEMO

高血圧の漢方薬

漢方薬には、血圧を直接下げる効果はありません。ただし、漢方薬には、全身の体調を改善し、頭痛や肩こり、耳鳴り、動悸といった、高血圧に付随して起こる不快な症状を緩和する効果が期待できます。

高血圧の症状に効果的な漢方薬には、釣藤散、黄連解毒湯、柴胡加竜骨牡蛎湯、桃核承気湯、防風通聖散、大柴胡湯などがあります。体力がない人の薬としては、十全大補湯、真武湯、八味丸、半夏白朮天麻湯などがあります。

漢方薬は、副作用があまりないといわれますが、体質や体力に合っていないと、肝機能障害などの副作用が出ることがあります。漢方薬を使いたい場合には、必ず事前に高血圧の専門医に相談することが大切です。

治療がむずかしい高血圧

Point
- 3剤以上の降圧薬を服用しても血圧が目標値まで下がらない患者が増えている
- 治療抵抗性高血圧の患者さんは臓器障害を起こすことが多く、予後も悪い
- 治療を受けていても十分に血圧が下がらない場合は、専門医を受診する

原因を探り適切な対策を講じる

種類の異なる3剤以上の降圧薬を用いても目標血圧にまで下がらない高血圧を、「**治療抵抗性高血圧**」、あるいは「**難治性高血圧**」といいます。

治療抵抗性高血圧の患者さんは、ここ20年で62％増加しているという報告があるほか、高血圧患者のおよそ10人に1人が治療抵抗性高血圧であるともいわれています。

治療抵抗性高血圧の患者さんは、心肥大や腎障害などの臓器障害をともなうことが多く、予後も、血圧コントロールが良好な患者さんとくらべると悪いといわれています。

治療抵抗性高血圧の原因はさまざまですが、実際には、薬の飲み方をまちがえていたり、適切な薬が処方されていなかったりする場合も少なくありません。また、二次性高血圧が隠れている場合も多いようです（治療抵抗性高血圧の原因と対策については94ページ参照）。

治療抵抗性高血圧、あるいはコントロール不良高血圧では、その原因を探り、適切な対策を講じることが重要です。

治療を受けていても、なかなか血圧が下がらないような場合は、かかりつけ医から紹介を受けて高血圧の専門医を受診することをおすすめします。

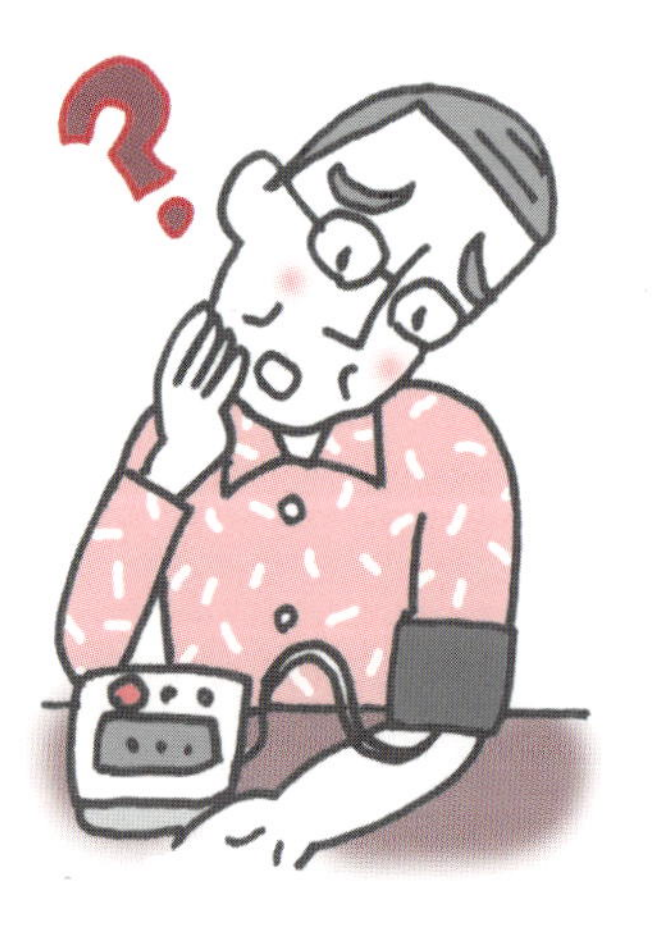

積極的適応がない場合の高血圧治療の進め方

第一選択薬　**A**：ARB、ACE 阻害薬　**C**：カルシウム拮抗薬
D：サイアザイド系利尿薬、サイアザイド類似薬

積極的適応がない高血圧

↓

ステップ1　**A、C、Dのいずれか**※

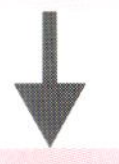

ステップ2　**A＋C、A＋D、C＋Dのいずれか**

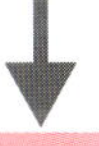

ステップ3　**A＋C＋D**

↓

治療抵抗性高血圧

ステップ4　**A＋C＋D＋βもしくはα遮断薬、アルドステロン拮抗薬、さらにほかの種類の降圧薬**

※高齢者では常用量の1/2から開始、１～３カ月の間隔で増量

（日本高血圧学会「高血圧治療ガイドライン 2014」より一部改変）

MEMO

アルドステロン拮抗薬

副腎皮質ホルモンであるアルドステロンは、腎臓の尿細管などに作用し、ナトリウムや水分の再吸収を促します。そのため、アルドステロンの分泌量が増えると、循環血液量が増えて血圧が上昇します。アルドステロン拮抗薬は、アルドステロンがその受容体であるミネラルコルチコイド受容体（MR）と結合するのを遮断することで血圧を下げる薬です。

アルドステロン拮抗薬は、いくつかの降圧薬を併用しても血圧が十分に下がらない治療抵抗性高血圧に有効な薬とされています。また、アルドステロン拮抗薬は、心不全や心筋梗塞の予後を改善することも報告されています。アルドステロン拮抗薬には、スピロノラクトン（商品名：アルダクトンA）とエプレレノン（商品名：セララ）があります。

■治療抵抗性高血圧およびコントロール不良高血圧の原因と対策

要因		対策
●血圧測定上の問題	●小さすぎるカフの使用	●カフ幅は上腕周囲の40%、かつ、長さは少なくとも上腕周囲を80%取り囲むものを使用する。
	●偽性高血圧※1	●高度な動脈硬化に注意する。
●白衣高血圧（白衣現象）		●家庭血圧、自由行動下血圧測定（69ページ参照）により確認する。
●アドヒアランス不良※2		●十分な説明により服用薬に対する不安を取り除く。 ●副作用が出ていれば他剤に変更する。 ●くり返す薬物不適応には精神的要因も考慮する。 ●経済的問題も考慮する。 ●患者の生活に合わせた服薬スケジュールを考える。 ●医師の熱意を高める。
●生活習慣の問題	●食塩摂取の過剰	●減塩の意義と必要性を説明する。 ●栄養士と協力してくり返し指導する。
	●肥満（カロリー摂取過剰、運動不足）	●カロリー制限や運動についてくり返し指導する。
	●過度の飲酒	●エタノール20 ～ 30mL ／日以内にとどめるよう指導する。
●睡眠時無呼吸症候群		●ＣＰＡＰ（持続性陽圧呼吸）※3 など適切な治療を行う。
●体液量過多	●利尿薬の使い方が適切でない	●3種以上の併用療法では、1薬を利尿薬にする。 ●腎機能低下例（eＧＦＲ※4 30mL ／分／ 1.73㎡未満）ではループ利尿薬を選択する。 ●利尿薬の作用持続をはかる。
	●腎障害の進行	●減塩を指導し、上に述べた方針にしたがい利尿薬を用いる。
●降圧薬の組み合わせ、用量が不適切		●異なる作用機序を持つ降圧薬を組み合わせる。 ●利尿薬を含める。 ●十分な用量を用いる。
●薬効持続が不十分		●早朝高血圧、夜間高血圧の場合は、降圧薬を夜または夕方に用いる。
●血圧を上昇させうる薬物や食品		●非ステロイド性抗炎症薬、副腎皮質ステロイド薬、カンゾウ（甘草）を含む漢方薬、経口避妊薬、シクロスポリン（免疫抑制薬）、エリスロポエチン（造血薬）、抗うつ薬、分子標的薬などを併用していれば、可能であれば中止あるいは減量する。 ●各薬物による昇圧機序あるいは相互作用に応じた降圧薬を選択する。
●二次性高血圧		●特徴的な症状・所見の有無に注意し、スクリーニング検査を行う。 ●高血圧専門医に紹介する。

※1　偽性高血圧：腕の動脈がかたすぎてカフで圧迫できないために、血圧が本来の値より高めに出ること。高齢者に多い。

※2　アドヒアランス：患者が積極的に治療方針の決定に参加し、その決定にしたがって治療を受けること。

※3　ＣＰＡＰ（シーパップ。持続性陽圧呼吸）：鼻に装着したマスクから空気を送り込むことによって、ある一定の圧力を気道にかける治療法。

※4　eＧＦＲ：推算糸球体濾過量。

（日本高血圧学会「高血圧治療ガイドライン 2014」より一部改変）

合併症がある場合の高血圧治療

Point

- 高血圧の合併症には、脳血管障害、心疾患、腎疾患、糖尿病などがある
- 合併症の種類によって降圧目標と推奨される降圧薬がある
- どの合併症でも十分な降圧が必要である

降圧目標と推奨される降圧薬

高血圧は、脳血管障害や心疾患など、さまざまな合併症を引き起こす原因となります。「高血圧治療ガイドライン２０１４」では、こうした合併症に対する対策を次のようにまとめています。

●脳血管障害

●脳血管障害で推奨される降圧薬は、カルシウム拮抗薬、ＡＣＥ阻害薬、ＡＲＢ、利尿薬である。

〈脳梗塞〉

●超急性期（発症６～８時間以内）で血栓溶解療法を行った場合は、治療後24時間以内は１８０／１０５㎜Hg未満にコントロールする。

●血栓溶解療法の対象とならない発症24時間以内の超急性期、急性期（発症２週以内）では、収縮期血圧２２０㎜Hg、拡張期血圧１２０㎜Hgを超える場合、降圧前値の85～90％を目安とする。

●慢性期（発症１カ月以降）では、１４０／90㎜Hg未満を降圧目標とする。ラクナ梗塞、抗血栓薬服用患者では、可能であればさらに低いレベル１３０／80㎜Hg未満をめざす。

〈脳出血〉

●発症24時間以内の超急性期、急性期、亜急性期では、収縮期血圧１８０㎜Hgまたは平均血圧１３０㎜Hgを超える場合に降圧対象となる。

●降圧の程度は、前値の80％を目安とする。

●慢性期では、１４０／90㎜Hg未満を目標とするが、可能であればさらに低いレベル１３０／80㎜Hg未満をめざす。

〈くも膜下出血〉

●発症から脳動脈瘤処置までの破裂脳動脈瘤によるくも膜下出血では、収縮期血圧160㎜Hgを超える場合に、前値の80%を目安に降圧する。
●慢性期では、140／90㎜Hg未満を目標とするが、可能であればさらに低いレベル130／80㎜Hg未満をめざす。

●心疾患

〈冠動脈疾患〉

●冠動脈疾患では、十分に降圧することが重要である。原則として、140／90㎜Hg未満を降圧目標とする。
●器質的冠動脈狭窄があり、狭心症を合併する高血圧では、カルシウム拮抗薬や内因性交感神経刺激作用のないβ遮断薬が適応となる。
●冠攣縮性狭心症（冠動脈が痙攣によって狭くなり、心臓の筋肉に十分な酸素を供給できずに起きる狭心症。早朝や夜間の安静時に発症しやすい）では、カルシウム拮抗薬が適応となる。
●心筋梗塞後は、β遮断薬、ACE阻害薬、ARB、アルドステロン拮抗薬が死亡率を減少させ、予後を改善する。

〈心不全〉

●心不全の場合、降圧薬は、降圧に加えて心不全患者のQOL（生活の質）や予後を改善するために用いられる。
●収縮機能不全による心不全には、ACE阻害薬かARB＋β遮断薬＋利尿薬の併用療法が標準的治療法である。ただし、ACE阻害薬やARB、β遮断薬の導入にあたっては、心不全の悪化、低血圧、徐脈（78ページ参照）、腎機能低下などに注意しながら、少量からはじめ、徐々に増量する。
●収縮機能不全による心不全において降圧が不十分な場合には、長時間作用型カルシウム拮抗薬を追加する。
●拡張機能不全による心不全では、十分な降圧治療が重要である。

〈心肥大〉

●どの降圧薬でも、持続的かつ十分な降圧によって肥大を退縮させる。特に、ACE阻害薬、ARB、カルシウム拮抗薬は肥大退縮効果がすぐれている。

●腎疾患

●糖尿病を合併している場合は、アルブミン尿の有無にかかわらず、130／80㎜Hg未満を降圧目標とする。
●糖尿病を合併していないケースで、たんぱく尿（－）の場合は140／90㎜Hg未満を、たんぱく尿（＋）の場合は130／80㎜Hg未満を降圧目標とする。ただし、高齢者では過度の降圧は避ける。
●生活習慣では、食塩制限、適正体重の維持、禁煙、および腎機能に応

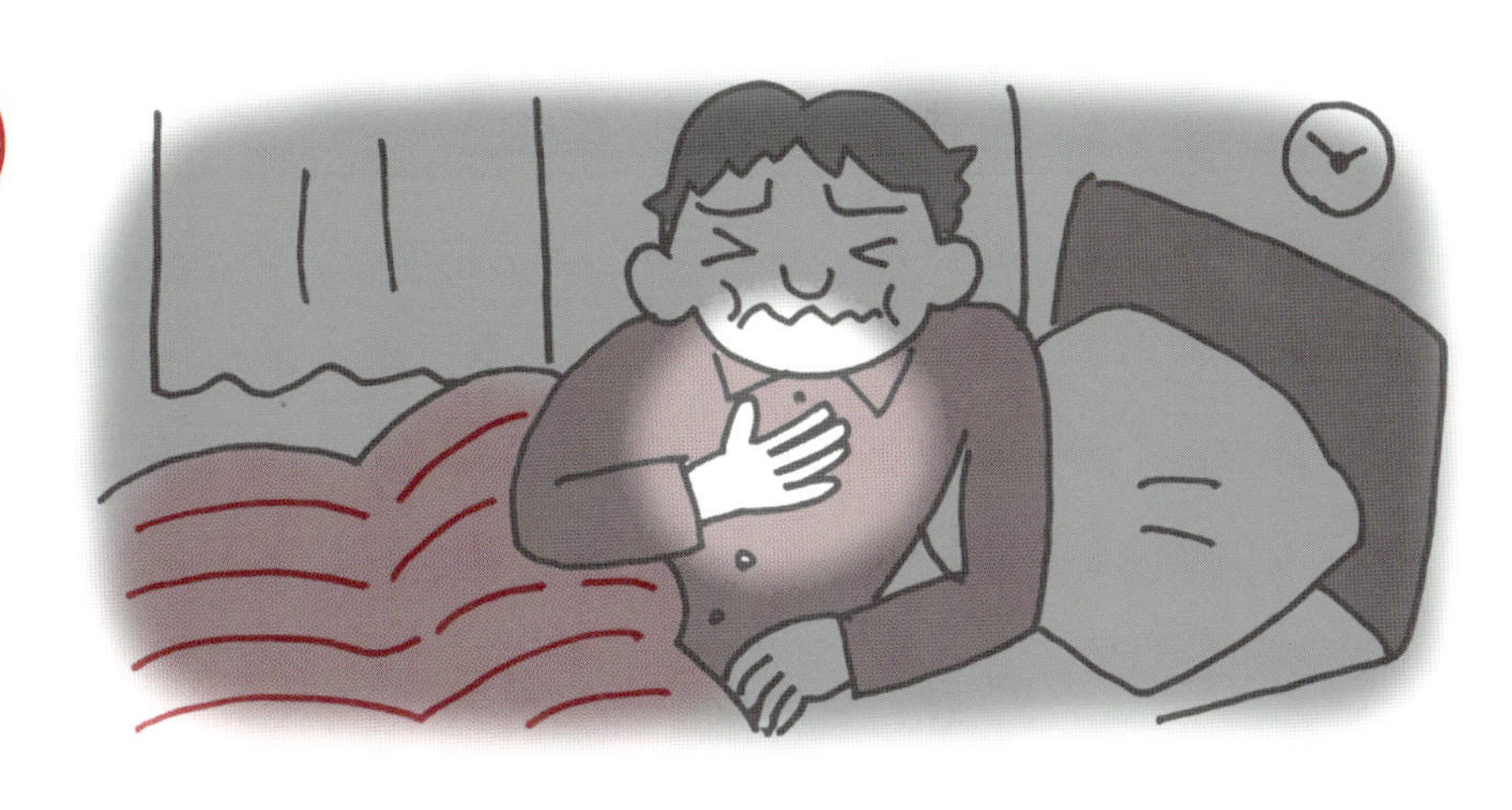

じたたんぱく質制限を行う。食塩制限は、6g／日未満が望ましいが、3g／日未満への制限はすすめられない。

●血圧が目標降圧レベル以上の場合は、生活習慣の修正とともに、ただちに降圧薬療法をはじめる。

●第一選択薬は、糖尿病を合併している場合、アルブミン尿の有無にかかわらず、ACE阻害薬かARBがすすめられる。糖尿病を合併していない場合は、たんぱく尿（−）ではACE阻害薬、ARB、カルシウム拮抗薬、あるいは利尿薬がすすめられる。たんぱく尿（＋）では、ACE阻害薬かARBがすすめられる。

●糖尿病

●糖尿病を合併している高血圧の降圧目標は、130／80㎜Hg未満を降圧目標とする。家庭血圧では125／75㎜Hg未満を降圧目標とする。

MEMO

たんぱく尿

尿の中に血液中のたんぱく質がもれ出てしまったものを「たんぱく尿」といいます。健康な人の場合、腎臓の糸球体（しきゅうたい）の毛細血管は、壁がフィルターの役割をはたしていますので、大きな分子のたんぱく質は通過できません。ところが、毛細血管のフィルターの目が粗くなったり、たんぱく質の漏出（ろうしゅつ）防止機能が減少すると、水分といっしょにたんぱく質ももれ出てしまいます。

尿中に多量のたんぱく質がもれ出てくるようになると、血液中のたんぱく質が減少してきます。この状態を「低たんぱく血症」といいます。低たんぱく血症にともなって、むくみなどの症状があらわれます。また、血液中の脂質の異常も生じてきます。

たんぱく尿は、腎臓病の重要な症状の一つですが、自覚はされません。

●血圧が140／90㎜Hg以上の場合は、ただちに降圧治療を開始するが、130～139／80～89㎜Hgで、生活習慣の修正によって降圧目標達成が見込める場合は、3カ月を超えない範囲で生活習慣の修正による降圧を試みる。ただし、生活習慣の修正で降圧目標達成が困難と考えられる場合には、ただちに降圧薬治療をはじめる。

●糖尿病を合併している高血圧に対する第一選択薬としては、ARBかACE阻害薬がすすめられる。

●血圧管理には、カルシウム拮抗薬、少量のサイアザイド系利尿薬が併用される。

●脂質異常症

●脂質異常症をともなう高血圧の降圧薬としては、脂質代謝改善効果があり、かつ増悪（ぞうあく）作用のない薬剤であるARBやACE阻害薬、カルシウム拮抗薬、α遮断薬がすすめられる。

●肥満

●肥満をともなう高血圧では、食事療法や運動療法による減量が降圧効果を発揮する。

●降圧薬は、代謝面での特徴から、ARBやACE阻害薬がすすめられる。

●メタボリックシンドローム

●降圧薬の選択では、内臓脂肪型肥満是正やインスリン抵抗性改善に対する配慮が必要であり、ARBやACE阻害薬がすすめられる。

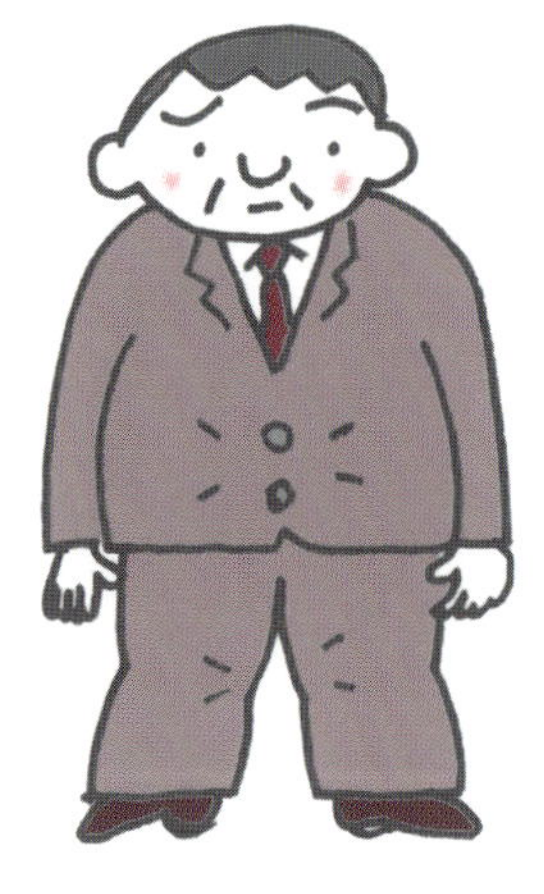

MEMO

内臓脂肪型肥満

内臓脂肪とは、本来はたまることが少ない内臓まわり（腸間膜）に蓄積した脂肪です。内臓脂肪型肥満は、腸のまわりや肝臓に脂肪がつくため、見た目にはそれほど太っていないように見えます。

内臓脂肪型肥満が問題となる大きな理由は、脂肪細胞が分泌する「サイトカイン」という生理活性物質にあります。サイトカインには、いくつもの種類がありますが、動脈硬化を抑えるように働く善玉のサイトカインもあれば、動脈硬化を進行させる悪玉のサイトカインもあります。内臓脂肪は、後者の悪いほうに働くサイトカインを多く分泌し、善玉のサイトカインを減らしてしまうのです。

なお、内臓脂肪型肥満は、男性に多いという特徴があります。

第4章

高血圧の運動療法

運動には血圧を下げる効果がある

Point

- 適度な運動を定期的につづけることで、新陳代謝が活発になり血圧が下がる
- 運動は、高血圧の大敵である肥満の解消に役立つ
- 長期的に運動をつづけると、降圧効果だけでなく、合併症の予防も期待できる

運動が血圧を下げる理由

高血圧の治療のもう一つの柱が運動療法です。運動療法といっても、指定された運動を行うわけではなく、ウオーキングなど無理のない軽い運動を定期的につづけることで血圧を下げることができます。

運動療法によって血圧が下がる理由としては、次のような点があげられます。

●血液の循環がよくなる

運動をすると、心臓や肺の機能が向上し、動脈が拡張して血液の循環がよくなります。血液がスムーズに流れると、血圧が下がります。また、血液の循環がよくなると、心臓の筋肉に酸素や栄養を送っている冠動脈の状態もよくなり、狭心症や心筋梗塞などの発症の予防につながります。

●血圧を下げる体内物質が増える

適度な運動は、降圧効果のあるホルモンや、降圧物質であるプロスタグランジンE2やタウリンなどを増やします。プロスタグランジンE2やタウリンには利尿作用があるため、ナトリウムと水分が血管から排泄されます。その結果、血液の全体量が減り、血圧が下がります。

●血圧を上げる体内物質が減る

運動をすると、血液中のアドレナリンやノルアドレナリンなど血圧を上げる物質の分泌が減ります。また、交感神経の働きが抑えられるので、末梢血管が収縮する力を弱め、血圧が上がるのを防ぎます。

●体脂肪が燃えやすくなる

肥満（特に内臓脂肪型肥満）は高血圧と密接な関係がありますが、運動で筋肉がつくと、体脂肪が燃えやすくなり、肥満解消に役立ちます。

合併症を防ぐ運動の「慢性効果」

慢性効果というのは、長期的に運動をつづけることで生まれる全身の改善効果のことです。高血圧や糖尿病などの生活習慣病は、さまざまな原因が積み重なって発症する病気ですので、原因となっている体の状態が改善されれば、降圧効果だけでなく、ほかの合併症の予防にもつながります。

運動の慢性効果には次のようなものがあります。

●動脈硬化の進行が抑えられる

運動をつづけると、脂質がエネルギーとして使われるので、血液中の中性脂肪が減ってきます。また、HDL（善玉）コレステロールが増加することもわかっていますので、動脈硬化の進行を抑えることができます。動脈硬化は、狭心症や心筋梗塞、脳梗塞などの大きな原因となります。

●ストレスの解消に役立つ

運動を定期的に行うことによって、アドレナリンやコルチゾールなどストレスに関係するホルモンの分泌が抑えられます。

●インスリンの働きがよくなる

運動をつづけることで、インスリンの働きがよくなることもわかっています。これは、運動をすることによって、細胞のインスリン受容体の数が増えたり、受容体の働きが活性化するためではないかと考えられています。インスリンの働きがよくなれば、糖代謝もよくなり、血液がねばりにくくなります。血液が「サラサラ」になれば、血液の流れがよくなり、血圧が下がります。

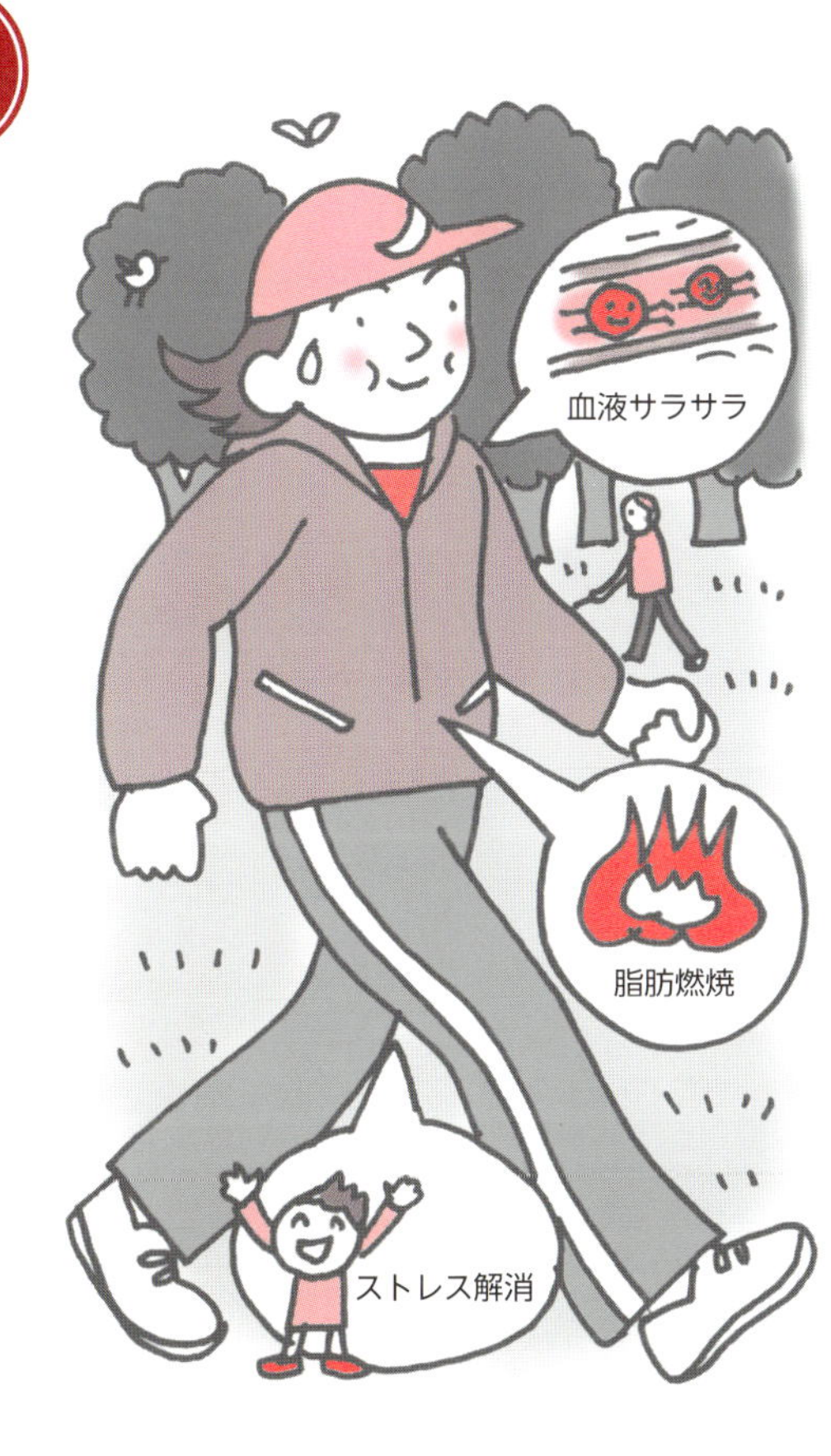

高血圧に効果的な運動

Point
- 高血圧によいのは有酸素運動。おすすめは簡単にできるウオーキング
- レジスタンス運動やストレッチを組み合わせると相乗効果が期待できる
- レベルがⅢ度以上の患者さんは、薬物治療で血圧を下げてから運動を行う

いちばんのおすすめはウオーキング

運動が血圧によいといっても、どんな運動でもよいわけではありません。ハードな運動は、疲労物質である乳酸や、レニンやアンジオテンシンといった昇圧物質を増やしますので、かえって逆効果となります。

高血圧の患者さんにおすすめなのは、たとえばウオーキングなら、**早足で、うっすらと汗をかく程度の運動**です。

また、運動には、「有酸素運動（エアロビクス）」と「無酸素運動」がありますが、**高血圧の患者さんには有酸素運動が向いています**。有酸素運動とは、酸素を十分に取り入れながら行う運動で、ウオーキング、軽いジョギング、水泳、サイクリング、ラジオ体操などです。一方、無酸素運動とは、一瞬息を止めて力をふりしぼる、たとえば短距離走や腕立て伏せ、懸垂（けんすい）のような運動をいいます。

有酸素運動の中で、いちばんのおすすめは、やはりウオーキングです。ウオーキングは、高血圧の治療だけでなく、健康づくり全般によい効果が期待できる有酸素運動です。

このような運動療法を、Ⅰ～Ⅱ度の高血圧患者さんに10週間行った研究では、収縮期血圧が20㎜Hg以上、また拡張期血圧が10㎜Hg以上下がったケースが約半数に見られたとの報告があります。

ひざなどが痛くて長時間歩けないような場合は、**ひざへの負担が軽い水中ウオーキングがおすすめ**です。水中では浮力があるために陸上よりも体が軽くなり、水の抵抗で筋力もつきやすくなります。肥満の人には特におすすめの運動です。

レジスタンス運動も取り入れると効果的

有酸素運動だけでなく、レジスタンス運動やストレッチ運動を補助的に組み合わせると、相乗効果が期待できます。

レジスタンス運動とは、体に負荷をかけながら行う運動で、筋肉トレーニングや、ダンベル体操、スクワットなどです。

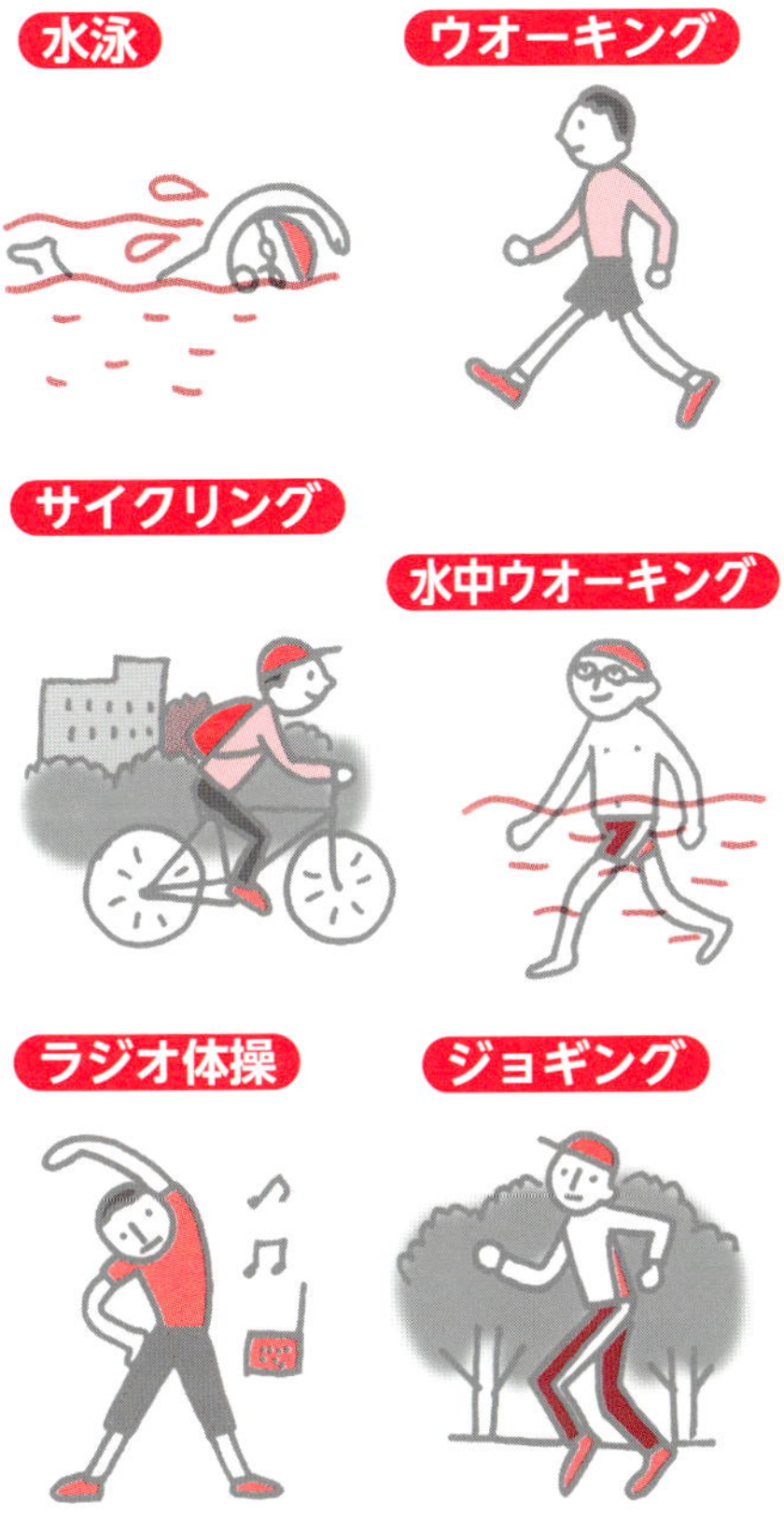

レジスタンス運動を行うと、**降圧効果だけでなく、筋肉が増えるので、基礎代謝が上がり、減量につながります。**

レジスタンス運動の中でも、**特におすすめなのがスロートレーニング（スロトレ）**です。これは、自分の体重を使ってスローな動作を行うもので、関節や腱（けん）への負担が少ないので、運動不足気味の中高年でもできます。

スロトレは、筋肉をゆるませずに、体をゆっくり動かします。筋肉に力を入れている状態を保ちますので、短い時間でもきつく感じます。適切なやり方で行えば、十分に筋肉をつけることができます。太もも、お尻、おなか、背中など、体を支える大きな筋肉は、加齢にともなって衰えやすいので、ここを中心に鍛えると、日常の動作も楽になります。

スロトレは、1日10分前後を、週2～3回行うと効果的です。それ以上やると、疲労がたまることもありますので、体調を見ながら行いましょう（具体的なスロトレの紹介は110～113ページ参照）。

■ 有酸素運動

水泳

ウオーキング

サイクリング

水中ウオーキング

ラジオ体操

ジョギング

ストレッチは運動の効果を上げる

運動をする前には、ケガなどを防ぐためにも、あらかじめ体をあたためたり、筋肉をほぐしておく**ウオー**

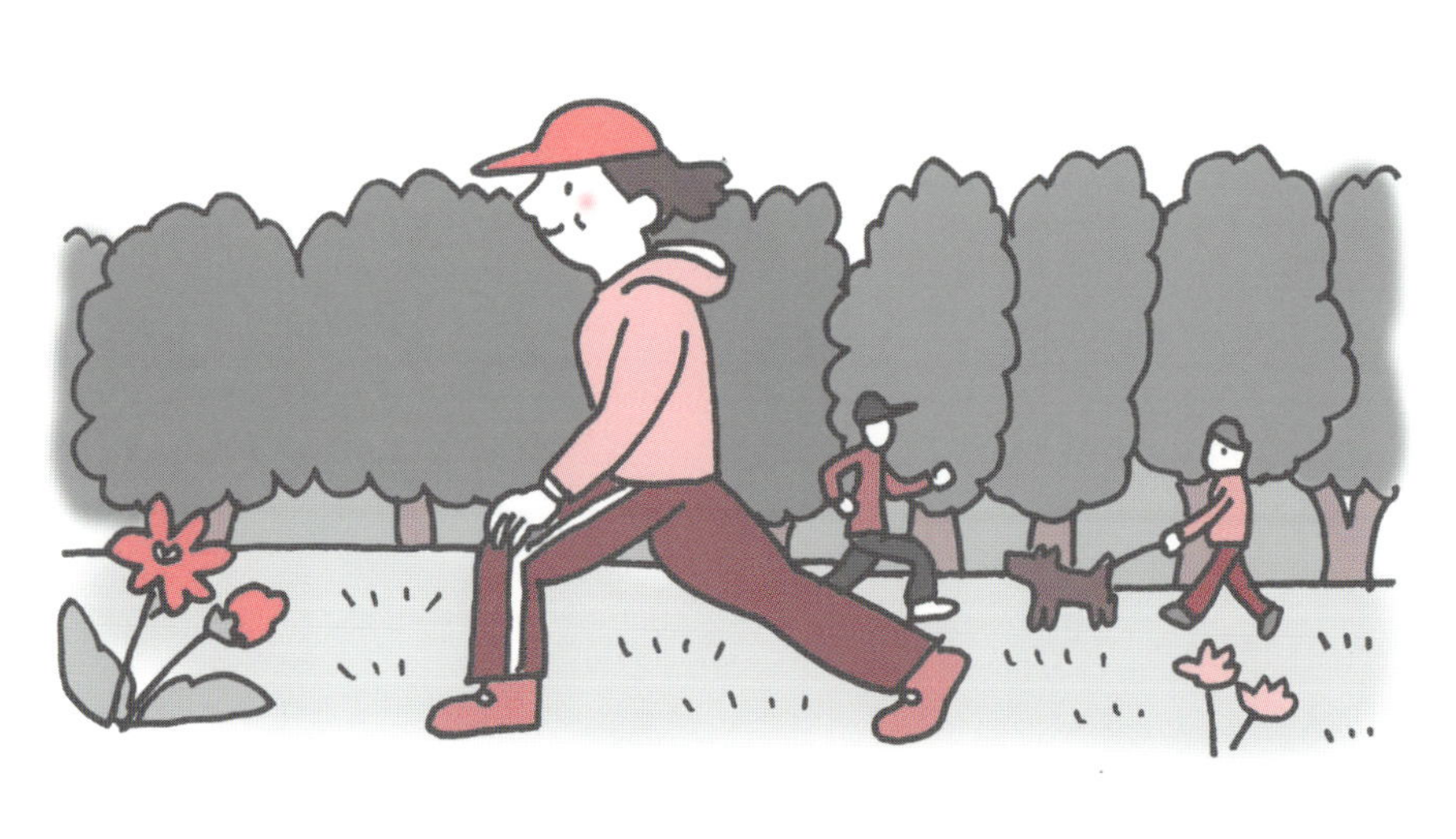

ミングアップを十分に行いましょう。

また、運動をしたあとには、筋肉にたまった疲労をとるために**クールダウンを行うと効果がよりアップ**します。このウオーミングアップとクールダウンの、**どちらにも適しているのがストレッチ**です（ウオーミングアップとクールダウンは108ページ参照。具体的なストレッチの方法は114〜115ページ参照）。

ストレッチは、寝る前に行っても効果があります。筋肉には、ふつうに生活をしているだけでも疲労物質がたまりますので、ストレッチで疲労物質の排出を促してやるのです。また、ストレッチにはリラックス効果もありますので、快眠につながります。

運動療法の対象者はⅡ度高血圧以下の患者さん

運動療法は、すべての高血圧の患者さんに有効なわけではありません。高血圧の程度や合併症の有無によっては、さらに悪化させてしまうリスクもあるため、注意が必要です。

運動中、特に運動開始時には血圧が上がりますので、**ふだんの血圧が非常に高く（Ⅲ度以上）、何らかの症状があるか、あるいは血圧が不安定な場合には、運動療法は禁忌（きんき）**です。

Ⅲ度以上の高血圧の患者さんは、薬物療法などで血圧を下げてから運動療法を行うようにします。

また、心臓病や脳卒中、腎臓病などを合併している人も、運動制限が必要です。合併症がある場合には、運動療法の可否について医師に相談する必要があります。

いずれにしても、リスクの高い患者さんは、事前に**メディカルチェック**（次ページ参照）を受け、その人に合った運動量や方法を、医師の指示を受けながら行うことが大切です。

■運動療法のチェックポイント

●メディカルチェック

●運動療法の開始時：医師を受診し、心臓・血管・関節・骨などに問題がないか検査を受ける。特に、心疾患、間歇性跛行（かんけつせいはこう）、呼吸器疾患などのリスクがある人は、トレッドミル検査（運動をしながら行う心電図）や運動負荷試験（運動をして心臓に負荷をかけた状態で心電図を記録）といった検査を受ける。自分に適した運動プログラムを、医師から処方してもらうと安全に取り組める。 ●開始後：３カ月に１度は循環器系を中心にした診察・検査を受け、経過を見る。

●運動前に自分の体の状態をチェック

※以下のような状態が１つでもあれば、その日は運動を休みましょう。

●血圧がふだんより高い　●足や腰に痛みがある ●胸に不快感（ムカムカ、痛みなど）がある　●睡眠不足の状態 ●カゼをひいて熱がある　●二日酔いである　●下痢をしている　●頭痛がする ●吐き気がする　●動悸がする

●運動の強度を自分でチェック

※運動は、軽すぎては効果があまり出ず、かといって強すぎても逆効果で、体にもマイナスです。体力に合った運動強度を、自分の感覚でつかみましょう。

軽すぎる	●とても楽に感じる　●物足りなく感じる　●汗をまったくかかない ※運動を開始したばかりなら、この程度でもよい
適度な強さ	●軽い負担感はあるが、無理なくできる　●ふつうに呼吸ができる ●ニコニコしながらつづけられる　●軽く汗をかき、心地よく感じる ●終わったあと、息が切れない
強すぎる	●きついと感じる　●緊張をする　●汗をびっしょりかく ●息が切れ、呼吸が苦しい

●こんな症状が出たら、ただちに運動を中止する

※運動は体に負荷をかけるので、発作やケガにつながったり、ときには突然死をまねくこともあります。運動中にこのような症状が出たら危険信号。ただちに中止して静かに休んでください。

●胸が強く痛み、苦しい　●息をするのが苦しい　●吐き気がする　●頭痛がする ●めまいがする　●冷や汗が出る　●疲れ方がいつもより激しい ●何ともいえない不快感がある　●足がもつれる　●筋肉や関節が強く痛む

ウオーキングのポイント

Point
- ●やや息がはずむぐらいの速度で、1回30分～1時間、週3日以上歩く
- ●効果的に歩くコツは、背筋をのばす、腕を振る、大きな歩幅で歩くこと
- ●歩く前、途中、歩いたあとは十分な水分補給を忘れずに

効果的なウオーキングをするには

有酸素運動にはいろいろありますが、だれでも、いつでも、どこでも簡単にできるのがウオーキングです。また、ウオーキングは、運動強度があまり高くないので、体への負担が少なく、年配の人でも安心してできます。

また、ウオーキングは、血圧を下げる効果だけでなく、ブドウ糖や中性脂肪を消費して血糖値を下げる効果もあります。さらに、基礎代謝を上げて太りにくい体にしたり、ストレス解消につながるなどの効果もあります。

次に、ウオーキングの効果を高め、長つづきさせるためのポイントをあげてみます。

●大きな目標を立てずに、できることからはじめる…はじめから「1日1万歩歩こう」などと高い目標を立てると、毎日つづけることがむずかしくなり、すぐに挫折してしまいます。パーフェクトをめざすのではなく、自分ができる範囲で無理をせずに行っていくのが、長つづきの秘訣です。

●徐々に時間と距離をのばしていく…歩くことに慣れてきたら、徐々に時間と距離をのばしていきます。地図を見ながら、「次はこの公園へ行ってみよう」「明日はこの美術館へ行ってみよう」と計画を立てるのも楽しいものです。歩数計をつけて歩くことも、「今日はこれだけ歩いた」という達成感や充実感につながります。

●できるだけ決まった時間に歩く…毎日の生活の中に「ウオーキングタイム」を組み込んでおくと、

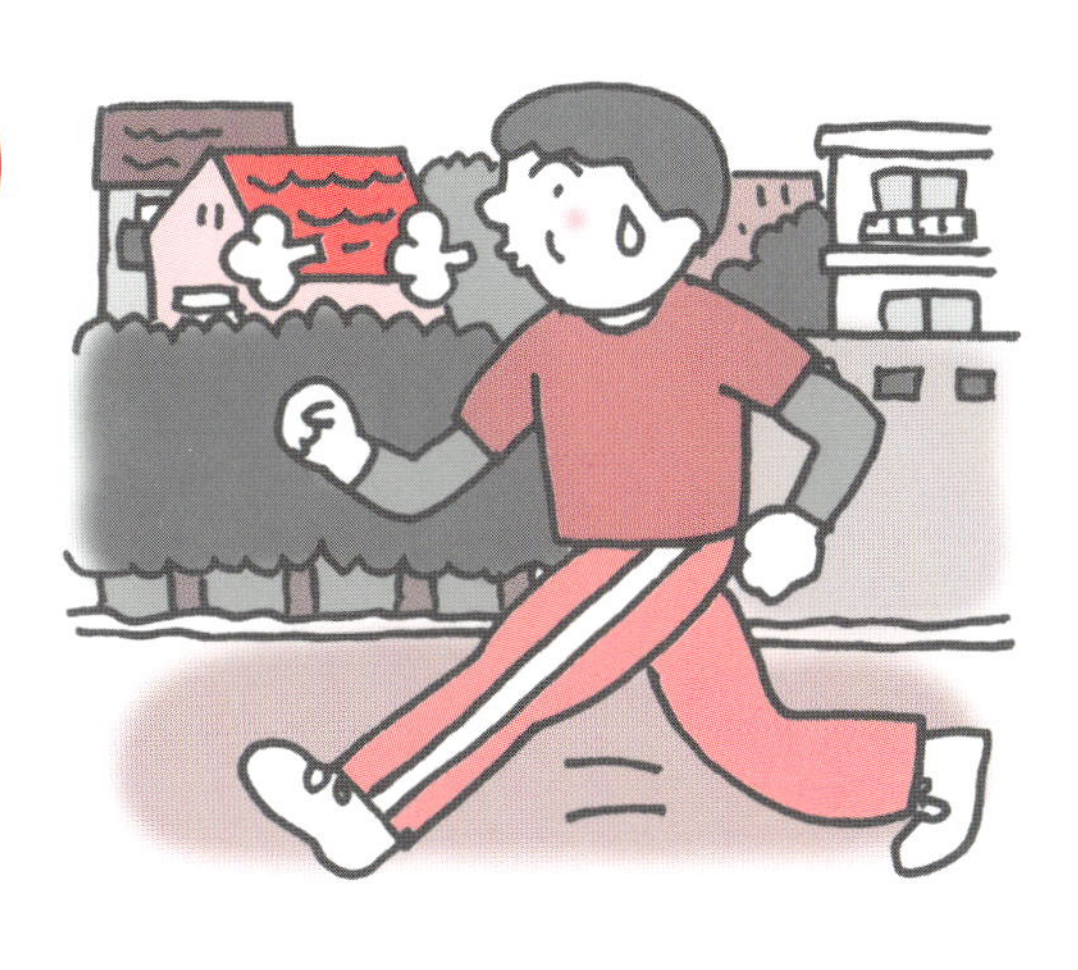

習慣になって長つづきします。

●目安は30分程度のウオーキング…ウオーキングなどの運動は、継続しなければよい効果は得られません。歩く時間は、1回30分～1時間程度が目安です。それを、できれば毎日、無理なら週3日以上行うことをめざします。時間的な余裕がなくて長く歩けないという人は、10分ぐらいコマ切れで合計30分歩いても十分に効果があります。また、ウオーキングは通勤の途中でもできますので、1駅分歩いたり、エレベーターやエスカレーターを使わずに階段を使うだけでも、よい運動になります。

●歩く速度は、やや「息がはずむ」程度…運動療法としてのウオーキングは、散歩のようなぶらぶら歩きでなく、ふつうに歩くよりはやや速度を上げて、少し息がはずむぐらいの速さで歩きます（早足）。具体的には、分速100メートル（時速6キロ）程度の速さです。ただし、呼吸が苦しくなるほど速く歩く必要はありません。息がはずんでも、会話ができるぐらいの速度が理想的です。

●適した時間帯は食後1～2時間…運動をするのに適した時間は、食後1～2時間です。食事で吸収されたブドウ糖が効率よくエネルギーとして使われるので、肥満解消につ

MEMO

1時間のウオーキングはごはん1杯分

ウオーキングで消費されるエネルギーは、速度にもよりますが、1時間で200kcal程度です。座っているだけでは60kcal程度しか消費されませんから、その差は歴然です。200kcalは、ごはん1杯分に相当します。

消費エネルギーは、運動の種類や強度によって変わります。

同じウオーキングでも、ゆっくりした散歩であれば、筋肉の運動もゆるやかになりますので、エネルギー消費も少なめですが、速度が速くなるにつれて消費エネルギーは多くなってきます。

ただし、たくさんエネルギーが消費されるからといって、いきなりジョギングのような激しい運動をすることは、高血圧の患者さんにはおすすめできません。

ながります。ただし、食べた直後は、炭水化物の消化や吸収が悪くなるので避けましょう。

●**無理をしない**…ふだんより血圧が高い、足腰や関節に痛みがある、といった場合はウオーキングを休みましょう。また、暑い時期は、日中の日差しの強い時間帯は避け、雨や猛暑の日には、無理をしないで休むことも大切です。

服装や靴、歩き方などの注意点

次に、ウオーキングのときに注意する点をあげてみます。

●**動きやすい服装**…歩いていると体温が上がってきますので、体温調節がしやすい服、脱ぎ着がしやすい服を選びましょう。夏場は、汗が乾きやすく、通気性のよい素材の服を選び、帽子も忘れないようにします。タオルも必要です。

●**足に合った靴**…服装とともに大切なのは靴です。歩きやすいウオーキングシューズがベストですが、靴が足にフィットしていないと靴ずれの原因になるだけでなく、血管を圧迫して血行障害を起こすこともあるので、自分の足に合った靴を選ぶことが大切です。足に合った靴を選ぶには、「1日でもっとも足が大きくなる夕方に靴を買う」「甲の部分が足にフィットし、つま先に1センチぐらいのゆとりがある」「足首と靴の間に大きなすき間がない」といった点に注意しましょう。

●**ウォーミングアップ**…ウオーキングをする前には、軽く歩いて体をあたため、そのあとストレッチで筋肉をよくのばし、血行をよくしておきましょう。ウォーミングアップはケガの防止にもつながります。ただし、体があたたまる前にいきなりストレッチをするのは、腱や筋を痛めてしまう可能性があるのでやめましょう。

●**水分補給**…運動をすると大量の水分が失われますので、ウオーキングの前、途中、そしてウオーキングのあとに、しっかりと水分をとることが大切です。特に暑い時期には脱水症に十分注意する必要があります。長い時間ウオーキングを行う場合は、ペットボトルを持参したり、途中でコンビニや自販機などを利用してこまめに水分補給を行うようにしましょう。ただし、ジュースや清涼飲料水は避けて、水（ミネラルウオーター）やお茶、ウーロン茶などにしましょう。

●**クールダウン**…ウオーキングの最後は、少しずつスピードを落としていって、ゆっくり歩きに変えます。歩き終わったら、ストレッチで筋肉をほぐして、やわらかくしておきます。クールダウンは、疲れを残さないために必要です。

■ 運動効果を高める歩き方

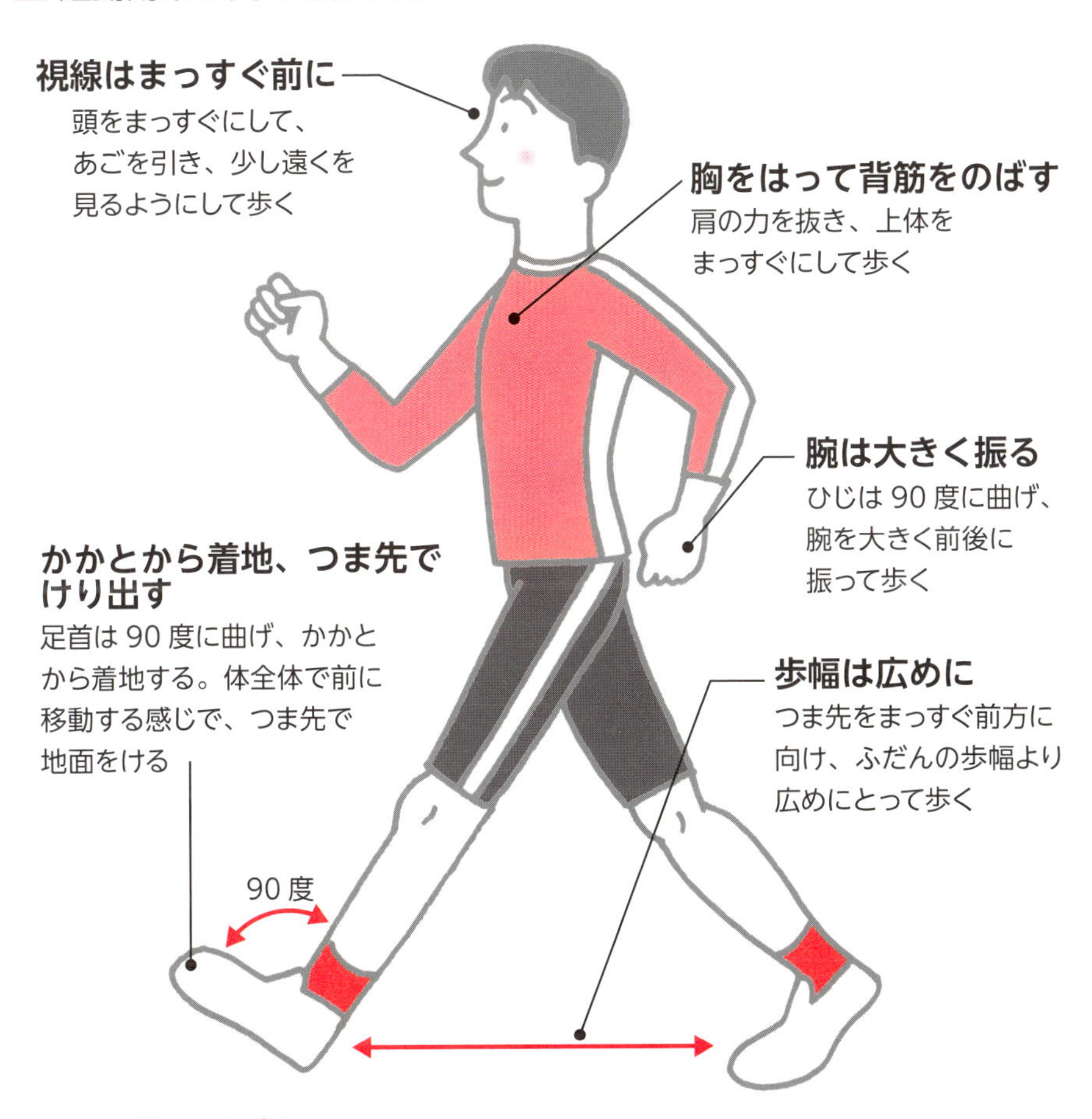

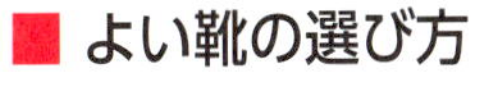

■ よい靴の選び方

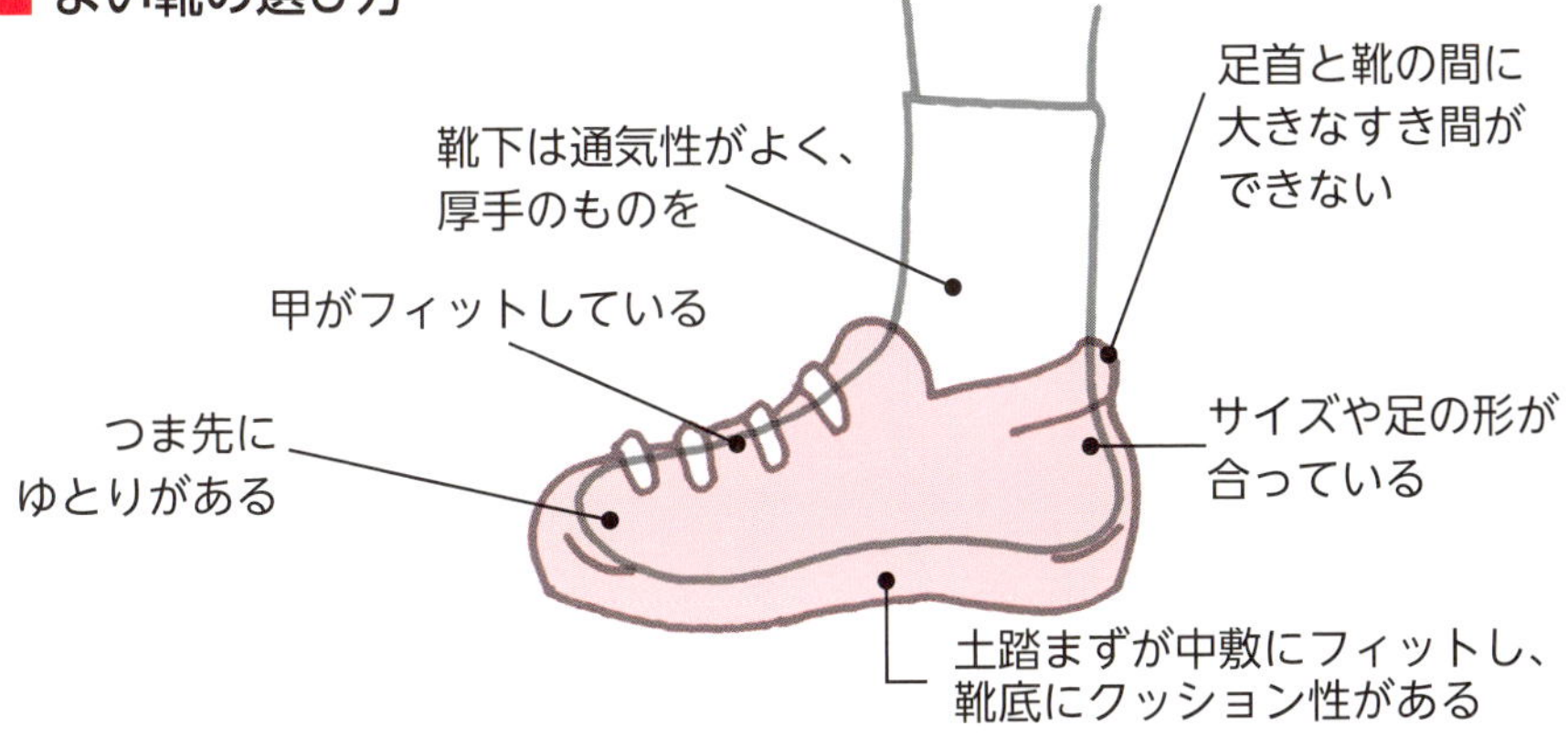

筋肉トレーニングを行うときは、きたえる筋肉を意識することが重要です。トレーニングを行っているときは「息を止めず」、吸うときも吐くときも「大きくゆっくり」を心がけます。動作もゆっくり行います。反動をつけたり、急いで行うと効果が出ません。

腹筋や背筋をきたえる

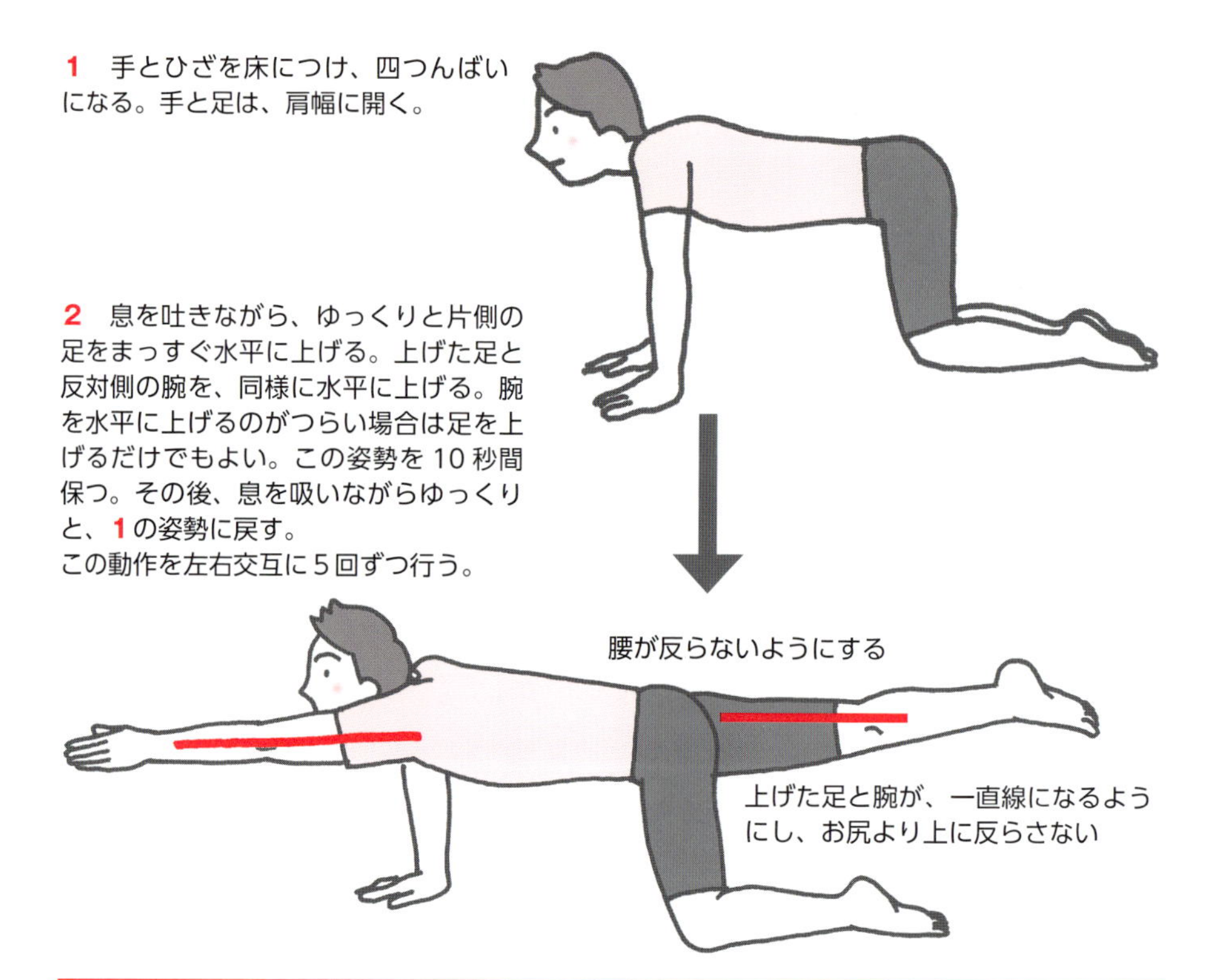

●回数：左右5回ずつを1セットとし、3セットを週に2～3回行う
●必要な時間の目安：1セット＝約2分40秒
●注意点：足を無理に水平より上に上げない／手が水平に上げられなければ、上げなくてよい

《効果》

歩行が安定して、転倒予防につながる。

《きついと感じる場合》

手だけ、もしくは足だけを曲げのばしするだけでもよい。

床で行うスロートレーニング

太ももの後ろや、お尻の筋力をつける

1　あおむけになり、足を肩幅に開いてひざを立てる（90度）。両腕は上体にそってのばし床につける。

両足の間は、こぶし１つ分程度を開ける

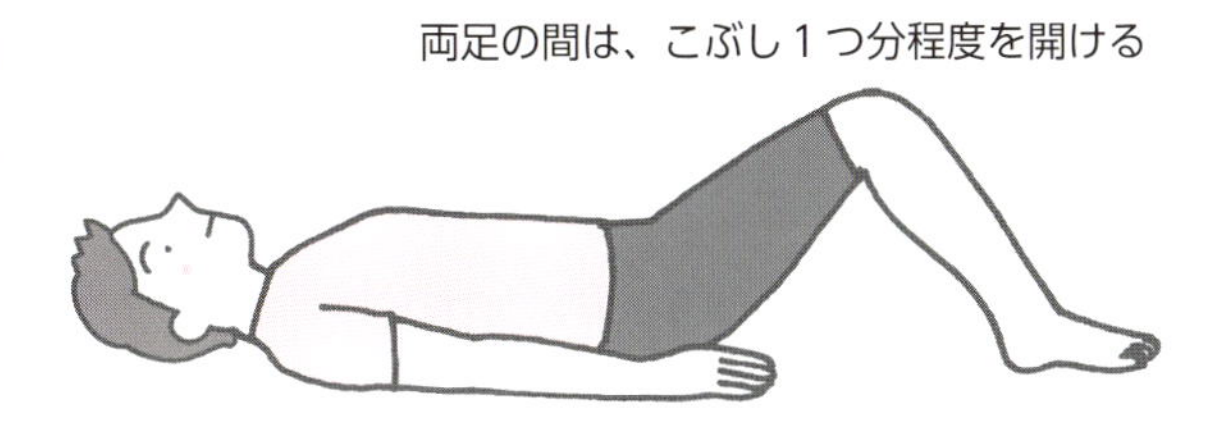

2　息を吐きながら、４秒ぐらいかけてゆっくりとお尻を上げ、４秒ぐらいかけて下におろす。行うときは、太ももの後ろ側やお尻の筋肉を意識する。

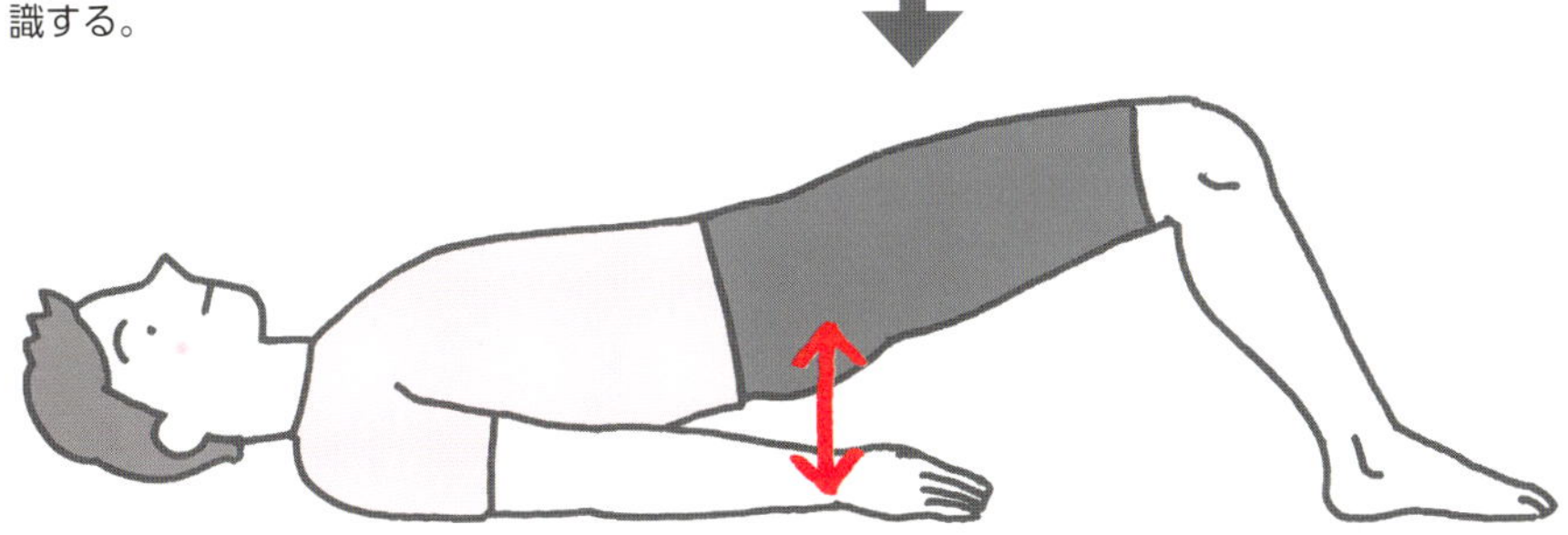

腰はまっすぐ上げる

- ●回数：10回を1セットとし、３セットを週に2～3回行う
- ●必要な時間の目安：1セット＝約1分50秒
- ●注意点：無理をして腰を上げない／腰の上下動を早くしない

《効果》

ウオーキングの歩幅を広げたり、スピードアップができるようになる。

《きついと感じる場合》

床からお尻を上げるのは、少しでもよい。やや足を踏ん張り、少しお尻を浮かせるだけでもトレーニングになる。

仕事の合間や昼休みなどに、職場でも簡単にできる筋トレです。場所をとらないので家庭でも、家事の合間に廊下などでできます。短時間でも、つづけていくうちに筋肉がつき、代謝がよくなります。

太ももをきたえるスクワット

1　背中を壁につけて立つ。足は肩幅に開き、腰を少し落としてひざを曲げる。手は力を抜いて、上体にそってだらんと下げる。

2　息を吐きながら、ゆっくりと腰を落としていく。太ももの筋肉が痛みで耐えられないほど腰を落とす必要はない。この姿勢を10秒間保ったあと、息を吸いながら、ゆっくり**1**の姿勢に戻る。
これを、10回くり返す。

- 回数：10回を1セットとし、3セットを週に2～3回行う
- 必要な時間の目安：1セット＝約2分40秒
- 注意点：腰を落とすとき、背中が丸まらないようにする／腰を落としたときに、上体が左右どちらかに傾かないようにする

《効果を上げるには》

太ももやひざがガクガクとふるえるのは、負荷が効いている証拠。がまんをして、10秒間つづける。

職場でもできるスロートレーニング

上腕や胸の筋肉をきたえる

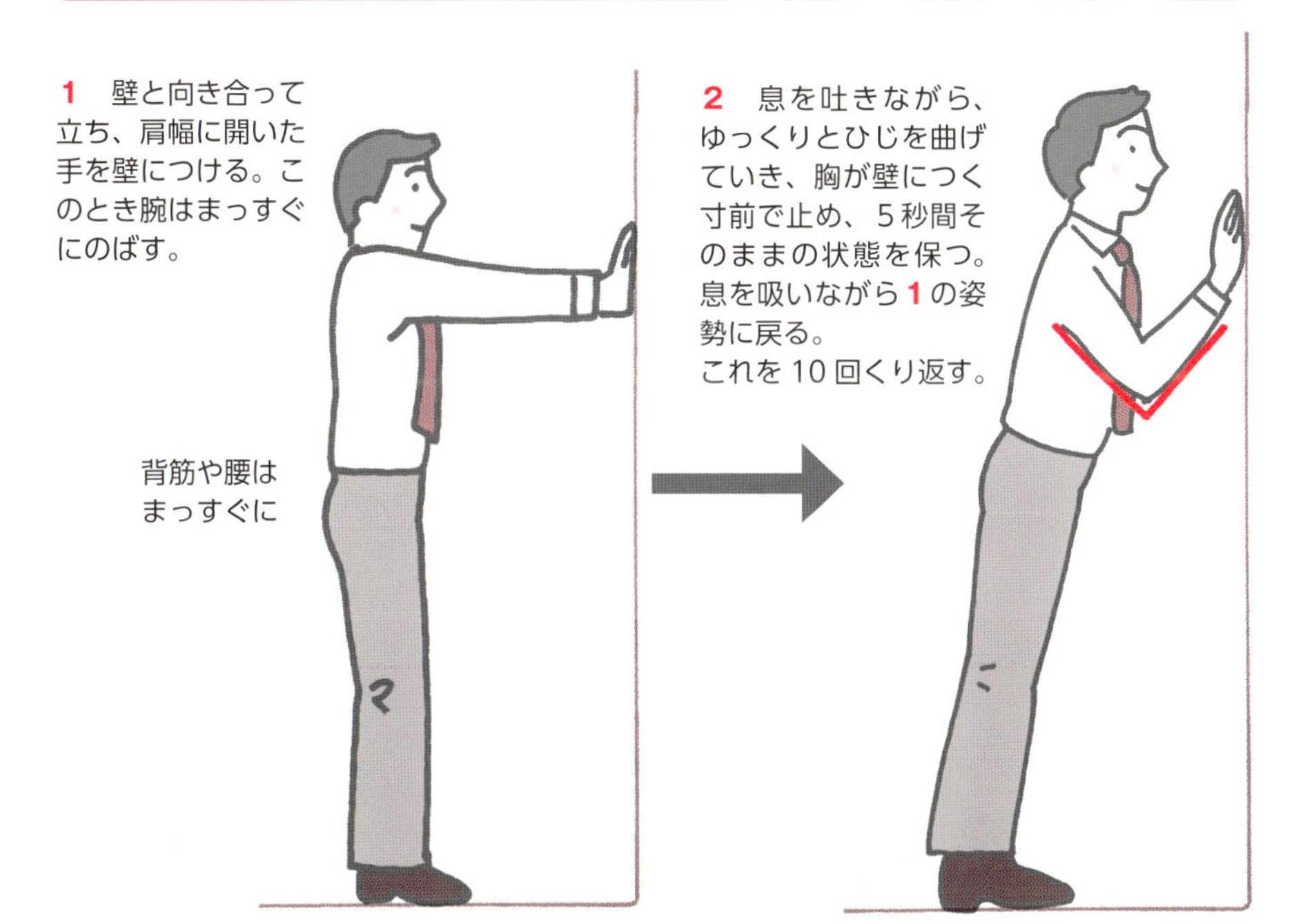

- 回数：10回を1セットとし、3セットを週に2～3回行う
- 必要な時間の目安：1セット＝約2分
- 注意点：腰が引けて、お尻が後ろに突き出ないようにする／ひじを曲げるとき、猫背にならないようにする／手やひじに痛みがあったり、上半身に痛みがあるときはやらない

《効果》

上半身を総合的にきたえる。

《効果を上げるには》

両足を置く位置が壁から離れるほど、腕と胸の筋肉に負荷がかかり、筋トレの効果が高まる。

背中、腰、太ももなどを中心にストレッチすることで、連動するほかの筋肉にもよい影響をあたえます。ストレッチは運動の前後だけでなく、寝る前に行うと、その日の疲れをとることができます。血流をよくする、神経の緊張をほぐすなどの効果もあります。

背中のストレッチ

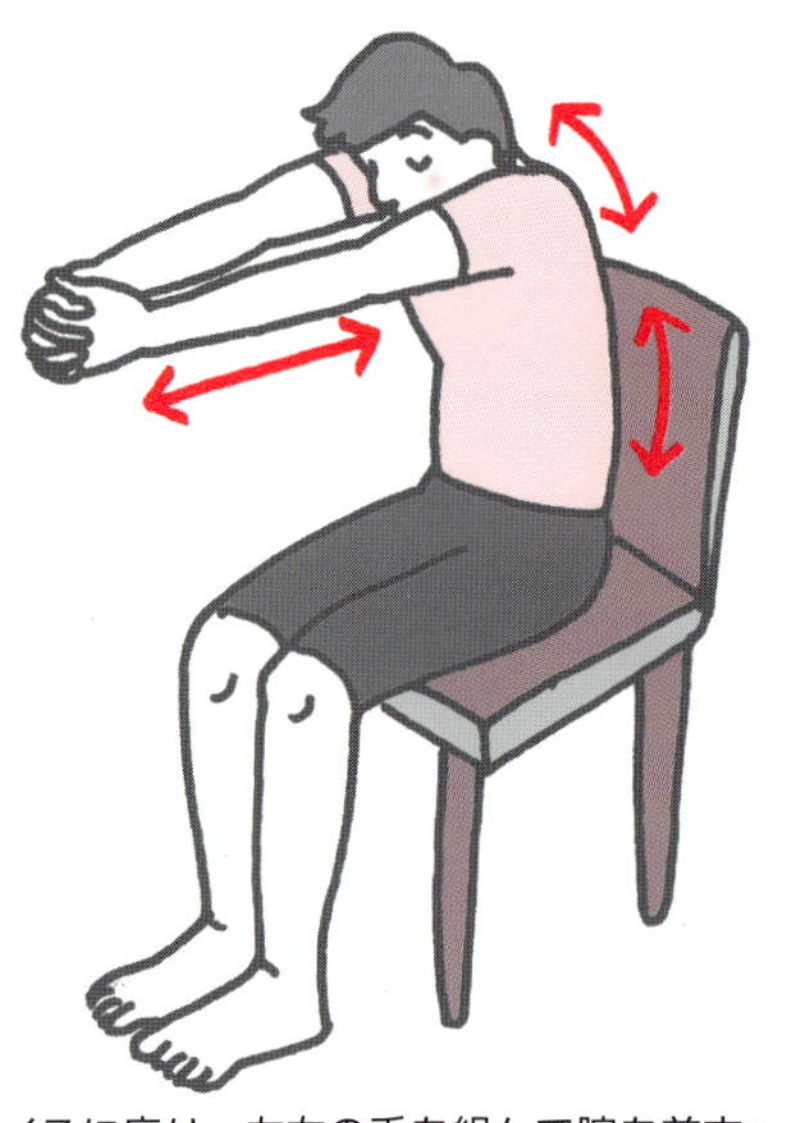

イスに座り、左右の手を組んで腕を前方へ水平にのばす。背中はイスの背もたれに押しつけるようにしながら、背中と首の後ろをのばす。おへそをのぞくようにすると、首や腰もよくのびる。

太もも内側のストレッチ

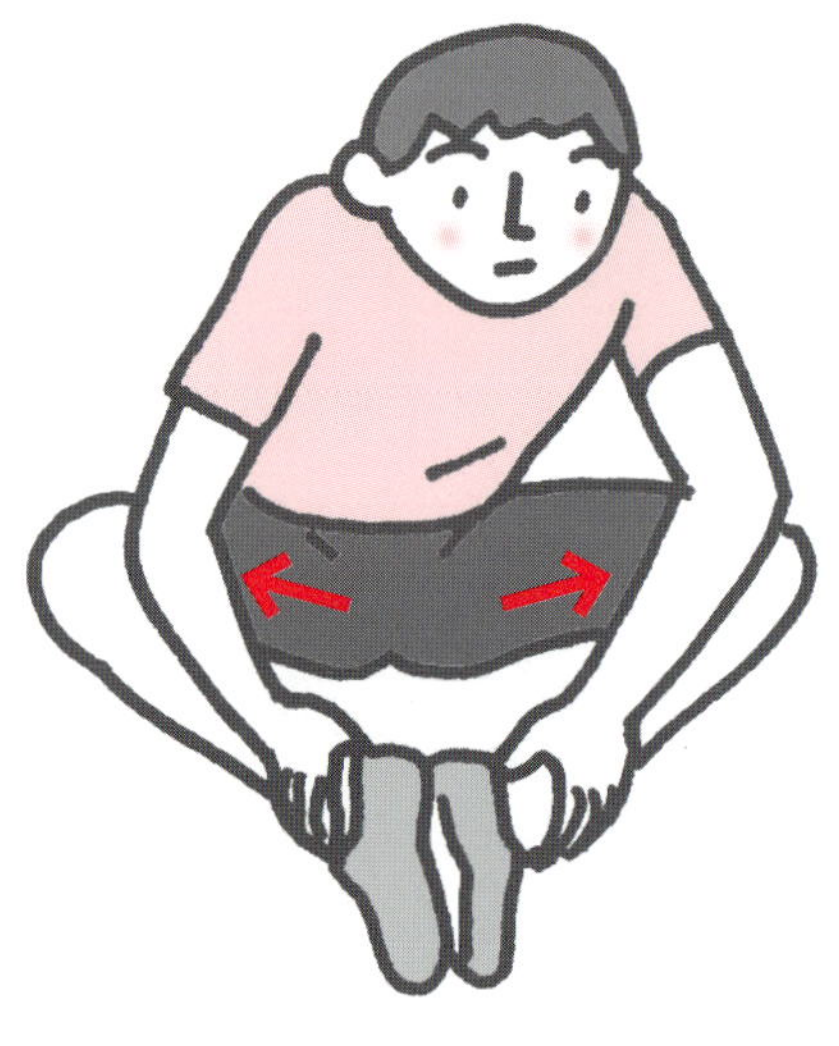

両側の足裏を合わせるようにして床に座り、足を曲げる。ひじをひざに置き、ウエストを起点にして前にかがむ。太ももの内側がのびる。

■ストレッチを行うポイント　※いずれのストレッチにも共通

- **はずみをつけたり、急に動かしたりせず、ゆっくりなめらかに行う**
- **筋肉にわずかな張り（痛みではない）を感じるようになるまでストレッチする**
- **のばした状態でそのまま 20 ～ 30 秒止める**
- **呼吸はゆっくり、リズミカルに。息は止めずに行う**
- **片側だけでなく、常に左右均等にストレッチする**

筋肉の疲れをとるストレッチ

太もも前側のストレッチ

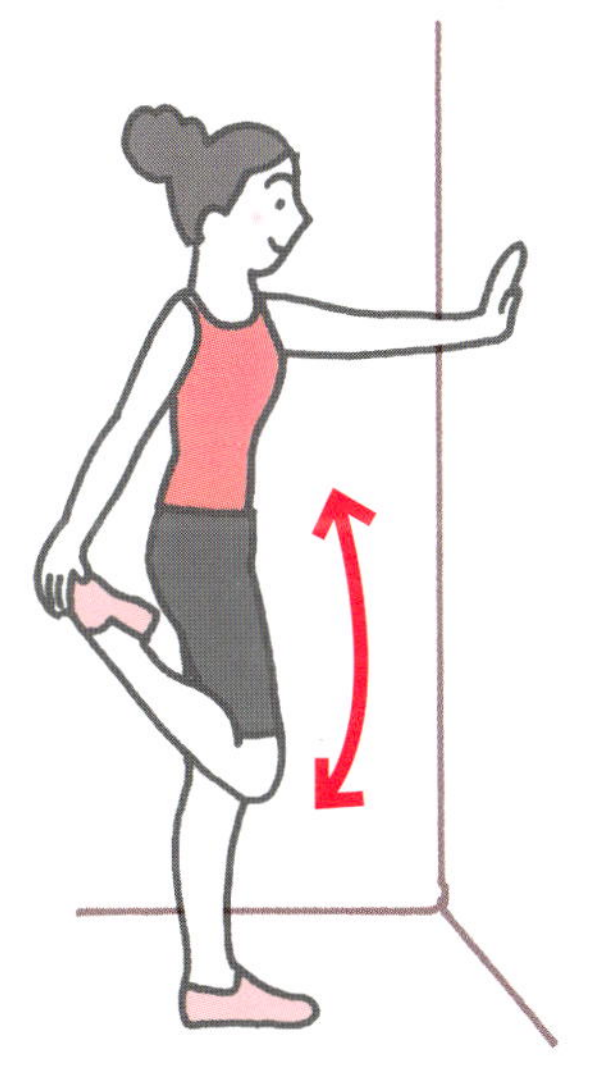

手を、壁またはイスなどにつく。左足で立ち、右足を体の後ろで右手に持つ。直立の姿勢を保ったまま、右足を上に引き上げる（左右1回ずつ）。

ふくらはぎ・アキレス腱のストレッチ

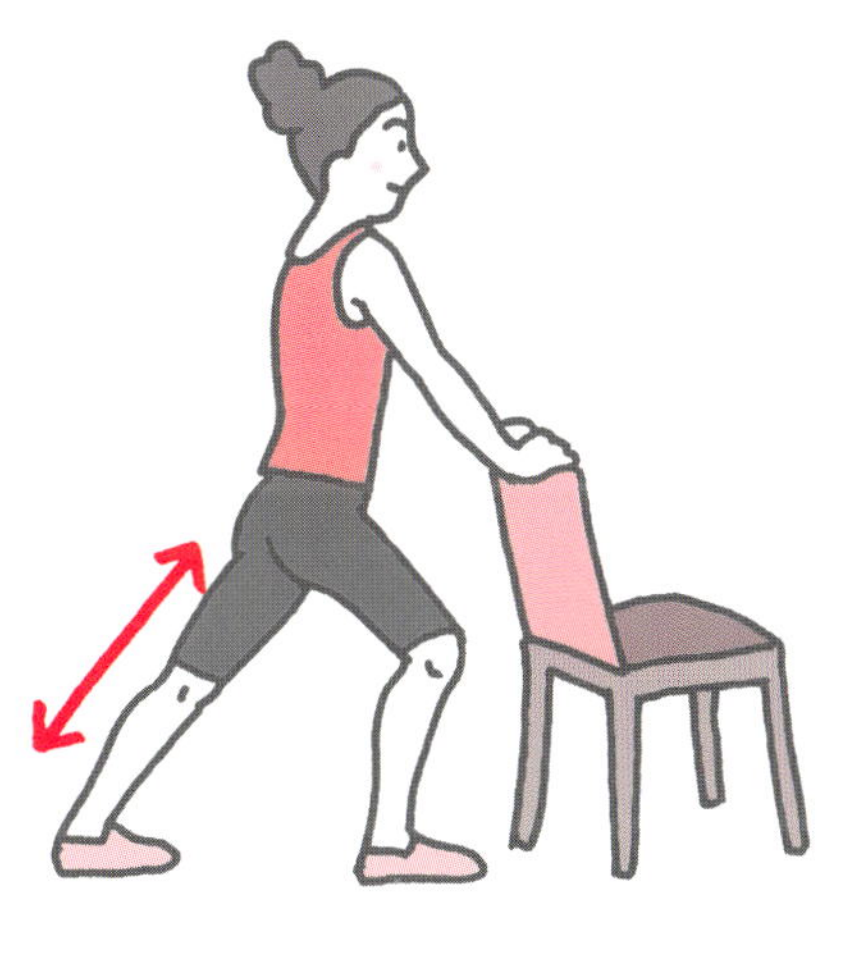

手を、壁またはイスなどにつく。片側の足を後ろにのばし、かかとを床へ平らにつける。そのまま、かかとを床に押しつける。太ももからふくらはぎの後ろ、さらにアキレス腱をのばす（左右1回ずつ）。

《注意》
肩に力が入りやすいので、大きく息を吸い、吐きながら行うと力が抜ける。

股関節・お尻のストレッチ

両肩を床面につけたまま、片側のひざをかかえ上半身に引きつけて、お尻の筋肉をのばす。反対側の足は、太ももを前に押し出す感じで股関節をのばす（左右1回ずつ）。

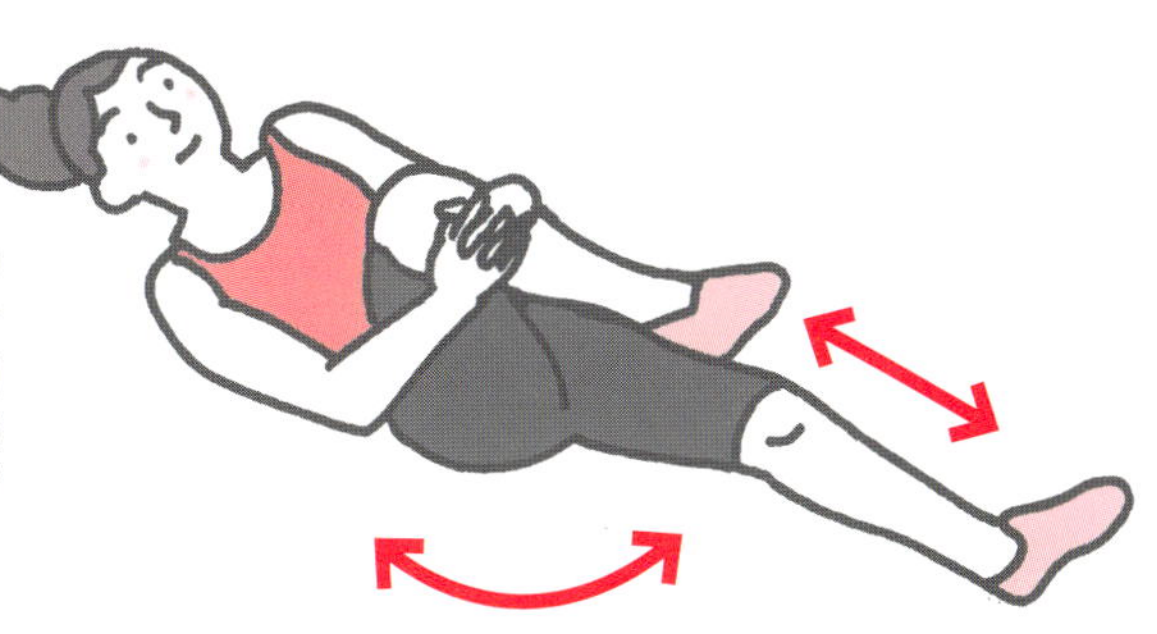

運動強度と脈拍数

気持ちがよいと感じる程度の強度で運動をつづけるのが基本

効果的な運動療法を行うためには、運動の「強度」を考える必要があります。同じ運動をしても、人によって感じ方が異なりますので、それぞれの人にふさわしい強度で行うことが重要です。

高血圧の運動療法では、「最大酸素摂取量の50％前後の運動」が推奨されています。最大酸素摂取量とは、「1分間に組織が酸素を取り込む最大の量」のことです。運動をすると、酸素摂取量が増えていきますが、ある時点から増えなくなります。この時点での酸素摂取量が、その人の最大酸素摂取量ということになります。

最大酸素摂取量の50％前後の運動とは、具体的には、「楽しくて気持ちがよい」「汗が出るか出ないか」「いつまでもつづけられる」などと感じられるような強度の運動です。

運動強度は、最初は40％ぐらいを目安にして、体力に自信がついたら少しずつ上げていきましょう。

脈拍数をはかることで運動強度がわかる

運動強度を知る簡便な目安となるのが、運動時の脈拍です。運動の途中でいったん立ち止まり、手首の内側に人さし指、中指、薬指の3本を軽くあて、15秒ほど脈拍数を数えます。この数字を4倍したものが、1分間の脈拍数です。下の表を参考に、自分の年齢にふさわしい脈拍数を知っておきましょう。

ただし、脈拍数に関係なく、つらいと感じたら無理をしないで休むことが大切です。無理をして強い運動をしても、逆効果となるだけです。

■ 運動強度と脈拍数

強　度	1分間あたりの脈拍数					感じ方、体の調子	
	20代	30代	40代	50代	60代		
100%	190	185	175	165	155	体全体が苦しい	
80%	165	160	150	145	135	やめたい、つづかない	
60%	135	135	130	125	120	気持ちよくつづけられる、汗が出る、充実感	運動療法に最適な強度
50%	125	120	115	110	110	汗が出るか出ないか、フォームが気になる	運動療法に最適な強度
40%	110	110	105	100	100	楽しくて気持ちがよい、いつまでもつづけられる	運動療法に最適な強度

第5章

血圧を上げない生活習慣

生活習慣の改善ポイント

Point
- 生活習慣の改善は、高血圧の程度が軽い人でも重い人でも不可欠
- 高血圧は多くの要因が重なって発症するので、要因を一つずつ減らしていく
- 基本は減塩、バランスのよい食事、減量、運動、節酒・禁煙、ストレス解消

血圧を上げる要因を減らしていく

高血圧の治療の基本は、生活習慣の改善です。「高血圧治療ガイドライン2014」では、低リスクの人（75ページ参照）は3カ月、中等リスクの人は1カ月を目安に生活習慣の改善を行い、それでも血圧が140／90㎜Hg以上なら降圧薬による治療を行うとしています。すでに降圧薬を飲んでいる人も、薬の効果をより十分なものとするためには、生活習慣の改善は不可欠です。

効果的に生活習慣の改善を行うためのポイントを次にあげてみます。一つ一つの項目を見た場合、血圧を下げる効果はそれほど大きくないかもしれませんが、**高血圧は多くの要因が重なって発症する病気**なので、要因を複合的に減らしていくことが、結果的に血圧を下げることにつながります。

●**減塩**…減塩は、血圧を下げるためには欠かせません。減塩目標は、食塩6ｇ／日未満です。ただし、急に塩分を減らすことはむずかしいので、時間をかけて少しずつ薄味に慣れていきましょう。

●**バランスのよい食事**…野菜やくだもの、いも類、大豆、海藻類、魚などに多く含まれるカリウムには血圧を下げる効果がありますので、積極的にとりましょう。ただし、コレステロールや飽和脂肪酸を多く含む食品（肉の脂身、レバーやモツなどの内臓類、バター、乳製品、うなぎ、たらこ、イクラ、うになど）の摂取は控えましょう。

●**減量**…肥満（特に内臓脂肪型肥満）は、高血圧だけでなく、生活習慣病全般の要因となります。ＢＭＩ

値（肥満指数）が25未満となるようめざしますが、目標に達しなくても、約4kg減量するだけで降圧効果は得られます。

●運動…有酸素運動を中心に、定期的に運動を行うことが大切です（目標は毎日30分以上）。

●節酒…飲酒の習慣は血圧を上げる原因となります。1日にエタノールで男性20～30mL（おおよそ日本酒1合、ビール中瓶1本、焼酎半合弱、ウイスキーダブル1杯、ワイン2杯弱に相当）以下、女性はその約半分の10～20mL以下に抑えましょう。

■高血圧になりやすい生活習慣

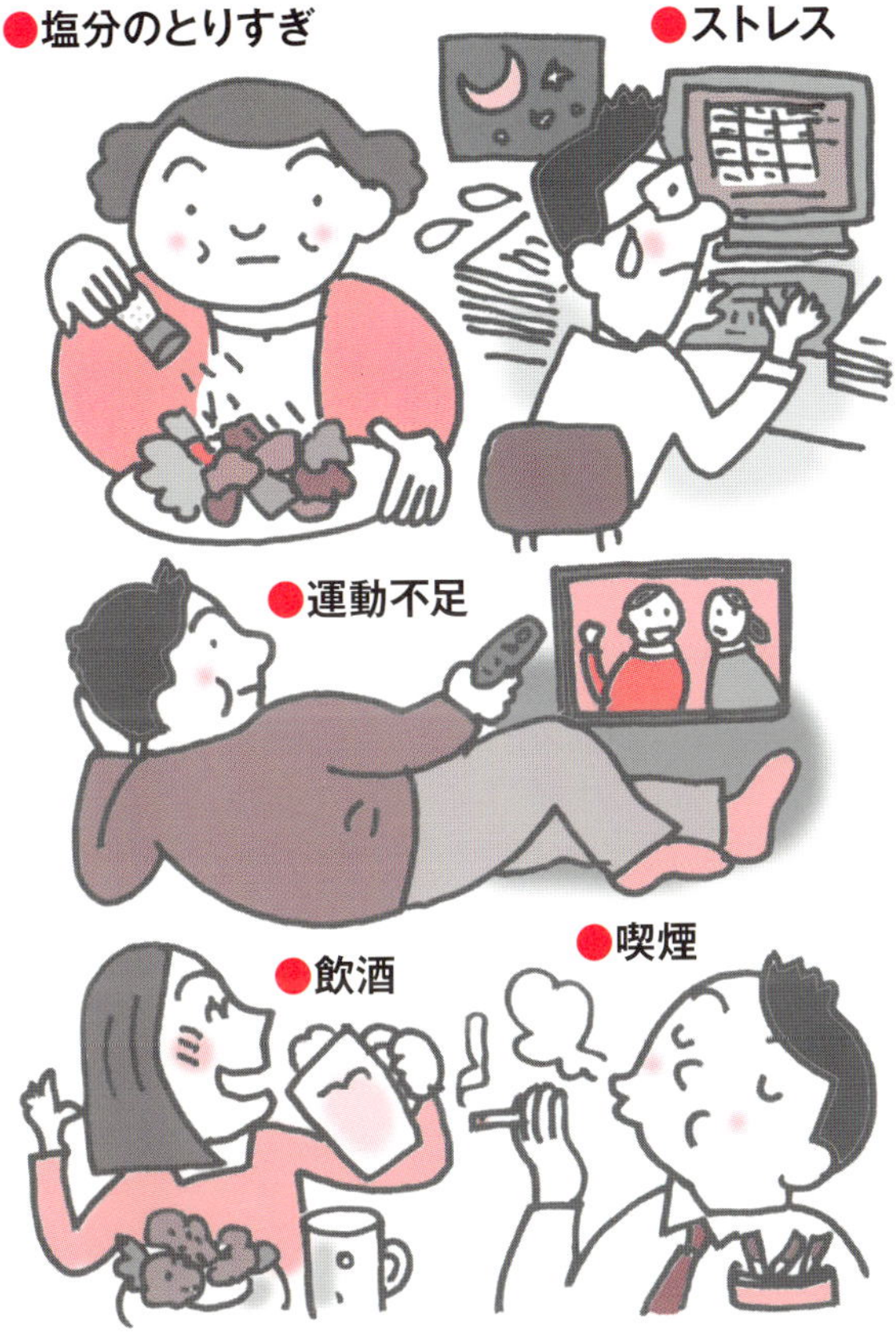

●塩分のとりすぎ

●ストレス

●運動不足

●飲酒

●喫煙

●禁煙…タバコは「百害あって一利なし」です。タバコに含まれるニコチンには、血管を収縮させ、血圧を上げる作用があります。また、タバコは動脈硬化も進行させますので、狭心症や心筋梗塞、脳卒中などのリスクも高まります。

●ストレスの解消…ストレスは、交感神経を活性化して血圧を上げるといわれます。ストレスをためない生活が大切ですが、上手にストレスを解消する方法を身につけることも必要です。

●その他…不眠は高血圧の原因となります。質のよい睡眠はストレス緩和にもつながります。また、便秘にともなう排便時のいきみは血圧を上げますので、便秘の予防も大切です。心血管病（狭心症など）のある人は、刺激の強い性行為は控えましょう。

肥満対策1

内臓脂肪を減らす

Point

- 肥満、特に「内臓脂肪型肥満」は高血圧の重要な発症要因
- 見た目に太っているかどうかより、内臓脂肪が蓄積しているかどうかが問題
- 内臓脂肪は、体重を減らせば比較的簡単に落とすことができる

生活習慣病のベースには内臓脂肪の蓄積がある

肥満は高血圧の重要な発症要因です。肥満を改善することは、血圧を下げるための第一歩です。

肥満には「皮下脂肪型肥満」（おしりや太ももなど腰から下に脂肪がつくタイプ）と「内臓脂肪型肥満」（内臓の周辺など体の深いところに脂肪がつくタイプ）がありますが、**要注意なのは内臓脂肪型肥満**です。

高血圧、高血糖、肥満、脂質異常といった、動脈硬化を引き起こす生活習慣病は、一人の人に複数の病気が重なって起こることもまれではありませんが、これは偶然に重なっているわけではなく、そのベースに内臓脂肪の蓄積があるために必然的に起こるのです。

こうした考え方を背景に、２００５年にはメタボリックシンドロームの診断基準が発表され、いわゆる「メタボ健診」がはじまりました。

診断基準の中では、とかくウエストサイズが注目されがちですが、しかし、たとえば男性では、86㎝ならば異常で84㎝なら正常といった区別をするのはまちがいです。ウエストサイズが85㎝以上でも、内臓脂肪の蓄積による高血圧、高血糖、脂質異常などがなければ、メタボリックシンドロームではありません。

問題は、見た目に太っていることではなく、内臓脂肪の蓄積なのです。幸い、**内臓脂肪は、体重を落とせば、それにともなって皮下脂肪より先に減る**、という特徴があります。

内臓脂肪を減らすためには、自分の適正体重（１２３ページ参照）を目安に減量をし、それを維持することが大切です。

■ メタボリックシンドロームの診断基準

腹部肥満 (内臓脂肪の蓄積)	腹囲(おへその位置):男性85㎝以上 女性90㎝以上

＋ 上記に加え、以下の3項目のうち2つ以上が該当する

1　脂質異常	中性脂肪値:150㎎/dL以上 HDLコレステロール値:40㎎/dL未満 (これらのいずれか一方、または両方)
2　高血圧	収縮期血圧:130㎜/Hg以上 拡張期血圧:85㎜/Hg以上 (これらのいずれか一方、または両方)
3　高血糖	空腹時血糖値:110㎎/dL以上

■ 内臓脂肪の蓄積が動脈硬化を引き起こす

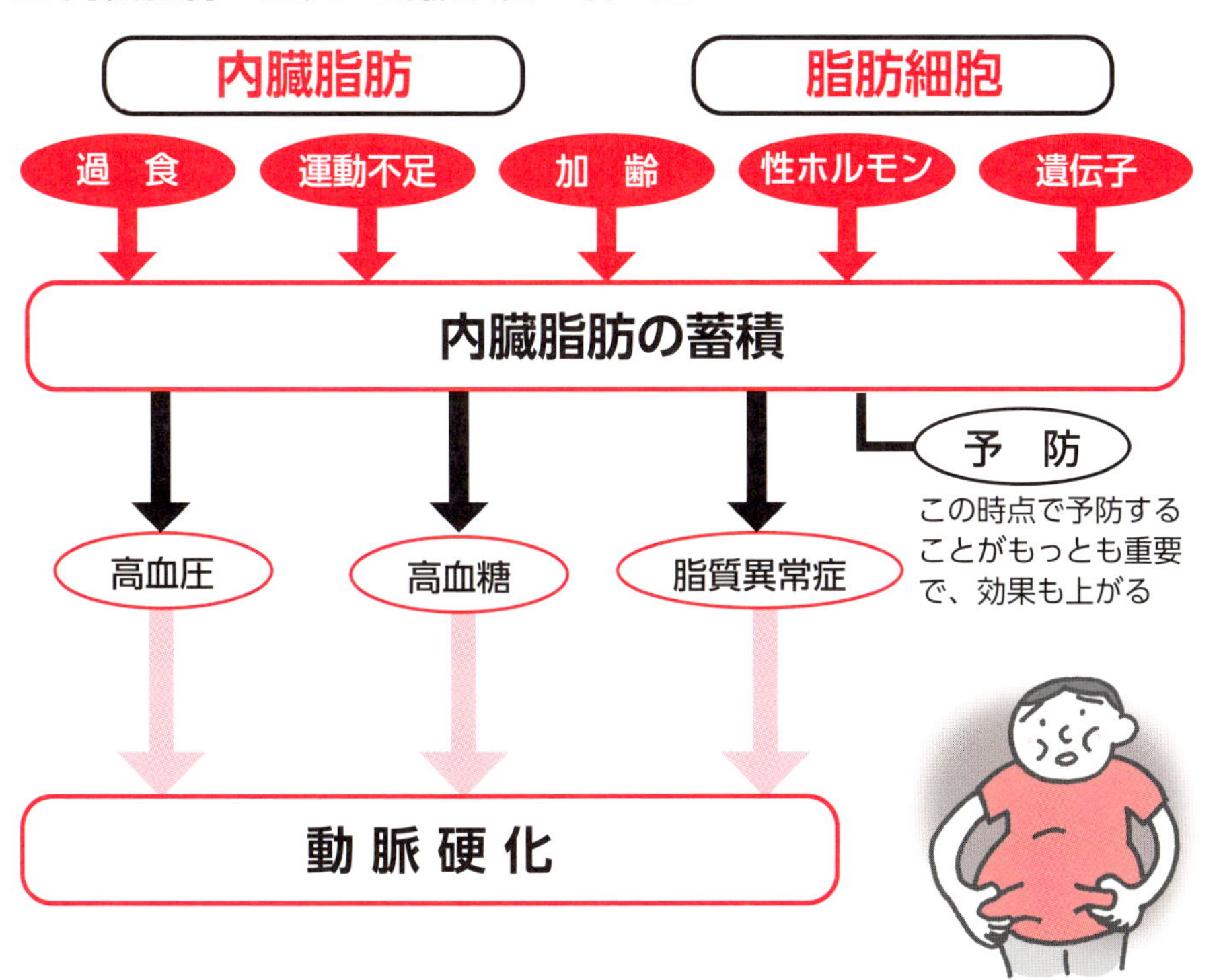

肥満対策2

適正体重を知る

Point
- まずＢＭＩ値で、自分の肥満度を知る
- ＢＭＩ値25なら普通体重だが、高血圧の人は22をめざす
- 適正体重は、身長からＢＭＩ値22になるように割り出す

自分の肥満度を知り適正体重に近づける

肥満で問題になる内臓脂肪は、脂肪の合成や分解をする活性がともに高いという特徴があります。

食べすぎや動物性脂肪のとりすぎ、運動不足などが少しつづいただけでたまってしまうのですが、その反面、食事の改善や運動をして体重を減らすと、比較的容易に減らすことができます。

減量にあたっては、まず自分の肥満度を知っておく必要があります。

肥満度をはかるには、ＢＭＩ値を使います。これはボディ・マス・インデックスの略で、体重と身長から割り出します（左ページ参照）。

ＢＭＩ値は25未満が普通体重とされています。したがって、25以上の人は、25未満となるようにめざしますが、**高血圧や脂質異常症、糖尿病などがある人は、25より下の22を目標にする**のがよいとされています。

ＢＭＩ値22は、男女ともに病気の発生率がもっとも少ないとして、日本肥満学会が提唱している数値です。

適正体重は、身長の２乗にこの22を掛けて割り出します。ただし、いきなり適正体重まで減量しようとして、無理をすることは禁物です。急激なダイエットには、リバウンドがつきものだからです。

減量は、１カ月で１～２kg程度減らすのが理想といわれます。たとえば、左ページの計算例であげた人でみると、適正体重までには12kg減らす必要がありますので、理想の体重にするには１年くらいかかります。

しかし、肥満解消による降圧効果は証明されています。ゆっくり時間をかけて減量しましょう。

■肥満度をチェックしましょう

体重(kg) ÷ (身長(m) × 身長(m)) = BMI値

↑ 25を超えたら要注意！

■ＢＭＩ値の判定

ＢＭＩ値	判定
18.5未満	低体重（やせ）
18.5以上25未満	普通体重
25以上30未満	肥満度１
30以上35未満	肥満度２
35以上40未満	肥満度３
40以上	肥満度４

※「日本人の食事摂取基準（2015年版）」では、ＢＭＩ値が25以上であれば、１日の食事総摂取量を減らしてＢＭＩ値を下げる努力をするようすすめています。

■適正体重を出しましょう

身長(m) × 身長(m) × 22 = 適正体重

※身長の２乗に22を掛けますが、22というのはＢＭＩ値でもっとも病気になりにくく、死亡率が低いとされている数値です。

■実際に計算してみましょう

例：身長165㎝で、体重が72kgの人の場合

●肥 満 度：72÷(1.65×1.65)≒26.4（肥満度１）
●適正体重：1.65×1.65×22＝約59.9 kg（適正体重）
72 kg－59.9 kg＝12.1 kg（適正体重との差）

※この人の場合、適正体重までに約12kg減量することができれば理想的です。

肥満対策3

減らした体重を維持する

Point

- 一時的に減らせても、食事や運動面を改善しないとリバウンドしがち
- 食事制限だけの減量は筋肉を落とし、やせにくい体をつくってしまう
- 減量中は、体重日誌をつけるとリバウンドを事前にチェックできる

正しい減量法を身につける

せっかく体重を減らしたのに、いつの間にか元に戻ってしまう、あるいはそれ以上に太ってしまう——これは、ダイエットをした多くの人が経験することではないでしょうか。

体重は一時的に減らすことはできても、根本的な生活改善をしない限り、それを維持することはむずかしいのです。

体重が増える原因となるのは、主に「運動不足」「食べすぎ・飲みすぎ」「加齢（筋肉の衰え）」です。運動不足や加齢には運動療法で（第4章参照）、食べすぎや飲みすぎには食事療法（第6章参照）で対策を立て、具体的な改善法を実践していくことが確実な減量につながります。

減量について正しく理解し、まちがった方法をとらないことも、体重管理をする上では非常に大切です。

●食事制限だけで体重を減らすと、筋肉も落ちてしまう…食事制限と同時に運動をしないと、脂肪といっしょに筋肉が落ち、基礎代謝が低くなって、やせにくい体になってしまいます。

●リバウンドで戻る体重は、筋肉が脂肪に置きかわったもの…食事制限だけの減量をつづけていると、体重はしだいに減らなくなります。それだけでなく、筋肉が減って代謝力が落ち、太りやすくなります。また、食事制限のためエネルギーの消費量が減っていますので、制限前の食事量（摂取カロリー）に戻すと、確実にリバウンドしてしまいます。

リバウンドして戻る体重の、ほとんどは脂肪です。制限前と同じ体重だとしても、中身は、筋肉が脂肪に置きかわってしまうのです。

こうならないために、食事制限は基礎代謝量を減らさない範囲にとどめます。目安は、1日150㎉程度の食事制限です。

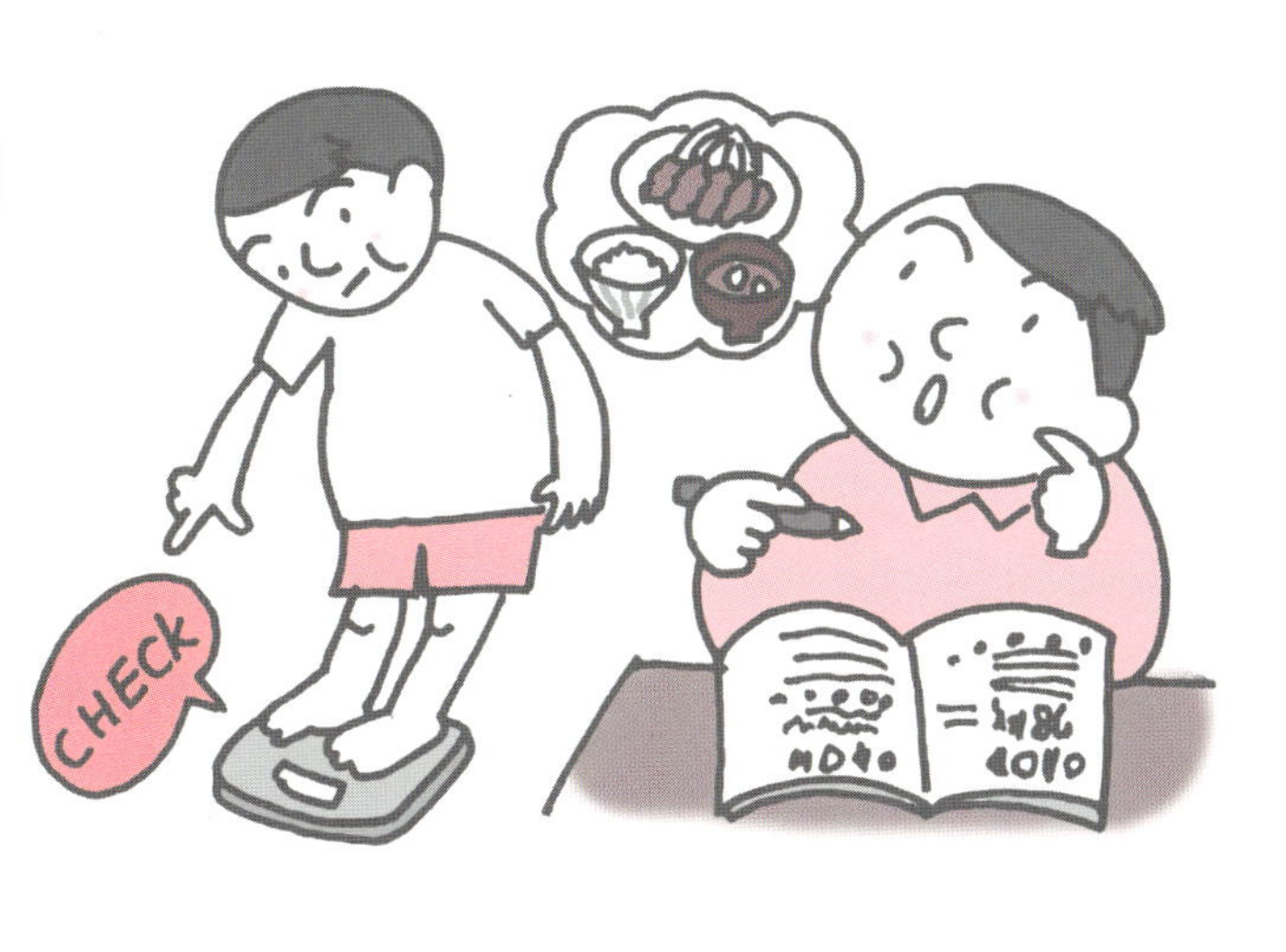

●**きびしい食事制限は、筋肉だけでなく骨も弱める**…きびしい食事制限で食事から十分なエネルギーがとれないと、体は筋肉の中のたんぱく質を分解し、エネルギー補給をします。さらにきびしい食事制限をすると、場合によっては骨を分解してエネルギーにします。脂肪が減るだけでなく、体にとって大事なものもいっしょに壊すことになりかねません。急激に体重を落とすのは危険です。

「体重日誌」のすすめ

減量を行うときは、体重日誌をつけることをおすすめします。

●**体重は毎日、朝起きたときと、夜寝る前にはかって記録する**…体重は、朝起きたときがもっとも軽く、夜寝る前がもっとも重くなります。体重といっしょに食事の内容や活動量を記入すると、さらに効果的です。どんな生活（食事）をすると体重が増えるのか、あるいは減るのか、自分の行動を客観的に見ることができます。

●**前日夜と翌朝の体重の差で、基礎代謝がわかる**…基礎代謝は、夜寝ている間も消費されます。夜と朝の体重差が500g以上あれば、基礎代謝がきちんと機能しているといえます。

●**体重は前日より増やさない。増えても、1週間単位で見て減っていればよい**…体重が増えていたら、何が原因になっているか、食事や活動を見直し、必要なら食事量を減らしたり運動量を増やします。そうやって、増えたときにすぐ減らすよう努力し、1週間をトータルで見て減っていれば、減量はうまくいっています。1カ月で1～2kg程度が無理のない減量です。

アルコールは適量を守る

Point

- 大量の飲酒は高血圧だけでなく、脳卒中や心臓病なども引き起こす
- アルコールを飲むときは、食べすぎにも注意
- アルコールは適量を守り、必ず週に2日以上は「休肝日」をつくる

飲酒習慣は高血圧の原因となる

大量の飲酒は、高血圧に加えて、脳卒中や心臓病、肝臓病などを引き起こすだけでなく、がんなどの原因にもなり、死亡率を高めます。

また、アルコールはカロリーが高く（ビール大びん1本で約250kcal）、アルコールのとりすぎは肥満（特に内臓脂肪型肥満）につながります。

さらに、お酒を飲むと、アルコールが食欲を増進させ、つい食べすぎてしまうきらいがあります。特に酒の肴（さかな）には、高カロリーのものが多いので、注意が必要です。

どのくらいまでが適量か

では、高血圧の人は、どのくらいまでならアルコールを飲んでもよいのでしょうか。目安としては、1日にエタノールで男性20～30mL（おおよそ日本酒1合、ビール中瓶1本、焼酎半合弱、ウイスキーダブル1杯、ワイン2杯弱に相当）以下、女性はその約半分の10～20mL以下です。ただし、これはあくまでも目安ですので、ほかに合併症などがある場合は変わってきます。

また、アルコールの適量を守ると同時に、つまみ（肴）を食べるときには、塩分の多いものや、高カロリー、高脂肪食品はできるだけ避けるようにしましょう。

なお、肝臓の負担を軽減するためにも、必ず週に2日以上の「休肝日」をつくるように心がけましょう。

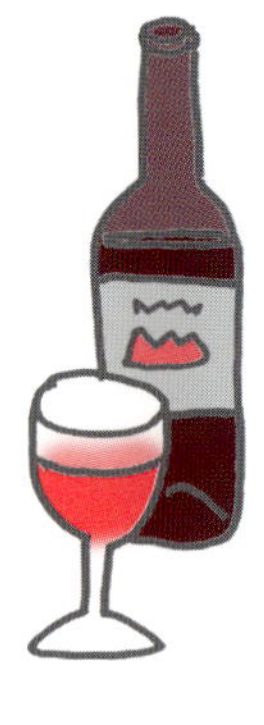

禁煙

Point

- ニコチンには血管を収縮させる作用があり、動脈硬化を進行させる
- タバコをやめれば動脈硬化性疾患で死亡するリスクを半減できる
- 受動喫煙も動脈硬化性疾患の発症リスクを高める

喫煙は動脈硬化性疾患のリスクを高める

タバコの煙に含まれるニコチンには、血管を収縮させる作用があり、血圧を上昇させます。喫煙をつづけていると、**心筋梗塞や脳梗塞などの動脈硬化性疾患の発症・死亡のリスクは、タバコを吸わない場合の2～4倍になる**といわれています。

一方、1日20本以上吸っていた人でも、禁煙をすれば、わずか1～4年で動脈硬化性疾患で死亡するリスクを、喫煙をしていたときの50～60%にまで下げられることが明らかになっています。

喫煙は、動脈硬化だけでなく、がんや肺気腫など、さまざまな病気を引き起こす原因となります。まさに、タバコは「百害あって一利なし」です。

タバコは周囲にもリスクをおよぼす

タバコの悪影響は、本人だけでなく、家族など周囲の人にもおよびます。**副流煙（タバコの先から出る煙）には、喫煙者自身が吸い込む主流煙よりずっと多くの有害物質が含まれているからです。**そのため、「受動喫煙」によっても、冠動脈疾患や脳血管障害の発症リスクは1・3～2倍になるといわれます。

禁煙後の体重増加にも注意

禁煙は、動脈硬化性疾患のリスクを低下させますが、禁煙により体重が2kg増え、血圧が上昇したとの報告もあります。禁煙後の食生活の変化（食べすぎなど）にともなう体重増加には注意が必要です。

そのほか日常生活で注意すべきこと

Point
- ●ストレスは高血圧の原因となる。できるだけストレスをためない生活をする
- ●高血圧と睡眠は深い関係がある。質のよい睡眠をとるようにする
- ●寒さに対する対策、十分な水分補給も大切

ストレスをためない

ストレスを受けると、交感神経が活性化し、大量のアドレナリンが分泌されて興奮状態となります。その結果、心拍数や循環する血液量が増えて血圧が上昇します。

ストレスによる血圧上昇で、もっとも注意したいのは、**ストレスが脳卒中や心筋梗塞などを起こす引き金となる可能性がある**ことです。その典型は、スポーツ中の発作です。緊張し、息を詰めることで、血圧が急に上がり、発作を起こすのです。

また、ストレスは、不眠症や自律神経失調症などの原因にもなります。

ストレスがたまっていると感じたら、自分なりのストレス解消法を見つけ、心身ともにリフレッシュすることが大切です。

ストレスをためないためのポイントをあげてみましょう。

●**規則正しい生活をする**…規則正しい生活は、自律神経のリズムを安定させ、ストレスに対する「耐性」を高めてくれます。耐性とは抵抗力のことです。

●**運動を楽しむ**…適度な運動は、ストレス解消と体力づくりが同時に行えるよい方法です。

●**ぬるめのおふろに入る**…38度前後のぬるめのお湯に5～10分ぐらいつかる入浴は、血液循環をよくして緊張をほぐし、気持ちをゆったりさせるリラクゼーション効果があります。おふろに入りながら、音楽やアロマを楽しむのもよいでしょう。ただし、冷水浴やサウナは避けましょう。

●**趣味や旅行を楽しむ**…どんなことでも、何か趣味があるとストレス解消に役立ちます。趣味を楽しむ時間的余裕がなければ、好きな音楽を聴いたり、カラオケで歌ったりすることもよい気晴らしになります。

●**自然を楽しむ**…森の中や公園などを散策することはもちろん、庭やベランダでガーデニングを楽しんだり、部屋に花を飾ったりするだけでも、ストレス解消効果が得られます。

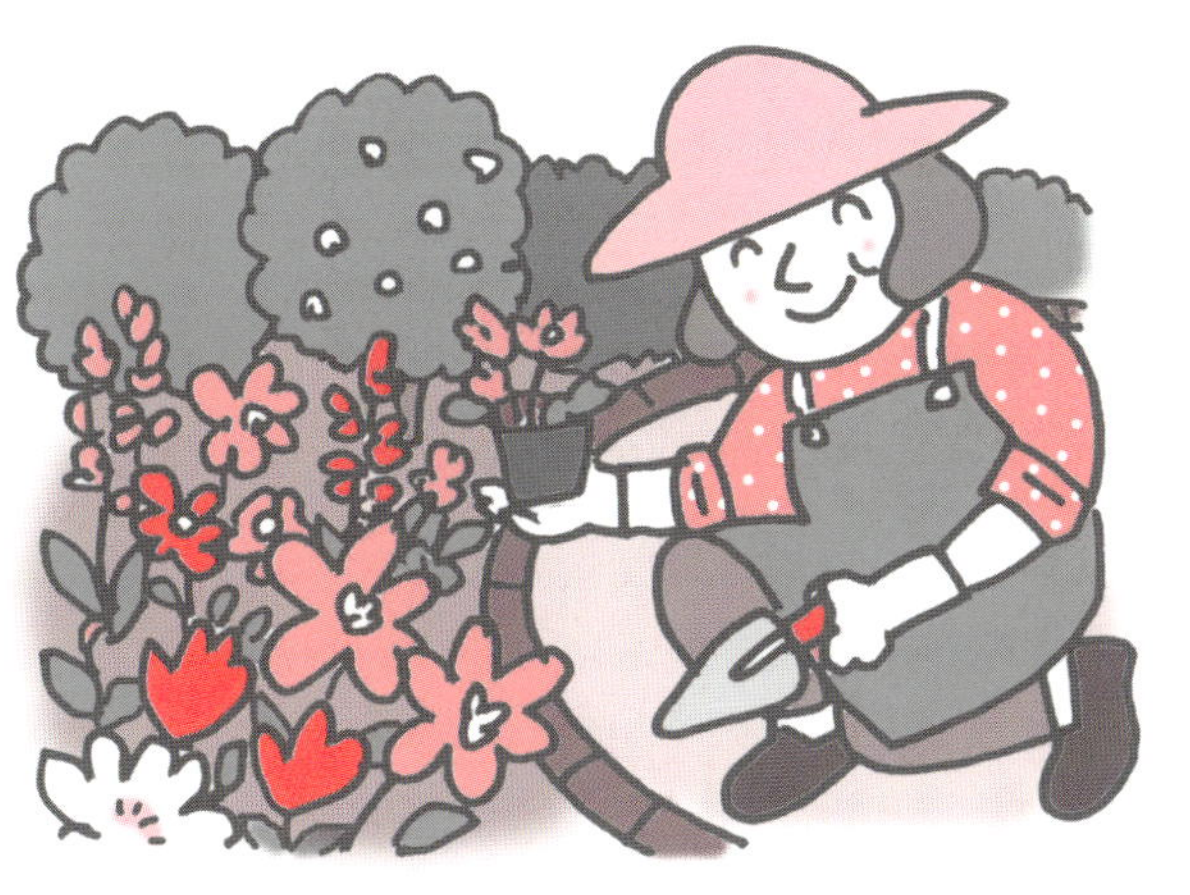

質のよい睡眠を十分にとる

高血圧と睡眠は深い関係があることがわかっています。睡眠時間が5時間以下の人は、7～8時間睡眠をとっている人にくらべて、高血圧の発症率が2倍に増えるという報告もあります。

血圧は、日中は高く、睡眠中は低くなるのがふつうですが、高血圧の人は、高い血圧のために、より血管に負担がかかります。通常なら、睡眠中は血圧が低くなるために負担が軽減されるのですが、睡眠が不十分だと、負担が軽減されずに、血管の障害が進みます。このような状態が長くつづくと、心筋梗塞や脳卒中の発作を起こすリスクが高くなります。

また、**睡眠時無呼吸症候群**（131ページ参照）の患者さんには、高血圧が多く見られます。動脈硬化が進んでいる場合は、無呼吸によって心臓や血管に負担がかかり、突然死を起こす危険性もあります。睡眠時無呼吸症候群が疑われる場合には、早めに呼吸器科や循環器科、あるいは睡眠障害の専門外来を受診することをおすすめします。

一般的には、睡眠時間は6～8時間ぐらいとれれば十分とされていますが、必要な睡眠時間は人によって異なります。日中眠くならなければ、睡眠時間は5～6時間でもかまいません。質のよい睡眠をとるためのポイントをあげてみましょう。

●寝る前には自分なりのリラックス法で気分を落ち着かせる（いやしの音楽、アロマなど）。
●就寝前の刺激物（アルコール、カフェイン）、喫煙は避ける。
●夜食は控える。

●無理に眠ろうとしないで、眠くなったら床につく。
●眠れないときは、「そのうち眠れる」といい聞かせ、自然に眠りがくるのを待つ。
●眠りに快適な環境にする（室温は夏が25度前後、冬は15度前後、湿度50～60％が理想。明るさはリビングの10分の1程度が安眠しやすい）。
●朝は、できるだけ決まった時間に起きる。
●日中は十分に光を浴びる。

　ストレスが多いと、不眠になりがちですが、不眠になると、心身に悪い影響をあたえ、それがまたストレスがたまる原因となります。この悪循環を断ち切るためにも、質のよい睡眠を十分にとることが大切です。

寒さに対する対策

あたたかいところから急に寒いところへ出ると、血管が収縮し、血圧が上がります。特に冬は、室内と室外との温度差をなるべく少なくする工夫が必要です。

　具体的には、次のようなことに注意しましょう。

●暖房であたたまった家から外出するときは、あたたかい衣服で体が冷えないようにする。また、外出時には、マフラーやマスク、手袋などで皮膚の露出部分を少なくする。
●居間と浴室、トイレとの温度差が少なくなるように暖房や着衣に気をつける。特に、寒冷地では、トイレや脱衣所などに小型のヒーターをつけるとよい。
●トイレは暖房便座機能つきのものがおすすめ。便座の熱だけでもトイレ全体があたたまる。

　なお、夏でも、冷房が効きすぎた部屋に外から入ると血圧が上がりますので、外気との温度差が5度以上にならないように注意しましょう。

水分を十分に補給する

　運動などで汗をかいたときには、水分をこまめに補給することが大切です。特に、夏は脱水による水分不足から血管が詰まりやすいので、注意が必要です。

　また、高齢者は水分が不足しても、のどの渇きを感じにくく、脱水状態になりやすいので、やはり注意が必要です。

　ただし、水分を多くとりすぎると、心臓や腎臓に負担がかかります。**心臓や腎臓に問題のある人は、水分制限が必要な場合もあります**ので、医師の指示にしたがいましょう。

　なお、水分を補給する際に、**おすすめの飲みものは緑茶**です。緑茶のカテキンには、血圧を上昇させるレニンという酵素の働きを抑える作用があります。ビールなどのアルコール飲料は、利尿作用があるため、飲んでも水分補給にはなりません。ジュースなど糖分が入っているものもおすすめできません。

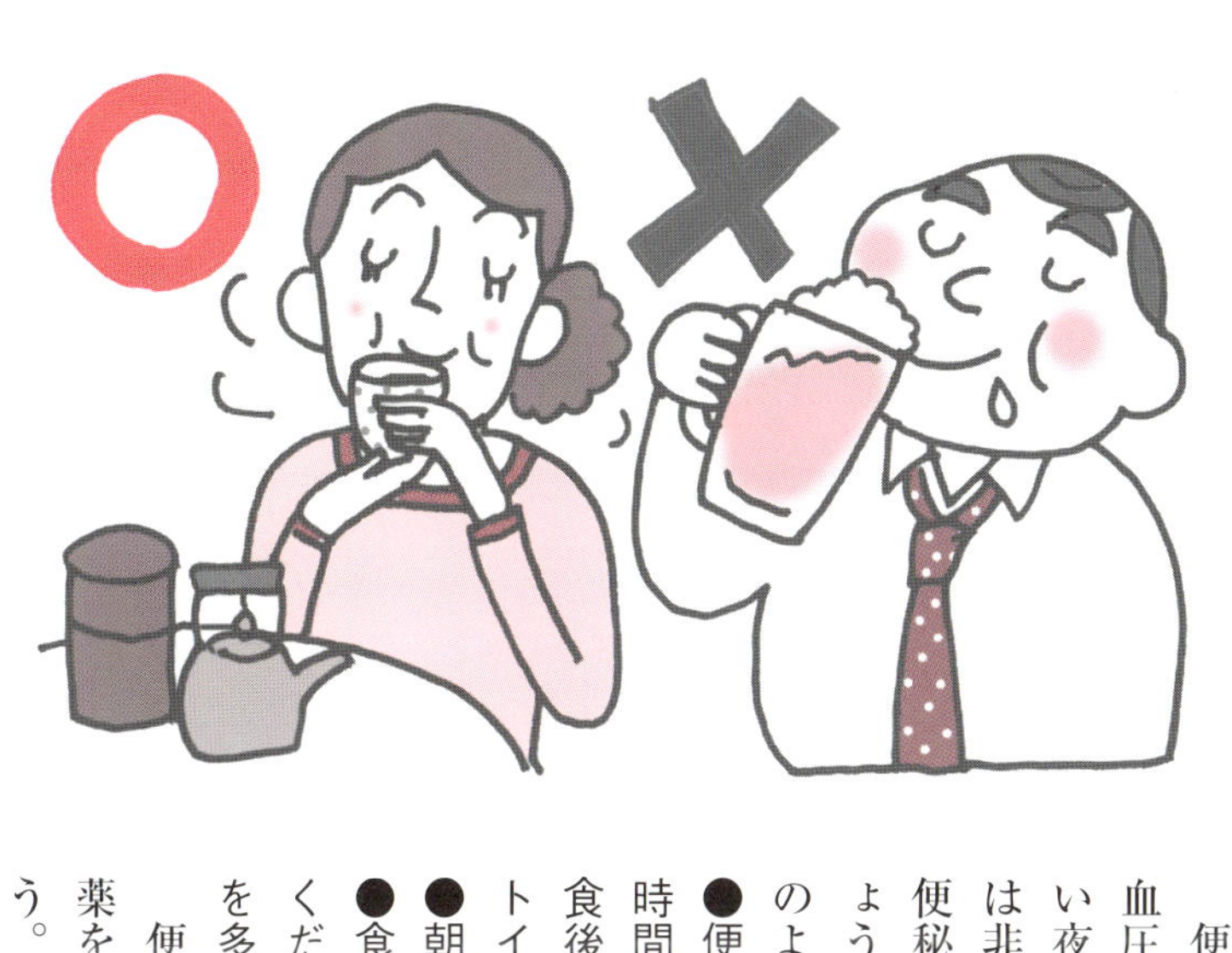

便秘に要注意

便秘にともなう排泄時のいきみは血圧を上昇させます。特に、冬の寒い夜中などにトイレで強くいきむのは非常に危険です。高血圧の人は、便秘にならないように気をつけましょう。便秘にならないためには、次のような点に注意します。

- 便意がなくても、毎日、決まった時間にトイレに行く。胃や大腸は朝食後に刺激を受け、活発に動くので、トイレに行くのは朝食後が望ましい。
- 朝食前に冷たい水や牛乳を飲む。
- 食事では、食物繊維の多い野菜やくだもの、穀類、豆類、海藻類などを多くとる。

便秘がひどい場合は、医師に緩下(かんげ)薬を処方してもらってもよいでしょう。

MEMO

睡眠時無呼吸症候群

睡眠時無呼吸症候群は、夜間睡眠中に、大きないびきとともに10秒以上の無呼吸をくり返すもので、睡眠の質を大きく下げる病気です。

睡眠時無呼吸症候群は、40~50代の肥満の男性に多いという特徴があります。ただし、肥満がなくても睡眠時無呼吸は見られ、成人の数%に認められるといわれます。また、多くの例で、肥満とともに高血圧も合併し、心筋梗塞や脳卒中の併発も多いとされ、生活習慣病に関連する病気と認識されつつあります。

睡眠時無呼吸症候群の正確な診断には、睡眠と呼吸の状態をモニターする夜間睡眠ポリグラフィーの検査が必要です。

治療には、まず肥満の改善が不可欠です。体重の減少にともなって無呼吸は改善します。

血圧を上げやすい性格

「タイプA行動型」の人は要注意

強いストレスを受けると、交感神経が活性化し、心拍数や循環血液量が増えて血圧が上昇します。したがって、強いストレスを受けやすい人は、血圧が上がりやすい人だともいえます。

強いストレスを受けやすい人には、いくつかの共通点があります。

- 活動的
- 積極的
- 意欲的
- せっかちでイライラしやすい
- 出世欲が強い
- 負けずぎらい
- 競争心、闘争心が強い
- 勤勉で責任感が強い

これらの性格は、アメリカの医師フリードマンらのいう、いわゆる「タイプA行動型（A型性格）」の人です。

フリードマンらは、虚血性心疾患（心筋梗塞や狭心症など）を起こしやすい行動タイプを持ったグループをタイプAとしてパターン化したのですが、このタイプAの傾向が強い人は、高血圧にもなりやすい人なのです。

一方、フリードマンらは、心筋梗塞や狭心症などを起こしにくいグループをタイプBとしました。その特徴は次のようなものです。

- おだやかで、めったに怒らない
- ゆっくり歩く
- ゆっくり食事を楽しむ
- 無理をしない
- ていねいな仕事
- 能力以上に仕事をかかえ込まない
- 家族、友人、趣味などのプライベートを大事にする
- 他者からの評価をあまり気にしない

タイプAのグループとタイプBのグループを比較すると、タイプAのほうが虚血性心疾患を2倍も発症しやすいことがわかったということです。

もちろん、こうしたタイプAの人が必ず高血圧になるということではありませんが、心あたりのある人は、できるだけストレスを少なくするように心がけ、強いストレスを受けたときには、上手にストレスを解消する方法を身につけることが大切です。

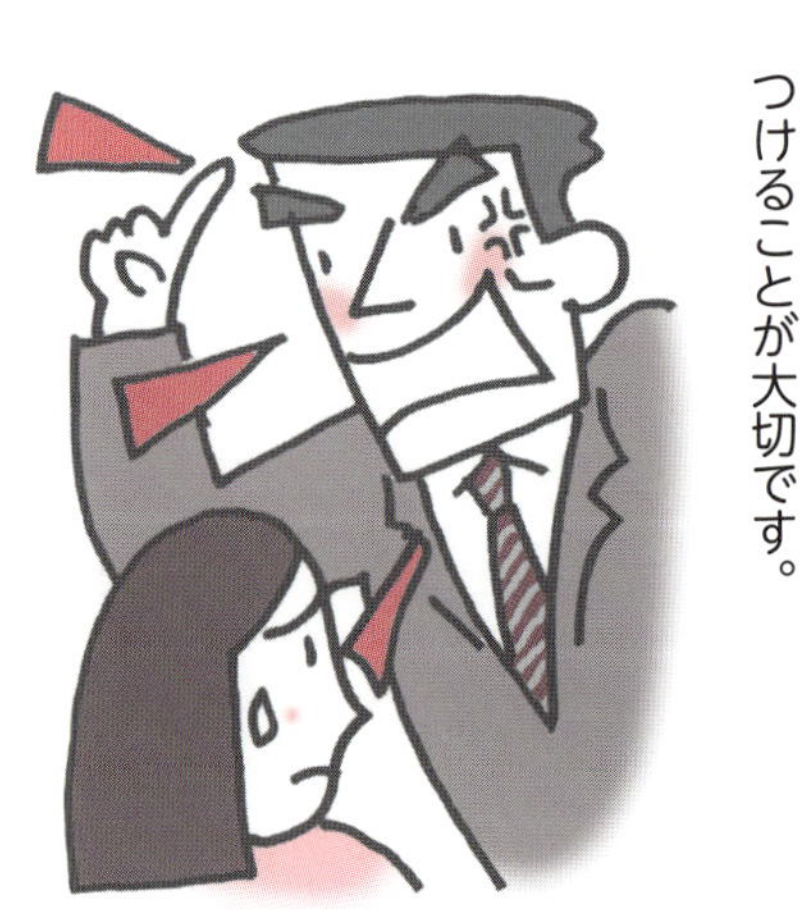

第6章

高血圧を改善する
食事療法

高血圧の食事療法のポイント

Point

- 生活習慣の改善の中でも食事はもっとも重要な要素
- 食事療法のポイントは、減塩、適正なエネルギー量、栄養バランスのよい食事
- 積極的にとりたい食品は、野菜、くだもの、青背の魚、食物繊維など

血圧を下げる食事とは?

高血圧は、糖尿病や脂質異常症などと同様に、代表的な生活習慣病の一つです。生活習慣病は、食事や運動、飲酒、喫煙など、ふだんの生活の習慣が病気の発症や進行に深くかかわっている病気ですが、高血圧の場合、生活習慣の中でもいちばん重要な要素が「食習慣」です。

詳しくは次項以降で説明しますが、次に高血圧の食事療法の主なポイントをあげてみます。

●塩分を控える

塩分を減らす「減塩」が、高血圧の食事療法では特に大切です。1日の食塩摂取量をできるだけ6g未満に抑えます。

●1日の総摂取エネルギーを適正にする(体重をコントロールする)

食べすぎは脂肪の過剰摂取をまねき、肥満の原因となります。体重のコントロールは、すべての食事療法の基本であり前提です。

食べすぎを防ぎ、体重をコントロールするには、1日に摂取する総エネルギー(カロリー)を適正なものにすることが大切です。

肥満のある人は、まず5%程度の体重減少を当面の目標とするとよいでしょう(体重70kgの場合3~4kg)。

●栄養バランスのよい食事をとる

高血圧の食事療法では、摂取エネルギーを適正なものにし、その中で栄養バランスのよい食事をとることが重要です。

●野菜やくだものを積極的にとる

野菜やくだものには、降圧作用のあるカリウムやマグネシウム、カルシウムなどのミネラル、ビタミン、食物繊維などが豊富に含まれています。1日に、野菜は350g、くだものは200gとることを目標とします。

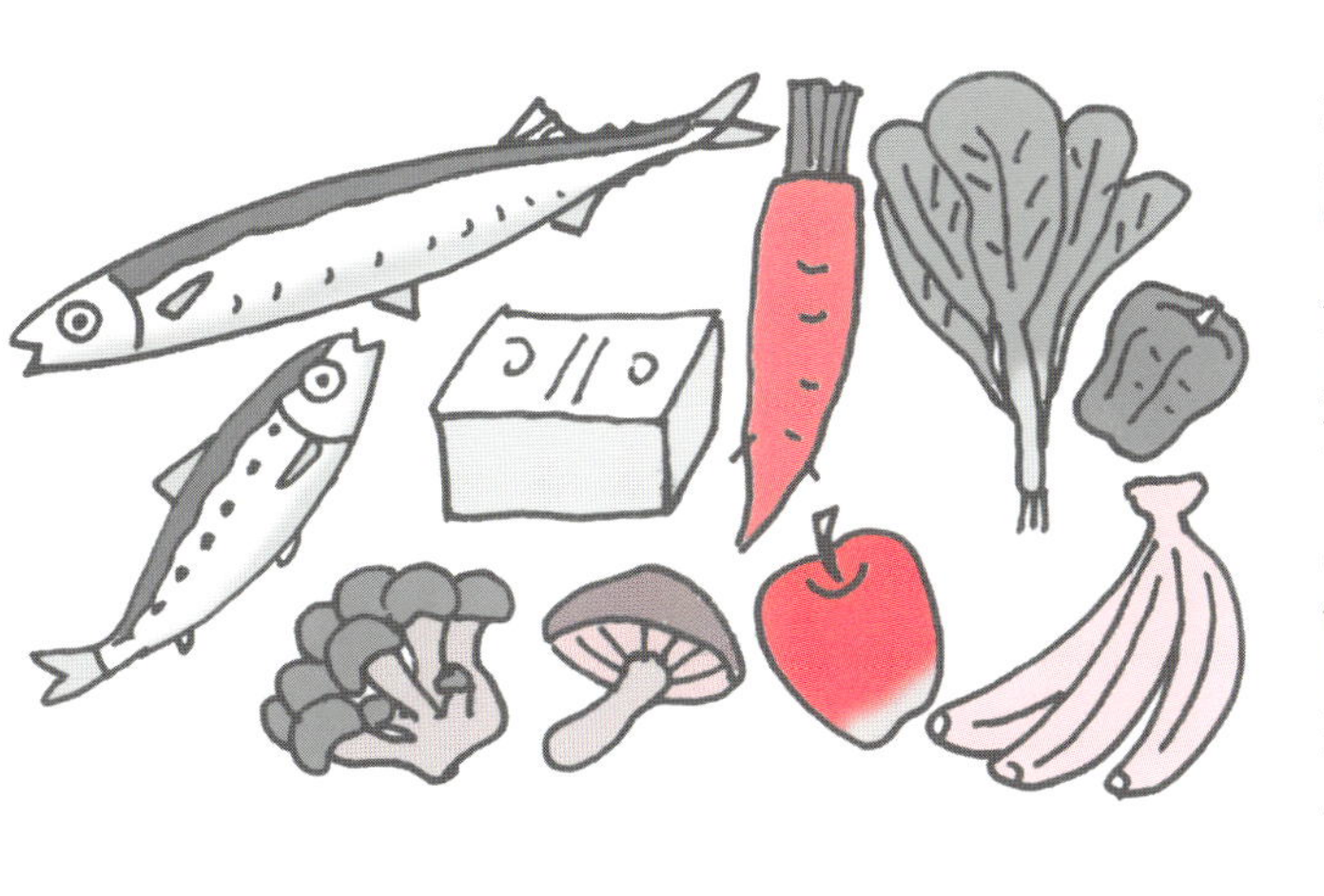

●良質のたんぱく質をとる

たんぱく質は私たちの体に欠かせない大切な栄養素です。血管を良好な状態に保ち、動脈硬化を防ぐためにも、良質のたんぱく質を十分にとることが必要です。

●動物性脂肪のとりすぎに注意する

動物性脂肪に多く含まれる飽和脂肪酸やコレステロールは、高血圧の原因となる動脈硬化を進行させます。

●青背の魚を積極的にとる

新鮮な魚には、血管をしなやかにして動脈硬化を防いでくれるEPAやDHAという不飽和脂肪酸が多く含まれています。

特に、いわし、さば、さんま、ぶりなどの青背の魚には豊富に含まれています。

●食物繊維を十分にとる

食物繊維には、コレステロールの吸収を抑え排出を促す働きがあります。また、血圧を上げるナトリウム（塩分）も吸着し、便とともに体外へ排泄してくれます。未精製の穀類、海藻類、きのこ類、豆類、緑黄色野菜、根菜類など食物繊維を多く含む食品を積極的にとりましょう。食物繊維は1日に25g以上とることを目標にします（日本人の平均摂取量は13g以下）。

●糖質をとりすぎない

糖質は、とりすぎると、余った分が脂肪酸となって、中性脂肪が合成されます。それが肥満や脂質異常症、糖尿病などの原因となります。

●アルコールの過剰摂取を控える

アルコールは過剰に摂取すると、中性脂肪の合成が促進されます。また、アルコールは食欲を増進させ、食べすぎやエネルギーのとりすぎにつながります。

●食習慣、食行動を見直す

欠食（けっしょく）（特に朝食抜き）や早食い、どか食い、間食（かんしょく）などの食習慣や食行動を改めることも大切です。

減塩対策1

食塩は1日に6g未満が目標

Point

- 高血圧の患者さんは厳格に塩分をコントロールする必要がある
- 1日の食塩摂取量は6g未満が望ましい
- 食品自体にも塩分が含まれている。魚介類や加工食品などはとりすぎに注意

塩分のとりすぎが血圧を上げる理由

塩分（ナトリウム）は体には欠かせないものですが、過剰に摂取すると、血中のナトリウム濃度が高くなります。そうすると、正常な濃度に戻そうとして、血中に水分が取り込まれます。その結果、血液全体の量が増え、心臓の拍出量も増えるため、血圧が上がります。

また、血液量が増えると、血管壁にかかる圧力も大きくなり、その状態が長くつづくと動脈硬化を起こします。

血管が動脈硬化を起こすと、さらに血圧が上がるという悪循環をまねきます。

塩分を減らす2つの方法

過剰に摂取された塩分を減らすには、2つの方法があります。すなわち「減塩分摂取量を減らす、1つは、**減塩**」です。もう1つは、塩分を体外に排出する「**脱塩**」です。

脱塩のためには、カリウムや食物繊維など、ナトリウムを排出してくれる栄養素を積極的にとることが大切です（それぞれの栄養素の働きについては後述）。

減塩と脱塩、この2つを意識した生活を送ることができれば、確実に塩分を減らすことができます。

日本人の平均塩分摂取量

石器時代の人類は、1日に0・5～3gしか塩分をとっていなかったといわれています。人類の歴史から見れば、現在のように多量の塩分をとるようになってから、ほんの短い時間しかたっていません。そのため、私たちの体はその変化に対応できていないのです。

日本人の平均塩分摂取量（総数）を見ると、1995年には13・2gだったものが、2014年には10gと、19年間で3・2g減少しています。少しずつ減ってはいますが、欧米などとくらべると、まだまだ多すぎるというのが実態です。

厚生労働省が推奨する食塩摂取量の目標量は、男性が8g未満、女性が7g未満となっています（2015年）。

ただし、**高血圧の患者さんの場合は、厳格に塩分をコントロールする必要があり**、日本高血圧学会では、1日の食塩摂取量は6g未満が望ましいとしています。これは、多くの高血圧の患者さんで減塩の試験をして、確実に血圧が下がった値を参考にして決めたものですが、専門家の中にはもっと少なくすべきだという意見もあります。

食品自体に含まれる塩分にも要注意

注意しなければならないのは、「6g未満」の塩分制限の中には、食品自体に含まれる塩分の量も入っているということです。食塩やしょうゆ、みそなどの調味料を使わなくても、**食品自体に含まれる塩分で、1日約2gぐらいをとっている**と考えられています。

特に塩分の多い食品は、魚介類や海藻類で、たとえば、あさりはむき身10個ほどで約0・66gの塩分が、素干しのわかめ1人分（約3g）には約0・5gの塩分が含まれています。さらに、あじの干物1枚には約2・4gもの塩分が含まれています。魚介類や海藻類には高血圧によい成分がたくさん含まれていますが、とりすぎに注意しましょう。

また、加工食品にも塩分は多く含まれています。たとえば、食パン2枚には1・5g、ゆでうどん1玉（約250〜300g）には0・75〜0・9gの塩分が含まれています。ハムやソーセージ、ベーコン、かまぼこといった肉や魚の加工食品も塩分の多い食品です（139ページ参照）。

1日の塩分を6g未満にするためには、自分が食べる食品中にどのぐらいの塩分が含まれているかを把握していないと、なかなか摂取量を減らすことは困難です。

急に塩分を減らすことはむずかしいので、まずは1日の塩分摂取量を8g以下にすることを目標として、少しずつ時間をかけて薄味に慣れていくようにしましょう。

※個々の食品に含まれる塩分の量については150〜151ページの表参照。

減塩対策2 塩分のとりすぎを防ぐコツ

Point
- だしのうまみや酢・柑橘類を使うなどの工夫で塩分を減らすことができる
- 香味野菜や香辛料（スパイス）などをうまく活用する
- 加工食品は塩分が多いので、できるだけ避ける

ちょっとした工夫で簡単に減塩ができる

塩分の摂取量を減らすには、できるだけ薄味を心がけるだけでなく、塩分をとりすぎない食べ方や調理の仕方などにも工夫が必要です。

●だしのうまみを利用する

昆布や干ししいたけなどでとっただしの「うまみ」を利用することで、薄味でも風味がよく、おいしく食べられます。

145ページで紹介している「だし割りしょうゆ」を常備して、ふだんからしょうゆがわりに使うことをおすすめします。

●酢や柑橘類の酸味を生かす

塩やしょうゆのかわりに、酢や柑(かん)橘(きつ)類（レモン、ゆず、すだちなど）の酸味を生かすと、減塩の物足りなさを補うことができます。

揚げ物や焼物は、レモン汁やポン酢をかけるだけでおいしく食べられます。

それでは物足りないという人には、塩やしょうゆのかわりに、酢とめんつゆを合わせたものをしょうゆ差しなどに入れて常備しておき、揚げ物や焼物にかけて使うと、かなり減塩ができます。

●香味野菜やハーブを使う

青じそ、ねぎ、みつ葉、パセリ、セロリ、パクチー、みょうが、にんにく、しょうがなどの香(こう)味(み)野菜やハーブをうまく利用すると、薄味の料理でもメリハリがつき、おいしく食べられます。

●香辛料（スパイス）を活用する

とうがらし（一味や七味など）、こしょう、山椒、わさび、カレー粉などの香辛料（スパイス）を上手に活用して、味つけに変化をつければ、

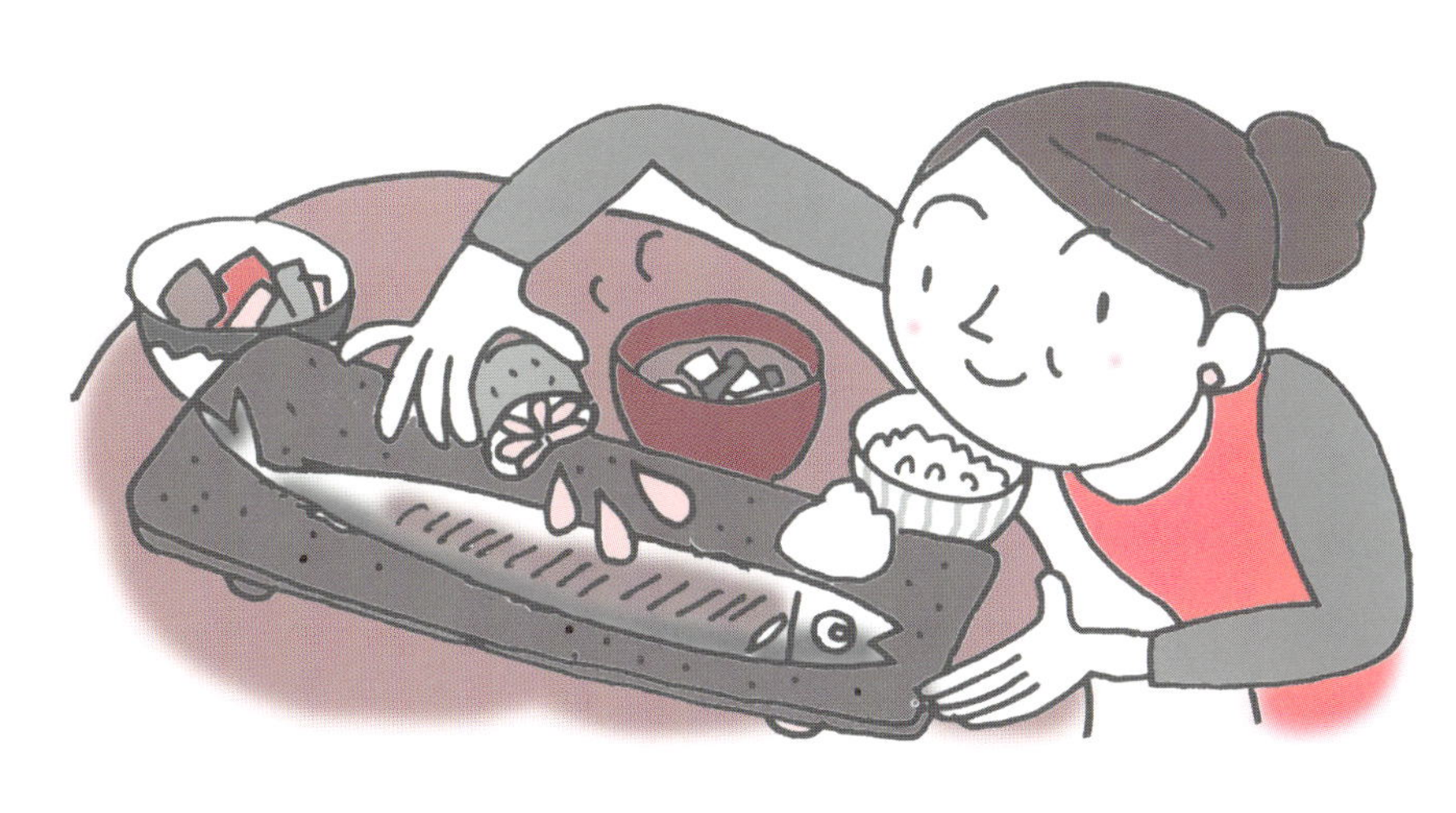

塩分をかなり減らすことができます。

●旬の素材、新鮮な食材を使う

旬（しゅん）の新鮮な食材を使うと、味や香りがよいので、濃い味つけをしなくてもおいしく食べられます。何よりも旬の食材は栄養豊富です。

●減塩調味料を使う

最近は減塩のみそやしょうゆが市販されています。また、ソースやケチャップ、マヨネーズなどの塩分は意外に少ないので、調味料として適量を使えばコクが出ます。

●加工食品は塩分が多いので、できるだけ避ける

かまぼこ、はんぺんなどの練り製品やハムやベーコンなど肉の加工食品は、少量でも塩分が多いので、1日1～2品程度に抑えましょう。

●干物などは塩分をカットして食べる

魚の干物などは、ボウルに入れ、熱湯をかけてしばらくおいてから焼

MEMO

加工食品の塩分

加工食品に塩分が多いのは、製造過程で相当量の塩分が使われているためです。たとえば、パンの場合、6枚切りの食パン1枚（60g）には0・78gの塩分が含まれています。

さらに気をつけたいのは、かまぼこ、ちくわ、はんぺんなどの練り製品や、ハム、ソーセージ、ベーコンなどの肉加工品、そしてチーズなどです。また、酒のつまみになるナッツ類や珍味類にも、総じて多くの塩分が含まれていますので、注意が必要です。

ただし、ナッツ類には血圧の上昇を抑えてくれるマグネシウムが豊富に含まれていますので、塩分を確認して、できるだけ低塩のナッツを選ぶとよいでしょう。

さきいかなどの珍味類にも塩分の多いものが少なくありません。

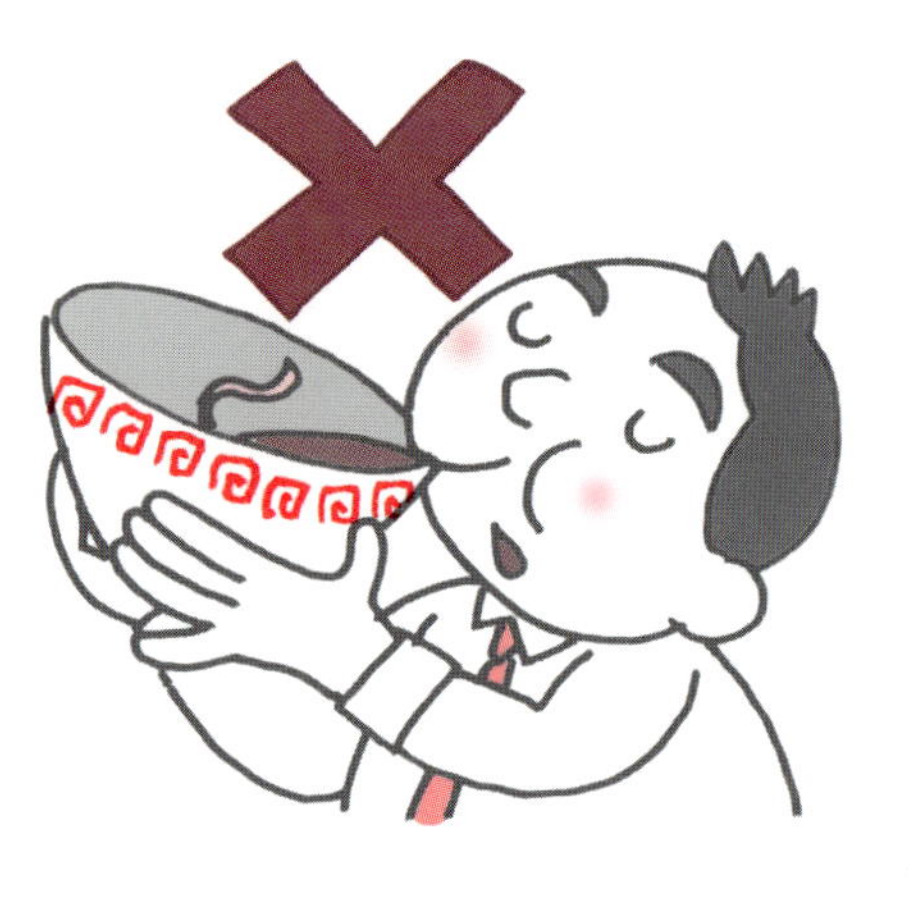

くと、塩分を大幅に減らすことができます。また、焼き魚などを食べるときは、しょうゆはかけないで、レモン汁などで食べましょう。

●味のメリハリがある献立を考える

酢の物、ごまあえなど、味にバリエーションをつけると、味けなさを感じないですみ、満足感が得られます。

●洋風のメニューを取り入れる

洋風の食事は、和風の献立より低塩分です。牛乳を使ったシチューやクリーム煮などは、減塩に役立つばかりでなく、良質のたんぱく質やカルシウムなどもとれておすすめです。ただし、脂肪のとりすぎには気をつけましょう。

●料理は1人分ずつ盛りつける

家族で食事をするときに、大皿や大鉢にいっしょに盛りつけると、自分がどれだけ食べたかわかりにくく、塩分のとりすぎにもつながります。

また、懐石料理のように、小皿や小鉢で皿数を増やすと、見た目で満足して物足りなさを感じずにすみます。

●料理はあたたかいうちに食べる

冷めたものは味を感じにくいものです。煮物などは、あたたかいうちなら薄味でもおいしく食べられます。できるだけできあいのものは避けて、手づくりのおかずを、つくりたてで食べましょう。

●みそ汁など汁物は1日1杯以下にする。ラーメンやそばの汁は全部飲まない

みそ汁、すまし汁、洋風のスープ類などは、おわん1杯で約2gの塩分が含まれます。なるべく汁物は控え、飲むときも、具だくさんにしたり、量を七分目にするなど工夫をしましょう。

ラーメンは、1人前で6～9gもの塩分が含まれています。めんだけ食べてスープを残しても、塩分の30～50％は口に入ります。めん類を食べる日は、ほかの食事で汁物は控えましょう。

●しょうゆやソースはかけないで、つけて食べる

食卓などで使うしょうゆやソースなどは、料理にかけずに、小皿などに入れて、それに料理をつけて食べるようにすると塩分が抑えられます。

食塩感受性高血圧とは

日本人の高血圧患者のうち約50％が食塩感受性タイプ

高血圧には、塩分の影響を受けやすいタイプ（食塩感受性高血圧）と、そうでないタイプ（食塩非感受性高血圧）があることがわかっています。

食塩を摂取すると敏感に血圧が上がることを、「食塩感受性が高い」といいます。食塩感受性高血圧の人は、腎臓でのナトリウム（塩分）排出機能に障害があり、塩分をとりすぎると血圧が上昇しますが、塩分を控えると血圧が下がります。

一方、食塩非感受性高血圧の人は、塩分をとりすぎても血圧が上昇しませんが、減塩してもなかなか血圧が下がりません。この食塩非感受性タイプは、腎臓でのナトリウム排出機能に障害があるのではなく、たんぱく質の一種であるアンジオテンシンⅡが血管中に取り込まれ、その作用で血管の収縮が生じ、その結果、高血圧になるとされています。

つまり、食塩感受性高血圧と食塩非感受性高血圧とは、高血圧になるメカニズムが異なるわけです。

欧米の人と比較すると、日本人には比較的食塩感受性高血圧が多いとされます。詳しいデータはありませんが、日本人の高血圧患者のうち約50％が食塩感受性タイプとされています。

次のような条件のうち、いくつか該当するものがある場合には、食塩感受性高血圧の可能性があります。

●腎障害がある（食塩感受性高血圧は、腎臓の機能低下と関係が深い）。
●親の両方、またはいずれかが食塩感受性高血圧である（食塩感受性高血圧は遺伝しやすい）。
●肥満気味である（肥満やメタボリックシンドロームの人は食塩感受性高血圧になりやすい）。
●中高年である（食塩感受性高血圧は、一般的に加齢にともないなりやすくなる）。
●外食などで塩分が多い食事がつづくと血圧が上昇しやすい。

食塩感受性タイプの人は、減塩をすることで血圧が下がりますので、減塩食が有効です。

一方、減塩をしてもなかなか血圧が下がらない人は、食塩非感受性タイプの可能性があります。

ただし、食塩非感受性タイプでも、きびしい減塩食によって、心筋梗塞や脳梗塞の発症頻度が低くなるという報告もあります。

減塩対策3

調味料の塩分を抑える

Point
- 塩分摂取量を減らすためには、いかに調味料の塩分を抑えるかがポイント
- 調味料は目分量でなく、きちんと計量スプーンではかってから使う
- 市販の減塩しょうゆや減塩みそを積極的に活用する

毎日使うものだけに減塩対策が重要

2014年時点での日本人の平均塩分摂取量は、男性が10・9g、女性が9・2gとなっています。

この塩分量のうち、半分は食品自体（食材や加工食品など）に含まれる塩分で、残りが、みそ、しょうゆ、ソースといった調味料に含まれる塩分とされています。

つまり、塩分を目標の1日6g未満に抑えるためには、加工食品など塩分の多い食品の摂取を極力控えるだけでなく、いかに調味料の塩分量を抑えるかがポイントとなるのです。特に、調味料類は、毎日食事のたびに使うものだけに、その減塩対策は非常に重要です。

調味料類の減塩対策のポイントを次にあげてみます。

●きちんと計量する習慣をつける

調味料は、目分量でなく、必ず計量してから使うことが大切です。計量スプーンは、一般的な大さじ（15cc）、小さじ（5cc）のほかに、ミニ計量スプーンがあると便利です（170ページ参照）。

●主な調味料の塩分含有量を知っておく

塩分量を抑えるためには、毎日使う基本的な調味料の塩分量を知っておく必要があります（次ページ表参照）。

●しょうゆやみそは減塩タイプのものを使う

一般に、しょうゆやみそなどの和風調味料は塩分が多めです。しょうゆやみそなど、比較的よく使う調味料は、市販されている減塩タイプのものを積極的に活用することをおすすめします。しょうゆの小さじ1杯分の塩分は約1gですが（薄口しょうゆ）、減塩しょうゆは約0・5gと半分です。

しょうゆやみそ以外にも、ソースやめんつゆなどにも減塩タイプのものがあります。

ただし、減塩調味料でも、たくさん使えば塩分も増えます。使いすぎないように注意しましょう。

●化学調味料やだしの素は要注意

化学調味料やだしの素は、グルタミン酸ナトリウムやイノシン酸ナトリウムなどの化合物からできています。

化学調味料やだしの素は便利ですが、気づかないうちにナトリウム（塩分）を摂取していることになりますので、注意が必要です。だしの素は食塩無添加のものがおすすめです。食塩無添加のだしの素は、昆布や煮干しの塩分だけで塩を配合していません。

■調味料に含まれる塩分量（小さじ１あたり）

※マヨネーズは大さじ1あたり

精製塩（塩分99.1%）	5.9g
濃口しょうゆ（塩分14.5%）	0.9g
薄口しょうゆ（塩分16.0%）	1.0g
減塩しょうゆ（塩分7.0%）	0.4g
だし割りしょうゆ（塩分8.0%）	0.5g
赤色辛みそ（塩分13.0%）	0.8g
甘みそ（塩分6.1%）	0.4g
塩分20%カット減塩みそ（塩分9.9%）	0.6g
ウスターソース（塩分8.4%）	0.5g
中濃ソース（塩分5.8%）	0.4g
減塩中濃ソース（塩分2.4%）	0.1g
マヨネーズ・卵黄型（塩分2.3%）	（大さじ1）0.3g
トマトケチャップ（塩分3.3%）	0.2g
甜麺醤（塩分5.6%）	0.4g
豆板醤（塩分17.8%）	1.2g
めんつゆ・ストレート（塩分3.3%）	0.2g

（女子栄養大学出版部『減塩のコツ早わかり』より作成）

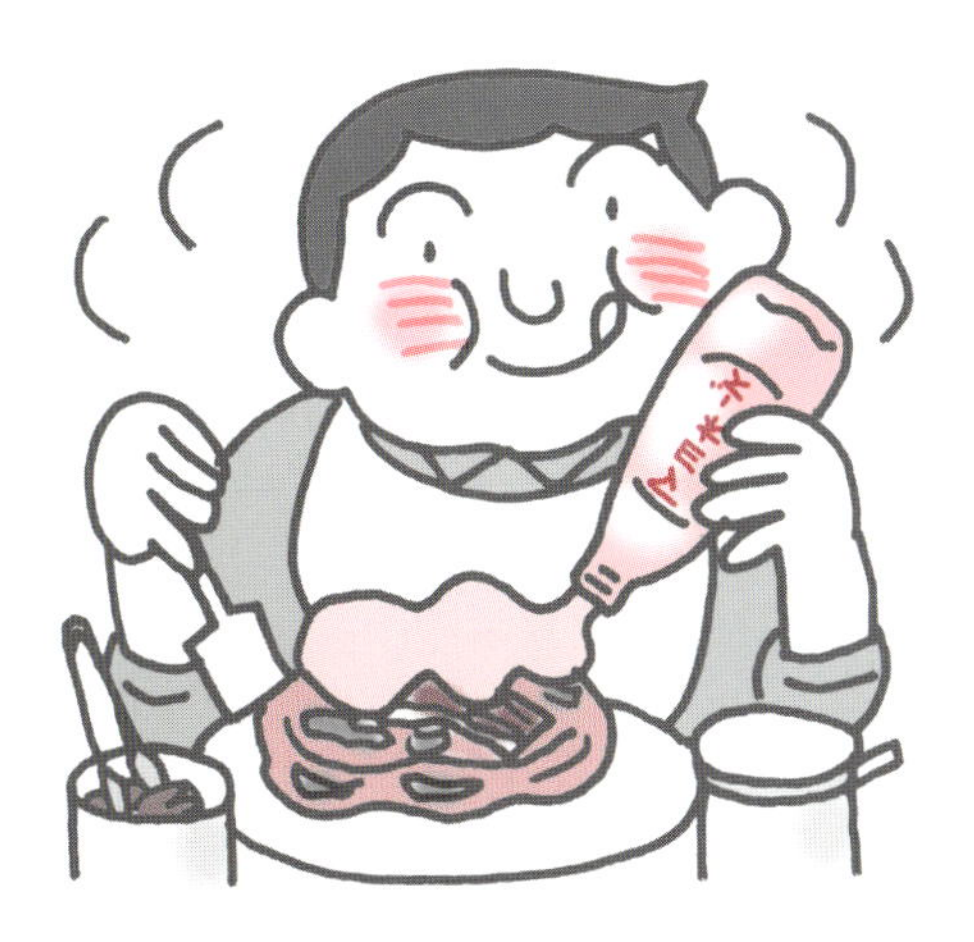

減塩対策4

だしの「うまみ」を生かして減塩する

Point
- だしを使って料理すれば、減塩でも「うまみ」でおいしく食べられる
- 昆布や削りがつおでとっただしには微量ミネラルなども含まれる
- 減塩対策のために、手づくりのだしを常備しておく

だしは減塩食の強い味方

削りがつおや昆布、干ししいたけなどでとった「だし」を使って料理をすれば、塩分が少なくても、だしの「うまみ」成分が食材の味を引き立ててくれるので、おいしく食べることができます。

昆布でとっただしには、うまみ成分のグルタミン酸や、微量ミネラルと呼ばれる体に必要な栄養素がたっぷり含まれています。

また、削りがつおにはイノシン酸といううまみ成分が含まれていますので、昆布や削りがつおでとっただしは、これらのうまみ成分の相乗効果で、さらにうまみが増します。

昆布には、アルギン酸という、塩分を体外に排出してくれる成分も含まれていますが、アルギン酸はだしの中には少ししかとけ出さないので、高血圧対策のためには、だしをとったあとの昆布は捨てずに、煮物や佃煮にしたりして上手に活用したいものです。また、豚肉といっしょに煮ると、昆布がやわらかく煮え、さらにおいしくなります。

手づくりのだしは、冷蔵庫で保存すれば2～3日程度は日持ちします。製氷器で凍らせれば、1カ月程度は日持ちします。減塩対策のために、ぜひ常備しておきたいものです。

だしをつくっておくと、使うときにしょうゆを加えれば、だし割りしょうゆができます。だし割りしょうゆは、薄味でもコクのある「減塩しょうゆ」です。

なお､市販の和風だしの素（顆粒）は便利ですが、小さじ1杯で1・2gもの塩分が入っていますので、注意が必要です。

■ 加工食品に含まれる塩分量

(可食部100gあたり　単位＝g)

食　材	塩分量	備　考
梅干し（塩漬）	2.21	1個　約10g
こんぶのつくだ煮	7.4	大さじ1　約15g
ねりうに	7.1	大さじ1　約10g
コーンクリームスープ（粉末）	7.1	
いかの塩辛	6.9	大さじ1　約17g
しらす干し（半乾燥）	6.6	大さじ1　約5g
即席中華めん（油揚げ・味つけ）	6.4	
たらこ	4.6	中1腹分　約80g
たくあん（塩押し大根漬け）	4.3	4cm　約30g
プロセスチーズ	2.8	
ロースハム	2.5	1切れ　10～15g
蒸しかまぼこ	2.5	1本　100～250g
焼きちくわ	2.1	1本　100～200g
コーンフレーク	2.1	1袋　約170g
ベーコン	2.0	1切れ　15～20g
ウインナソーセージ	1.9	1本　15～20g
塩鮭（しろ鮭）	1.8	1切れ　50～80g
コンビーフ缶詰	1.8	
まあじ開き干し	1.7	1尾　50～60g
はんぺん	1.5	1枚　100～120g
食パン（市販品）	1.3	6枚切り1枚　約60g
冷凍ぎょうざ	1.2	
冷凍シューマイ	1.3	1個　15～35g
冷凍ハンバーグ	1.2	1個　30～150g
ツナ缶（水煮・フレーク・ホワイト）	0.7	
冷凍コロッケ	0.7	1個　25~60g
うどん（ゆで）	0.3	1玉　約250~300g

（『七訂日本食品標準成分表』より抜粋）

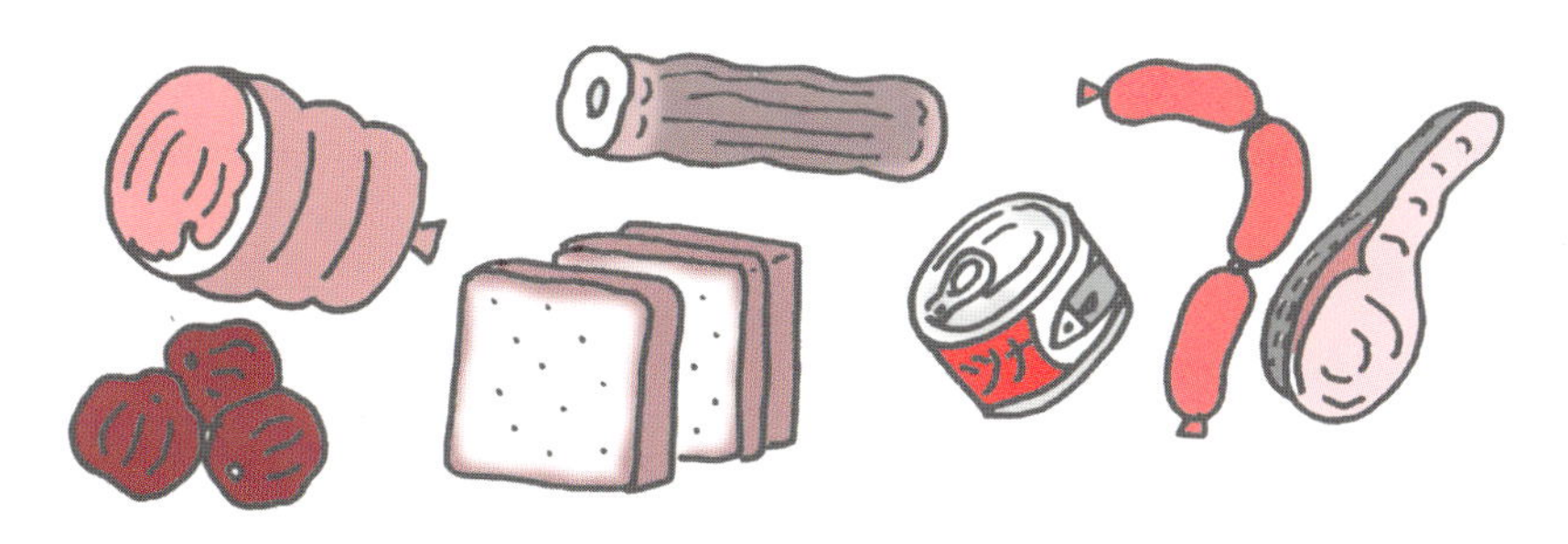

栄養バランスのとれた食事をする

Point

- 高血圧の大敵である肥満を防ぐためにも、栄養のバランスは大切
- 5大栄養素に加え、第6の栄養素である「食物繊維」が重要
- バランスのよい食事をするには少量ずつ多品種の食品をとるとよい

栄養がかたよらないことが大切

高血圧予防のための食事は減塩が基本ですが、それと同時に、高血圧の大敵である肥満を防ぐためにも、適正なエネルギーを摂取し、その中でバランスよく栄養をとることが大切です。

高血圧予防のための食事は、同時に、高血糖や脂質異常、動脈硬化を予防するための食事でもあるのです。

そのためには、あくまでも栄養がかたよらないようにして食事療法を進めていくことが重要です。

適正な栄養バランスとは？

私たちの健康を維持していくためには、5大栄養素といわれる「炭水化物（糖質）」「たんぱく質」「脂質」「ビタミン」「ミネラル」に加え、第6の栄養素といわれる「食物繊維」が欠かせません。これらの栄養素を、毎日、バランスよくとることが必要です。

5大栄養素の中で、炭水化物、たんぱく質、脂質は、体のエネルギー源となります。また、ビタミンやミネラル、食物繊維には、体の調子をととのえる働きがあります。

●炭水化物（糖質）

ごはん、パン、めん、糖分などの炭水化物は、総摂取エネルギーの50～60%にします。

●たんぱく質

肉、魚、大豆製品、卵などのたんぱく質は、総摂取エネルギーの15～20%にします。たとえば、1日の適正エネルギーが1950kcalの人の場合、975～1170kcalを炭水化物でとり、390～488kcalを脂質でとり、残りをたんぱく質などで補うのが理想的です。

なお、たんぱく質は、できるだけ「必須アミノ酸」がバランスよく含まれている良質なものをとるように心がけます（１５５ページＭＥＭＯ・１６３ページ参照）。

●脂質

肉、魚、油脂、種実類などの脂質は、総摂取エネルギーの20～30％にします。ただし、脂質の中で、動物性脂肪に含まれる「飽和脂肪酸」をとりすぎると、ＬＤＬ（悪玉）コレステロールや中性脂肪が増えますので、青背の魚などに多く含まれるオメガ３（ｎ‐３系）の「多価不飽和脂肪酸」の摂取を心がけます（１６５ページ参照）。

●ビタミン、ミネラル

野菜やくだものにはビタミンだけでなく、余分な塩分を体から追い出して血圧を下げてくれるミネラルであるカリウムが豊富に含まれています。できれば１日３５０ｇの野菜をとり、そのうち緑黄色野菜は１２０ｇ以上とるようにしましょう。にんじんなら中１／２本、ほうれんそうなら１／３わで約１００ｇです。野菜は、生で食べるよりも煮物やおひたしにしたほうが、たくさん食べら

■ 3大栄養素のバランス

栄養バランスのよい食事とは、炭水化物（糖質）、たんぱく質、脂質の3大栄養素を下のようなバランスで摂取し、ビタミン、ミネラルも十分に補給することです。第6の栄養素といわれる食物繊維の摂取も欠かせません。

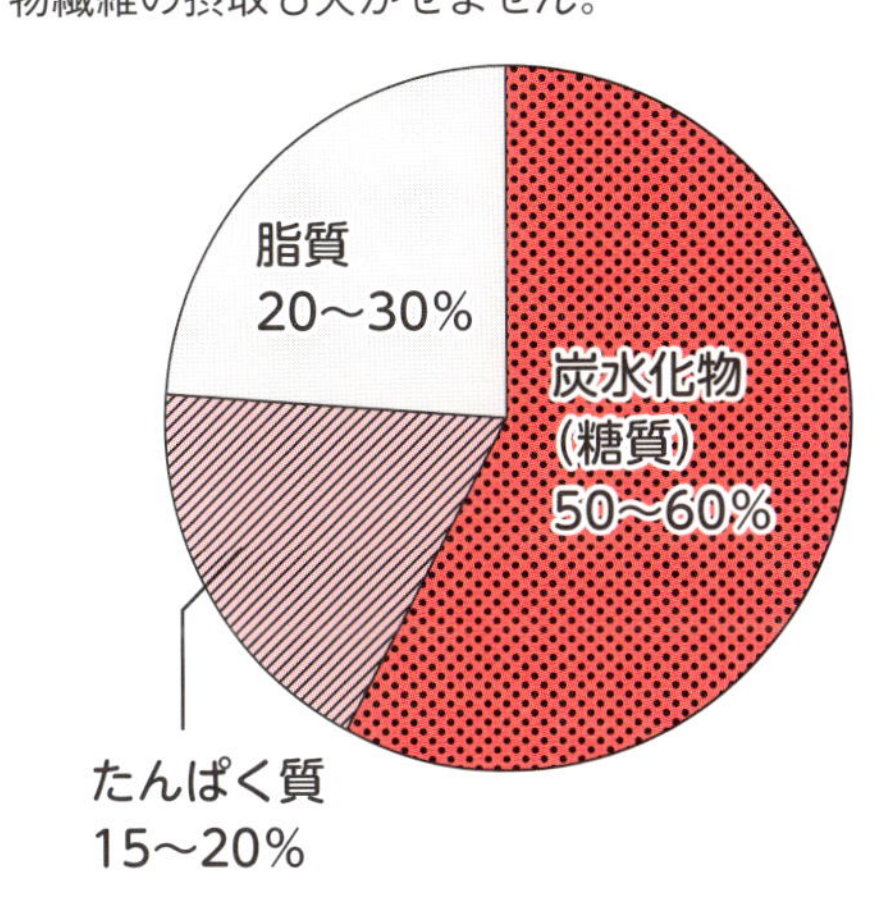

■ 6大栄養素の役割

たんぱく質
筋肉、血液、ホルモンなど、体を構成する材料となる。

脂質
主にエネルギー源となる。

ミネラル
主に骨や歯をつくったり、体液や神経の調節などをする。

食物繊維
体の余分なものを体外に排出し、血糖や脂質が増えるのを抑える。

ビタミン
たんぱく質、脂質、糖質の体内での働きをスムーズにする。

炭水化物（糖質）
主にエネルギー源となる。

れます。また、くだものは1日200gが摂取量の目安です。

●食物繊維

食物繊維には、腸を通過するときに、有害な物質を吸着して体外に排出する働きがあります。このとき、血圧を上げるナトリウム（塩分）も吸着して、便といっしょに排出されます。また、動脈硬化の促進因子でもあるコレステロールの吸収を抑えて、体外への排出を促してくれる働きもあります。食物繊維は、1日に25g以上摂取するように心がけます。

少量ずつ多種類の食品をとるのがコツ

食品は、種類によって含まれる栄養素が異なります。体に必要な栄養素をバランスよくとるためには、できるだけ多種類の食品（食材）を少量ずつとることがポイントです。そうすれば、それぞれの食品に含まれるさまざまな栄養素をまんべんなくとることができ、結果的に栄養素のバランスがよくなります。

かつては、1日30品目の食品（食材）をとるとよいとされましたが、すべての栄養素を過不足なくとることは、専門の栄養士でもむずかしいことです。

さまざまな栄養素をかたよることなくとる簡単な方法があります。それは食卓の「彩り（いろど）」を豊かにすることです。彩りがきれいな料理というのは、実は栄養素をバランスよく含んでいるということの証拠です。白、赤、黄、緑、黒、茶色……などの色がなるべくたくさん入った料理を食べることで、自然に栄養のバランスがとれてきます。

彩りを豊かにするための食材には次のようなものがあります。できるだけ多くの色の食材を組み合わせるようにしましょう。

●白色

白い食材の代表は、ごはんやパン、めん類などです。これらの食材には炭水化物が豊富に含まれています。豆腐も白い食材の代表で、良質のたんぱく源であるだけでなく、降圧効果のあるマグネシウムも多く含まれています。

●赤色

赤色の食材の代表は肉や魚です。肉や魚には、たんぱく質が豊富に含まれています。また、肉類には炭水化物からエネルギーをつくるときに必要なビタミンB_1や、悪玉コレステロールや中性脂肪を減らして動脈硬化を予防するビタミンB_2なども含まれています。魚には、悪玉コレステロールや中性脂肪を減らし、善玉コレステロールを増やす働きがある脂質が含まれています。また、トマト、赤ピーマン、にんじんなどの赤い野菜には、動脈硬化の予防に効果があるカプサンチンという色素が含まれています。トマトやりんご、すいかなどにはカリウムも豊富です。

●黄色

黄色の食材は、かぼちゃ、卵、黄ピーマン、ナッツ類などです。黄色い色素に含まれるルテインという物質は強い抗酸化作用を持っています。

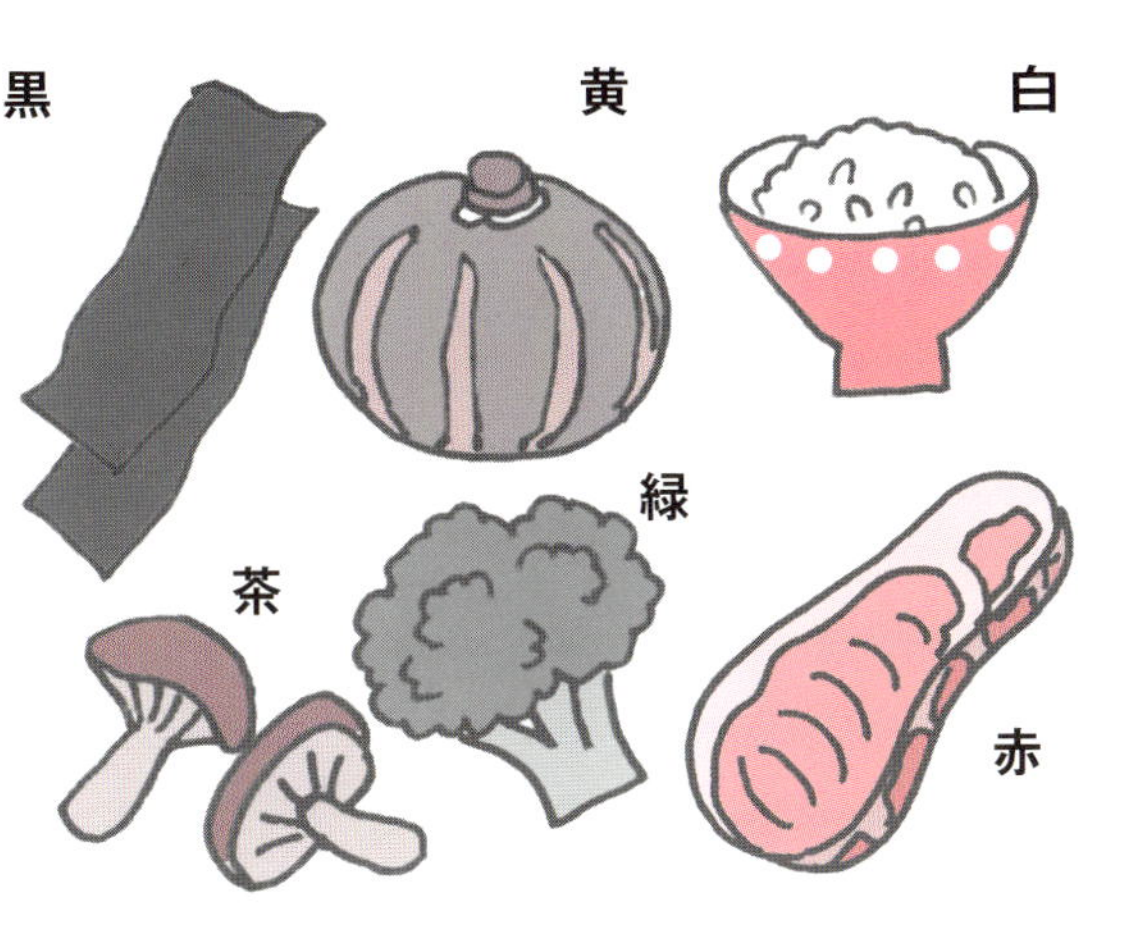

また、ナッツ類には、降圧効果のあるマグネシウムが豊富です。

●緑色

緑色の食材の代表は、ほうれんそうやブロッコリー、にら、小松菜、春菊、パセリなどの野菜です。これらの野菜にはビタミンAやC、カリウムなどが多く含まれています。

●黒色

黒色の食材としては、昆布、ひじき、のり、きくらげ、黒豆、黒ごまなどがあります。ひじきや昆布には、食物繊維のほか、降圧効果のあるマグネシウムなども多く含まれています。

●茶色

茶色の食材としては、しいたけ、まいたけ、なめこ、納豆などが代表的です。きのこ類には食物繊維が多く含まれている上に、悪玉コレステロールが増えるのを抑える働きもあり、動脈硬化などの改善に有効です。

MEMO

必須アミノ酸

私たちが体内でつくれないアミノ酸を「必須アミノ酸」といいます。これは全部で9種類あり、すべて食べものから摂取しなければなりません。良質なたんぱく質というのは、この9種類のアミノ酸が理想的な配分で含まれている食品のことです。こうした食品を「アミノ酸スコアが高い食品」といいます。

アミノ酸スコアが100点(満点)なのは、牛肉、豚肉、鶏肉などの肉類、あじ、いわし、鮭など加工されていない魚類、鶏卵、牛乳などの動物性たんぱく質です。

一方、植物性たんぱく質は、動物性たんぱく質にくらべると、アミノ酸の配分がアンバランスですが、大豆とその加工品(豆腐や納豆など)は、例外的に良質なたんぱく質を豊富に含んだ食品です。

くだものでビタミン・酵素を補給

●加熱処理すると失われてしまうビタミンや酵素も、生のくだものには豊富に含まれているので、季節のくだものを毎日とる。
●くだものは１日に 200g 程度が目安。

くだもの（デザート）

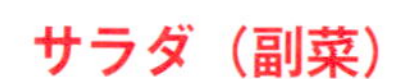

食物繊維・ビタミン・ミネラル源となる

副菜

●野菜、きのこ類、海藻類などを使ったサイドメニュー。汁物も含まれる。
●野菜は１日に 350g 以上とる。そのうち緑黄色野菜（にんじん、ブロッコリー、ピーマン、トマトなど）は 120g 以上とる。
●野菜と別に、きのこ類や海藻類、いも類、根菜などもできるだけとる。

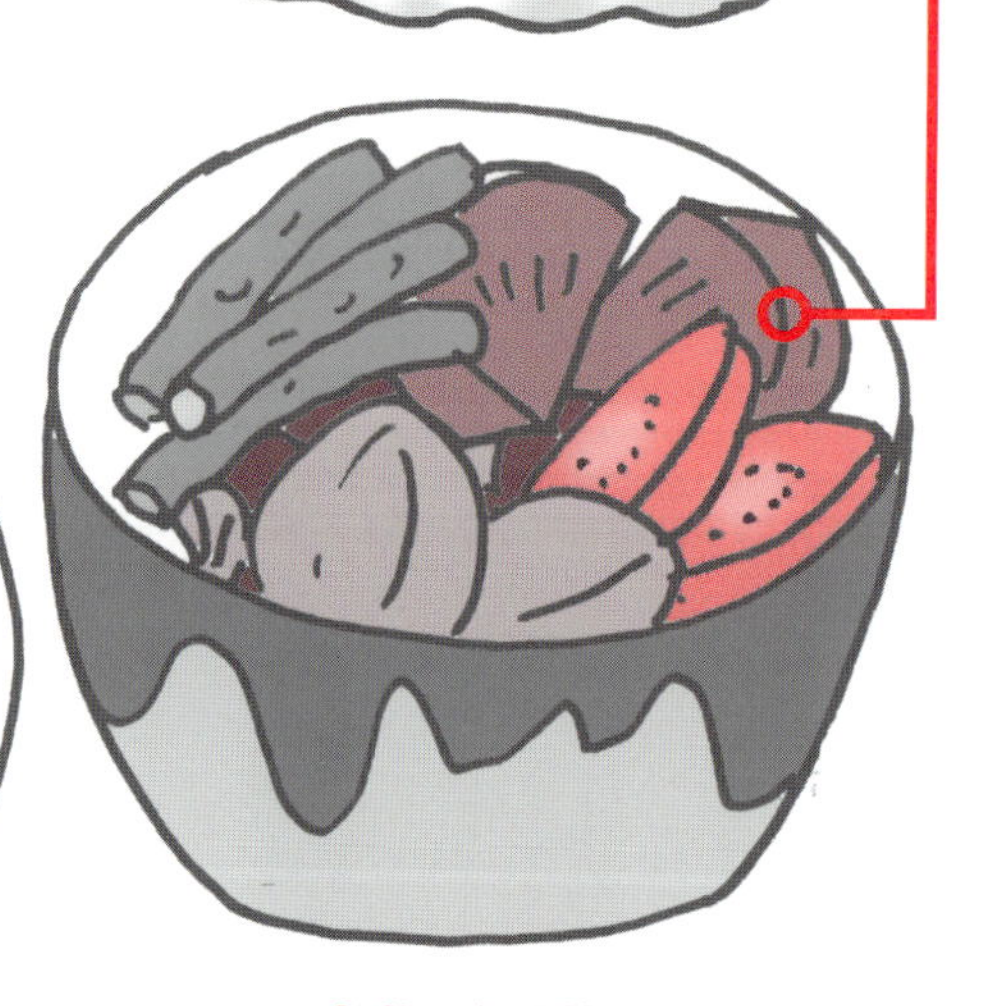

煮物（副菜）

■ バランスのよい献立のつくり方

献立を考えるときは、塩分だけでなく、栄養のバランスにも配慮することが必要です。基本は「主食１品」＋「主菜１品」＋「副菜１～２品」です。油脂はとりすぎないように注意し、牛乳やくだものなども積極的にとるように心がけましょう。

エネルギー源となる 主食

ごはん（主食）

●ごはん、パン、めん類などが主食。主要栄養素は炭水化物。

●ごはんの場合は、塩気のあるおかずが合うので、塩分のとりすぎに注意する。また、牛乳や乳製品を１日のどこかでとるように心がける。牛乳は１日に200cc（ヨーグルトなら180g）程度とるようにする。

●パンの場合は、洋風のおかずが合うため、脂質のとりすぎに注意する。また、海藻類や大豆製品をとるように心がける。

●めん類を主食にする場合は、いろいろな具をのせたり、おかずをつけたりして、栄養のバランスをとる。

●めん類の汁は塩分が多いので、残す。

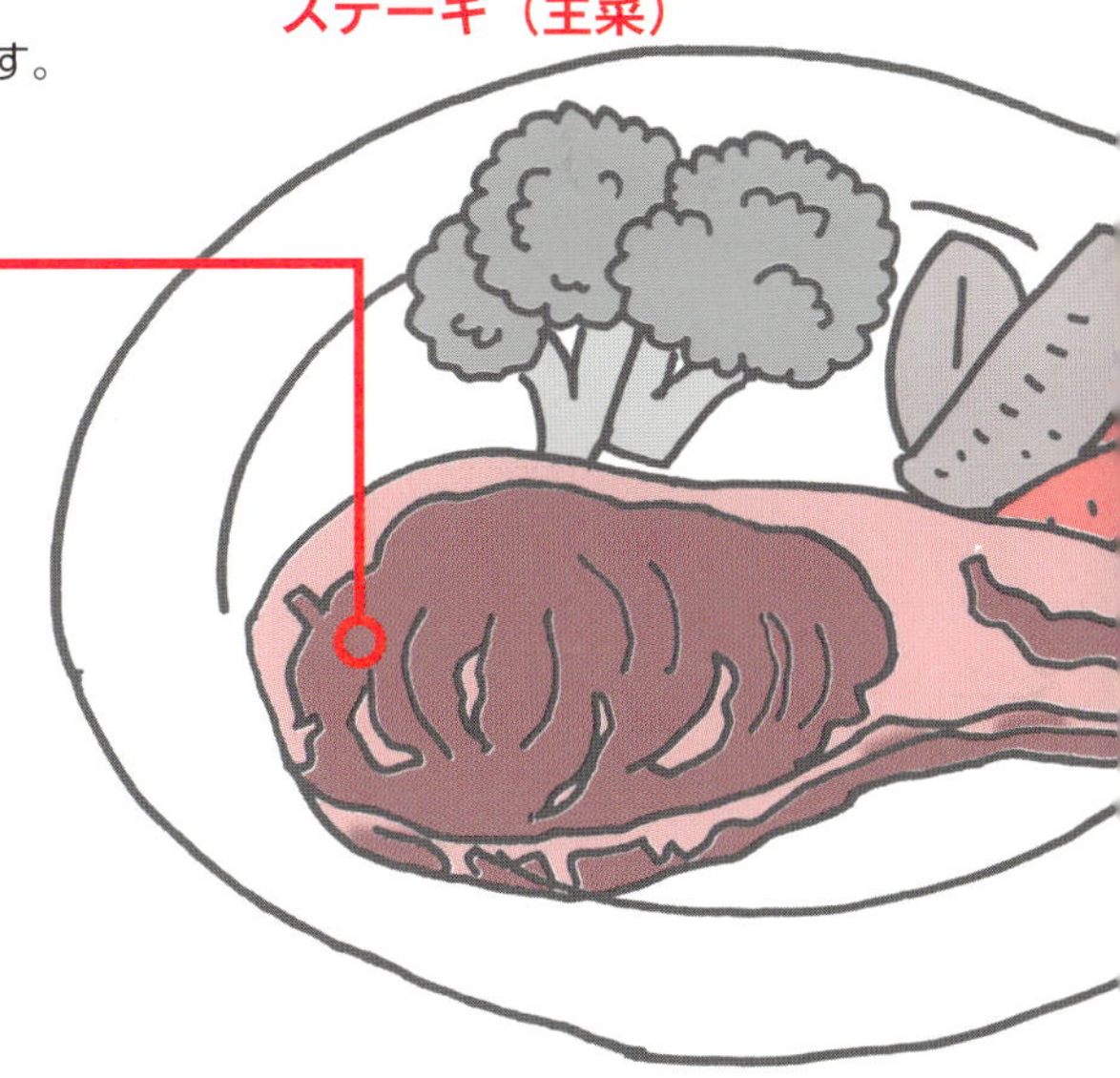

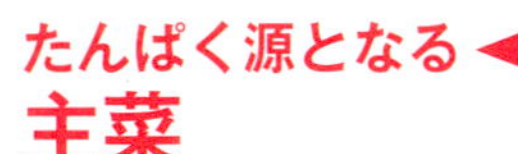

たんぱく源となる 主菜

●肉、魚、大豆、卵などメインのおかず。

●肉や魚、卵など動物性のおかずだけにならないように、１日に１回は大豆製品（豆腐、納豆、油揚など）のおかずにする。

高血圧によい栄養素と食品

Point
- 高血圧によい栄養素の代表はナトリウムを排出する働きのあるカリウム
- マグネシウム、カルシウム、タウリンなども血圧降下作用のある栄養素
- 食物繊維には塩分の吸収を抑え、高血圧を予防・改善する働きがある

減塩食に積極的に取り入れたい栄養素

高血圧を防ぐには、塩分の摂取量を抑えるだけでなく、動脈硬化を防ぎ、血圧をコントロールするのに役立つ栄養素や食品を積極的に毎日の食事に取り入れるようにしましょう。

●カリウム

血圧降下作用のある栄養素の代表がカリウムです。

カリウムは、生命維持に欠かせない大切なミネラルの一つで、**体内の余分なナトリウム（塩分）を体外に排出してくれる働き**があります。

ナトリウムの摂取量に対し、カリウムの摂取量が多くなるほど血圧の上昇が抑えられ、また、すでに高血圧になっている場合でも、カリウムを多くとると血圧が下がることが、多くの臨床試験で確かめられています。

カリウムは、野菜、くだもの、海藻類、いも類、豆類などに多く含まれています。

カリウムは水にとけやすいので、生で食べられるものはできるだけ生で、調理する場合は煮汁ごと食べられるメニューがおすすめです。

ただし、腎臓の機能が低下している人は、カリウムの制限が必要です（腎機能が低下すると、カリウムが体外に排出されにくくなり、高カリウム血症になるおそれがある）。

●マグネシウム

マグネシウムも、体の健康を保つために大切な役割をするミネラルの一つですが、人間の体内には30gしか存在しません（成人の場合）。

マグネシウムには、「カルシウム

■ カリウムが豊富な食品(1回に食べる量から見て)

(単位mg)

食品名	1人1回分のカリウムの量	可食部100g中のカリウムの量	1人が1回に食べる量の目安
ほうれんそう	552	690	80g
アボカド	432	720	60g
さわら	392	490	80g
しゅんぎく	368	460	80g
バナナ	360	360	100g
里いも	320	640	50g
普通牛乳	300	150	200g
さつまいも	240	480	50g
りんご	240	120	200g
枝豆（ゆで）	220.5	490	45g
じゃがいも	205	410	50g
キウイフルーツ	203	290	70g
きな粉	200	2000	10g
芽キャベツ	183	610	30g
わかめ（素干し）	156	5200	3g
アーモンド（フライ・味付け）	148	740	20g
絹ごし豆腐	112.5	150	75g
胚芽米（めし）	112.2	51	220g
小豆（全粒・ゆで）	92	460	20g

(『七訂日本食品標準成分表』より抜粋)

■ マグネシウムが豊富な食品(1回に食べる量から見て)

(単位mg)

食品名	1人1回分のマグネシウムの量	可食部100g中のマグネシウムの量	1人が1回に食べる量の目安
小麦胚芽	93	310	30g
アーモンド（フライ・味付け）	81	270	30g
カシューナッツ（フライ・味付け）	72	240	30g
ごま（いり）	36	360	10g
干しひじき	32	640	5g
きな粉（全粒大豆）	26	260	10g
煮干し	23	230	10g
からし粉	22.8	380	6g
ピュアココア	17.6	440	4g
インスタントコーヒー	16.4	410	4g
真昆布（素干し）	12.75	510	2.5g
抹茶	11.5	230	5g
干しゆば	11	220	5g
カレー粉	7.7	220	3.5g
あまのり（干しのり）	6.8	340	2g

(『七訂日本食品標準成分表』より抜粋)

拮抗薬」という降圧薬と似たような作用があることがわかっています。カルシウムには血管を収縮させ、血圧を上昇させる作用がありますが、カルシウム拮抗薬は、血管の筋肉に対するカルシウムの働きを抑え、血管を広げる働きがあるのです。もちろん、天然成分なので、その作用はおだやかなものです。

マグネシウムは、魚介類、種実類、海藻類、大豆・大豆製品、玄米、麦などに多く含まれています。

加工食品の添加物に多く含まれる**リンは、マグネシウムの吸収をさまたげる**ので、注意が必要です。

また、腎臓の働きが弱っている人の場合は、サプリメントなどで大量のマグネシウムを摂取すると、腎臓に負担がかかりますので、とりすぎは要注意です。

●カルシウム

カルシウムは骨や歯をつくるミネラルとしてよく知られています。

また、カルシウムには、**血圧を安定させる働き**もあり、ふつう、カルシウムが十分に補給できていれば、血圧は比較的安定しています。

ところが、カルシウムが不足すると、骨や歯からカルシウムイオンがとけ出し、逆にカルシウムが増えすぎてしまいます。カルシウムには、血管を収縮させ、血圧を上昇させる作用がありますので、カルシウムの不足が、結果的に血圧の上昇をまねいてしまうのです。これを「**カルシウム・パラドックス**」といいます。

カルシウムは、牛乳・乳製品、魚介類、海藻類、大豆・大豆製品、緑黄色野菜などに多く含まれています。特に、牛乳・乳製品は吸収率が高く、効率のよいカルシウムの供給源です。

カルシウムは、血圧の安定に役立つばかりでなく、骨粗しょう症の予防にもなりますので、少なくとも1日に600㎎はとるようにしたいものです。

また、良質なたんぱく質と、酢や柑橘類に含まれる**クエン酸には、カルシウムの吸収を促す働き**があります。

一方、加工食品の添加物などに多く含まれるリンをとりすぎると、カルシウムの吸収をさまたげますので、注意が必要です。

●食物繊維

食物繊維には、水にとける水溶性(すいよう)食物繊維と、水にとけない不溶性(ふよう)食物繊維があります。水溶性は、海藻類、野菜類、くだものなどに多く含まれています。特に**海藻類は、乾燥重量の40～60％が食物繊維で、まさに食物繊維の固まり**といっても過言

■カルシウムが豊富な食品（1回に食べる量から見て）

（単位mg）

食品名	1人1回分のカルシウムの量	可食部100g中のカルシウムの量	1人が1回に食べる量の目安
干しえび（殻つき）	710	7100	10g
どじょう（水煮・魚体全体）	600	1200	50g
かたくちいわし（田作り）	500	2500	20g
エメンタールチーズ	360	1200	30g
がんもどき	351	270	130g
きびなご（調味干し）	280	1400	20g
パルメザンチーズ	260	1300	20g
チェダーチーズ	222	740	30g
煮干し	220	2200	10g
普通牛乳	220	110	200g
厚揚げ	168	240	70g
チンゲンサイ	150	100	150g
ヨーグルト（全脂無糖）	150	120	125g
小松菜	136	170	80g
凍り豆腐	126	630	20g
木綿豆腐	64.5	86	75g
干しひじき	50	1000	5g
鶏卵（全卵）	25.5	51	50g
わかめ（素干し）	23.4	780	3g

（『七訂日本食品標準成分表』より抜粋）

ではありません。一方、不溶性は、豆類、いも類、野菜類、きのこ類、穀物・雑穀類などに多く含まれています。

食物繊維には、腸内の有害物質を取り込んで体外へ排出したり、**塩分の吸収を抑えて高血圧を予防・改善する**といった働きがあります。

特に、海藻類に含まれる水溶性食物繊維の一種「**アルギン酸**」には、体内でカリウムと結びつき、余分なナトリウム（塩分）を排出してくれる働きがあることが明らかになっています。アルギン酸というのは、昆

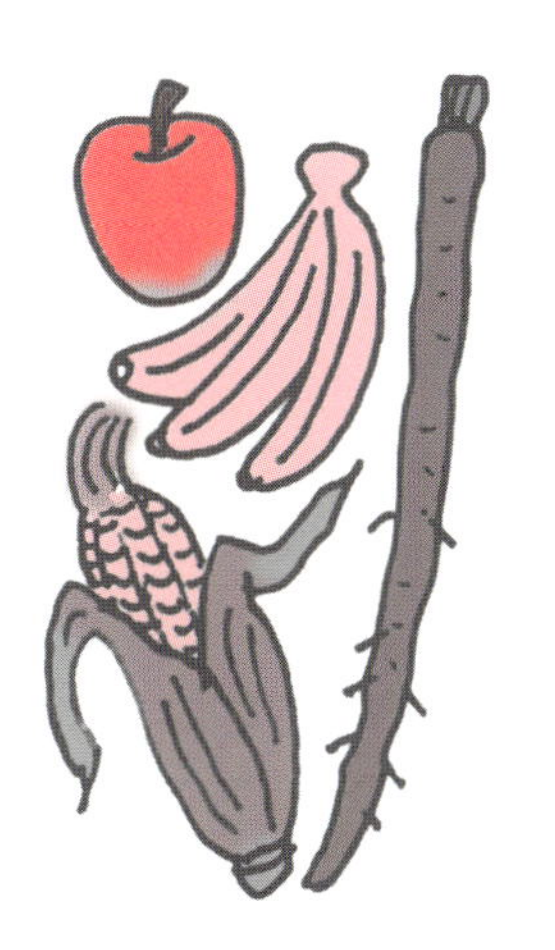

布やわかめのヌルヌルしたぬめり成分のことです。

また、食物繊維は、腸内で便のかさを増やして腸壁を刺激するので、便を送り出す腸の活動を活発にし、**便秘の解消**に役立ちます。便秘になると、悪玉菌が増え、腸内環境が悪化するだけでなく、腎臓の機能にも悪影響をあたえ、血圧を上げますので、便秘の解消は高血圧の予防という観点からも重要です。

ただし、ごぼうやさつまいもなどの繊維の長い根菜類は、かえって便秘を悪化させるおそれがあり、注意が必要です。

食物繊維は、水溶性と不溶性のものをバランスよくとることが大切です。理想的には、**水溶性：不溶性＝1：2**の割合がよいとされます。

●たんぱく質

たんぱく質は、体の筋肉や血液の材料になるだけでなく、体が円滑に機能するためのホルモンや酵素などの原料となる大切な栄養素です。

私たちが毎日消費するエネルギーの中で、いちばん大きな割合を占めるのが基礎代謝ですが、筋肉が増えると、この基礎代謝が高まります。したがって、たんぱく質を十分にとって筋肉が増えると、基礎代謝が高まり、内臓脂肪の蓄積を抑え、太りにくい体になります。

逆に、たんぱく質が不足すると、元気が出ない、だるい、疲れやすい、といった体の不調をまねいたり、造血作用が低下して貧血を起こしやすくなったりします。また、**血管がもろくなって動脈硬化を進行させる要因**ともなります。ラットを使った実験では、たんぱく質を十分に摂取すると、血圧が高くならずに、脳卒中を起こすことも少なく、長生きすることがわかりました。

また、たんぱく質は、体内で利用されたあと、代謝物が尿の中に排出されますが、このときナトリウム（塩分）もいっしょに排出されますので、ナトリウムの害を減らしてくれます。ただし、たんぱく質はたくさんとればよいわけではなく、その「質」が重要です。

たんぱく質は、約20種類のアミノ酸という物質がネックレスのように結合してできています。アミノ酸の中には、体内でつくることができるものもあれば、体内ではつくれないものもあります。体内でつくれないアミノ酸を「**必須**（ひっす）**アミノ酸（不可欠アミノ酸）**」といいます。これは全部で9種類あり、すべて食べものから摂取しなければなりません。**良質のたんぱく質とは、この9種類のアミノ酸が理想的な配分で含まれている食品**のことで、こうした食品を「**アミノ酸スコアが高い食品**」といいま

■ 食物繊維が豊富な食品

水溶性

昆布　ひじき　わかめ　もずく　寒天　キウイ　りんご　柿　もも　レモン　いちご　ごぼう　あしたば　オクラ　しゅんぎく　アボカド　モロヘイヤ　にんにく　らっきょう　切り干し大根　納豆　きなこ　かんぴょう　オートミール　抹茶　カレー粉　など

不溶性

いんげん豆　ひよこ豆　えんどう豆　おから　あずき　栗　さつまいも　さといも　山芋　こんにゃく　ごぼう　菜の花　とうもろこし　アボカド　しそ　パセリ　オクラ　モロヘイヤ　ほうれんそう　バナナ　とうがらし　納豆　枝豆　きくらげ　エリンギ　干ししいたけ　えのきだけ　オートミール　抹茶　カレー粉　かんぴょう　など

■ 良質なたんぱく質を含む食品（アミノ酸スコアが高い食品）

	植物性たんぱく質	動物性たんぱく質
100	大豆　豆乳　納豆　豆腐	肉　魚　牛乳　鶏卵　ヨーグルト
90以上	枝豆　おから	ナチュラルチーズ
80以上	さといも	あさり　はまぐり　うに
70以上	油揚げ　とうもろこし　にら　なめこ	えび　いか　たこ　ほたて
60以上	かぼちゃ　じゃがいも　アスパラガス　えのきだけ　ピーマン　玄米　精白米　そば　落花生　栗　バナナ　いちご	あわび
50以上	きゅうり　にんじん　ほうれんそう　キャベツ　アーモンド　ごま　みかん　りんご	なし

す。

アミノ酸スコアが100点(満点)なのは、牛肉・豚肉・鶏肉などの肉類、あじ・いわし・鮭など加工されていない魚類、鶏卵、牛乳などの動物性たんぱく質です。これらは良質のたんぱく質です。

一方、植物性たんぱく質は、動物性たんぱく質にくらべると、アミノ酸の配分がアンバランスです。

ただし、大豆・大豆製品(豆腐や納豆など)のアミノ酸スコアは、以前は86でしたが、1985年の見直しで100に改められました。

一般的には、**動物性たんぱく質と植物性たんぱく質を1:1の割合でバランスよくとるとよい**とされていますが、ただし、高血圧の人は肉類を食べすぎないことも大切です。特に、悪玉(LDL)コレステロールを増やす飽和脂肪酸が多く含まれている肉の脂身やバラ肉、ベーコン、ソーセージなどには注意が必要です。

一方、いわしやさば、あじ、さんまなど青背の魚は、悪玉コレステロールを減らす働きのある不飽和脂肪酸が多く含まれていますので、積極的にとりたいたんぱく質です。

●タウリン

アミノ酸の一種であるタウリンには、疲労回復や肝機能向上といった効果があることが知られていますが、それだけでなく、**交感神経の緊張をゆるめて血圧を下げる効果**もあるとされています。これは、タウリンにはノルアドレナリンの分泌を抑える働きがあるためです。

また、タウリンには、血中のコレステロールや中性脂肪が増えるのを防ぐ働きもあります。

タウリンは、体内ではごくわずかしかつくられないため、食事からとることが大切です。タウリンは魚介類に多く含まれています。

ただし、魚介類の中には天然の塩分を含んでいるものが多いので、とりすぎには注意が必要です。

●EPA・DHA

青背の魚などに多く含まれているEPA(エイコサペンタエン酸)やDHA(ドコサヘキサエン酸)には、**血液をサラサラにして動脈硬化を防ぐ作用**があります。

●抗酸化食品

最近の研究では、高血圧や糖尿病などの生活習慣病を引き起こす動脈硬化は、体内で発生した「活性酸素」によってLDLコレステロールが酸化され、まったく異なった性質に変性した「酸化LDL」が主な原因であることがわかってきました。

LDLコレステロールが酸化されると、血管の細胞がダメージを受け、

タウリンが豊富な食品

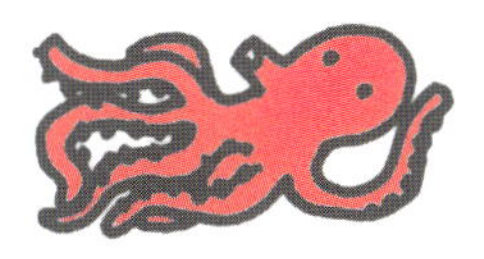

カキ　さざえ　ほたて　たこ　いか　ミル貝　かつお　ぶり
あじ　さんま　いわし　さば　たら　まぐろ　サーモン
えび　カニ　あさり　はまぐり　しじみ　うに　など

ＥＰＡ・ＤＨＡが豊富な食品

●EPA

はまち　いわし　まぐろ　さば　たい　うなぎ　さんま
ししゃも　うに　あまのり（焼きのり）　ほたるいか
はたはた　はも　鮭　あなご　ほっけ　かれい　しゃこ
すずき　わかさぎ　たらこ　カキ　ひらめ　など

●DHA

まぐろ　たい　ぶり　さば　はも　うなぎ　さんま　いわし
鮭　あじ　いぼだい　はたはた　あなご　かます　ほっけ
ほたるいか　わかさぎ　かつお　すずき　しらす干し　かれい　など

脂肪の種類

脂肪の種類は、中に含まれる脂肪酸によって決まります。脂肪酸は、大きく「飽和（ほうわ）脂肪酸」と「不飽和脂肪酸」に分かれます。飽和脂肪酸は、肉の脂身などの動物性食品やベーコンなどの加工食品、生クリームなどの乳製品に多く含まれ、とりすぎると悪玉のＬＤＬコレステロールを増やします。一方、不飽和脂肪酸は、青背の魚や植物油などに多く含まれ、飽和脂肪酸とは逆に、ＬＤＬコレステロールを減らす作用があります。

不飽和脂肪酸は、さらに「一価（いっか）不飽和脂肪酸」と「多価（たか）不飽和脂肪酸」に分かれます。特にＬＤＬコレステロールを減らす作用が強いのは多価不飽和脂肪酸で、青背の魚に多いＥＰＡやＤＨＡは、この多価不飽和脂肪酸です。

一価不飽和脂肪酸の代表はオレイン酸で、オリーブ油、菜種油、紅花油、アボカド、ナッツ類などに多く含まれています。

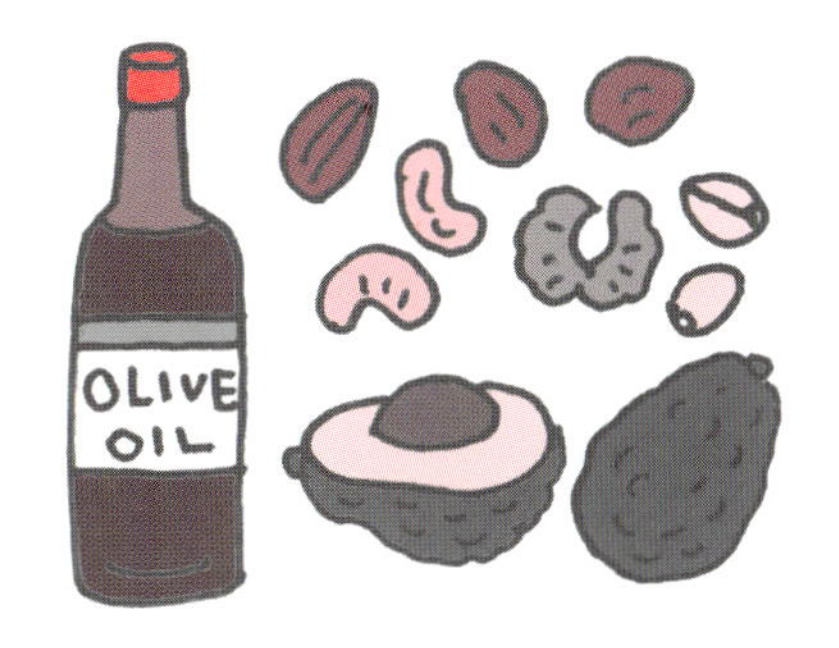

動脈硬化が急速に進行します。

ＬＤＬコレステロールの酸化を防ぐには、食事によって、抗酸化作用のある食品（抗酸化食品）をたっぷりとることが大切です。

●ビタミンE

抗酸化作用のある成分にはさまざまなものがありますが、中でもビタミンＥとＣは抗酸化作用が高く、β（ベータ）カロテンなどとともに「**抗酸化ビタミン**」と呼ばれます。

ビタミンＥは、ＬＤＬコレステロールの酸化を防ぐだけでなく、不飽和脂肪酸の酸化を防ぎ、**血管を強くして血行をよくする働き**もあります。

ビタミンＥは、活性酸素を回収したあと「ビタミンＥラジカル」という物質に変わりますが、このビタミンＥラジカルが再びビタミンＥとなって活性化するのに一役買うのがビタミンＣです。そのため、**ビタミンＥとＣをいっしょにとると、相乗的に効果が高まります。**

●ビタミンC

ブロッコリーやいちごなどに多く含まれるビタミンＣは、その強い抗酸化作用で、体内で活性酸素によるダメージから細胞を守るのを助けます。また、ビタミンＣには植物性食品からの鉄の吸収を促し、病気から体を守るために免疫系が働くのを助ける作用もあります。

ビタミンＣは水溶性（水にとける性質）で、熱に弱いという性質があるため、調理するときは、切ったあと水につけない、加熱時間を短くするといった工夫が必要です。

喫煙者やストレスが多い人は、ビタミンＣの消耗が激しいため、さらに多く摂取する必要があります（喫煙者の場合は、1日の必要所要量に35㎎を加えるとよいとされます）。

●ポリフェノール

抗酸化物質は、ビタミンＥやＣだけではありません。ほかに、酢などに多いクエン酸や、赤ワインやチョコレート、お茶などに多いポリフェノールも強い抗酸化作用を持っています。

ポリフェノールとは、植物の葉や茎、花、樹皮などに多く含まれている、光合成によってできた色素成分（**フラボノイド**）や、渋み、苦み、えぐみ成分の総称です。

フラボノイドには、お茶やチョコレートなどに含まれる「**カテキン**」、いちごやぶどう、なすなどに含まれる「**アントシアニン**」、そばなどに含まれる「**ルチン**」などがあります。

特に、**ルチンには毛細血管を強くする働きがあり、脳卒中など出血性疾患の予防に効果があります。また、血流をスムーズにしてくれる働きもあるため、高血圧や動脈硬化などの予防に効果的です。**

■ビタミンE・ビタミンCの豊富な食品

ビタミンE　※1日の必要所要量　6.5mg（成人男性）　6.0mg（成人女性））

ナッツ類（アーモンド、ピーナッツなど）、うなぎ、アボカド、かぼちゃ、ほうれんそう、植物油（ひまわり油、コーン油、大豆油など）、はまち、まぐろ、さんま、さば、いわし

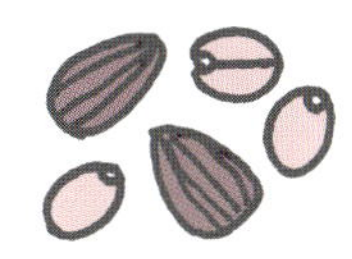

ビタミンC　※1日の必要所要量　100mg（成人）

菜の花、ブロッコリー、赤ピーマン、ゴーヤ、モロヘイヤ、芽キャベツ、カリフラワー、小松菜、ほうれんそう、いも類（さつまいも、じゃがいもなど）、くだもの（柑橘類、柿、いちご、キウイフルーツ、パパイヤなど）

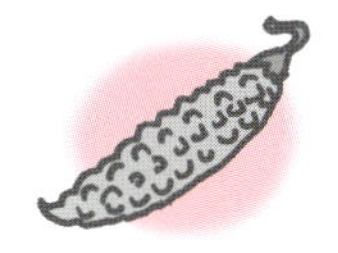

■主なポリフェノールと、それを多く含む食品

ポリフェノール

フラボノイド

●アントシアニン
いちご、なすの皮、ぶどう、ブルーベリー、しそ、あずき、黒豆、紫いも、さくらんぼ、赤ワイン　など

●ケルセチン
たまねぎ、ブロッコリー、りんご、レタス、いちご、そば、赤ワイン、ココア、柑橘類　など

●ルチン
そば、アスパラガス、トマト、いちじく、みかん　など

●イソフラボン
大豆製品、くず粉　など

●カテキン
緑茶、紅茶、ウーロン茶、ココア、チョコレート、くだもの、赤ワイン　など

●ルテオリン
しゅんぎく、セロリ、ピーマン、しそ、えごま　など

●アピゲニン
セロリ、パセリ、ピーマン、グレープフルーツ、カモミール　など

●ケンフェロール
たまねぎ、にら、ブロッコリー、大根　など

●ミリセチン
クランベリー、ぶどう、赤ワイン、パセリ、くるみ　など

●ヘスペリジン
みかん、だいだい、ポンカン、レモンの皮・果汁　など

●ナリンジン
柑橘類の皮　など

●タキフォリン
柑橘類、ピーナッツ　など

●カルコン
あしたば　など

ノンフラボノイド

●セサミン・セサミノール
ごま、ごま油

●タンニン
緑茶、柿、赤ワイン、しそ、よもぎ　など

●クロゲニン酸
オリーブ油、大豆　など

●クロロゲン酸
コーヒー、りんご、さつまいも、じゃがいも、ごぼう

●クルクミン
ウコン（特に秋ウコン）

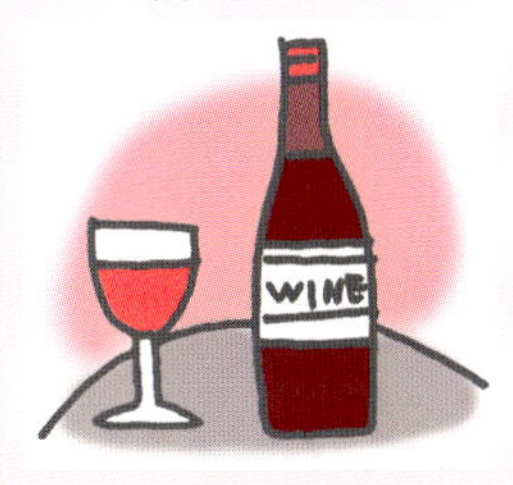

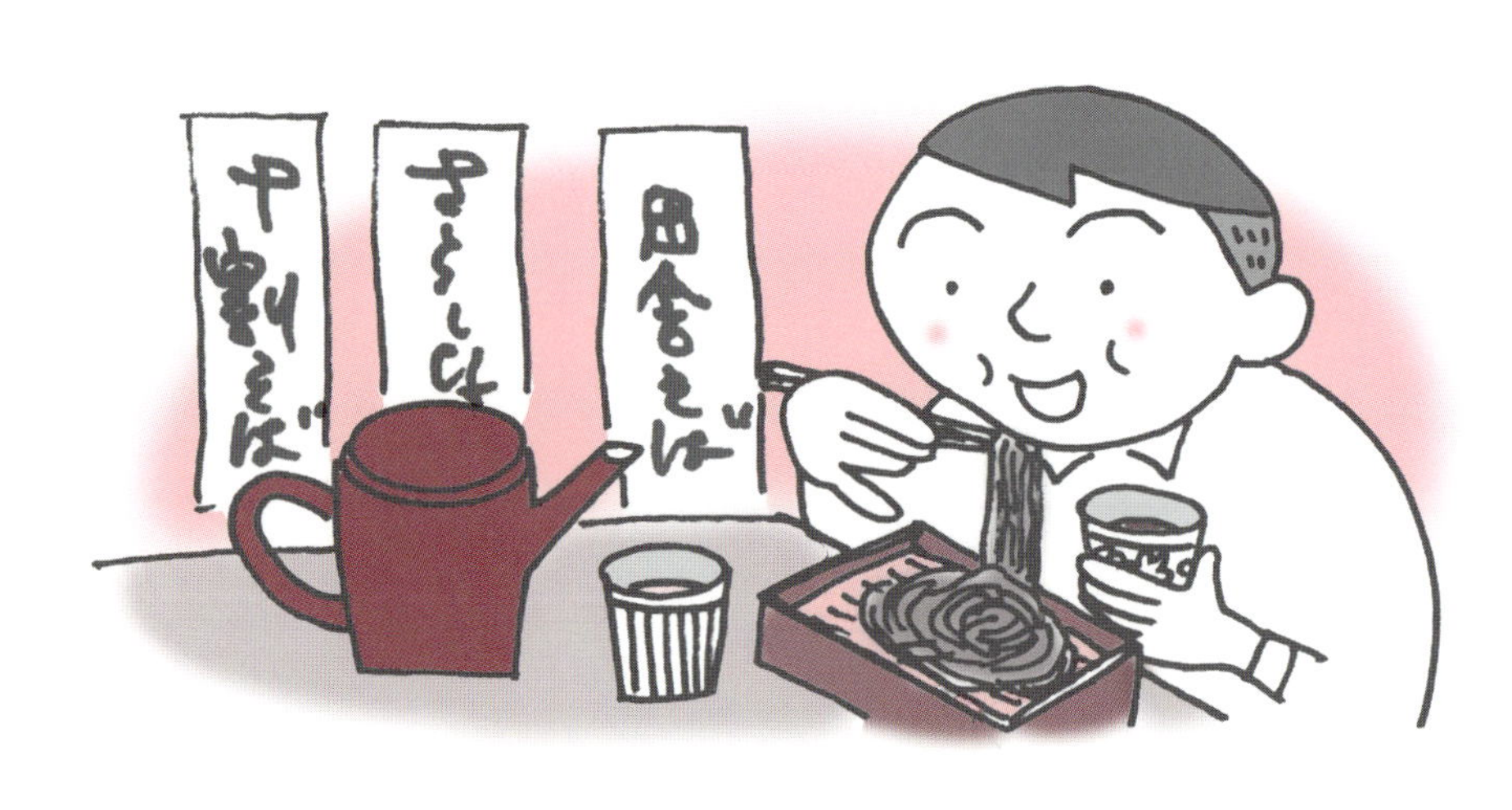

ルチンは、そばの実の外側の黒い部分に多く含まれているので、白い更科そばより黒い田舎そばを食べたほうが効率的にとれます。また、ルチンは水溶性なので、そば湯も飲むといいでしょう。

なお、ごまに含まれる「**セサミン**」や、赤ワインやお茶に含まれる「**タンニン**」などもポリフェノールの一種です。

ポリフェノールは、水にとけやすい性質なので、調理のときは水に長くつけておかないなどの注意が必要です。

●カロチノイド

ポリフェノールのほかに、強い抗酸化作用を持つ植物の色素成分としては、黄色や赤の色素成分であるカロチノイドがあります。

カロチノイドは、「カロテン」と「キサントフィル」の2つに大別されます。

カロテン類の代表としてよく知られているのが、緑黄色野菜やくだものの色素に多く含まれる「**βカロテン**」です。βカロテンは、体内でビタミンAが不足すると、必要に応じてビタミンAに変化します。

トマトなどに多く含まれる「**リコピン**」もカロテンの仲間です。

なお、**βカロテンは海藻類にも豊富**で、100gあたりなら緑黄色野菜にも匹敵するほどです。

キサントフィルには、ほうれんそうやブロッコリーなどに多い「**ルテイン**」、赤ピーマンやとうがらしなどに多い「**カプサンチン**」、鮭の身やイクラなどに多い「**アスタキサンチン**」などがあります。

カロチノイドは油にとけやすい性質なので（脂溶性）、吸収率を高めるためには、油で炒めるなどの調理法がおすすめです。ただし、油の使いすぎには注意が必要です。

カロチノイドの種類

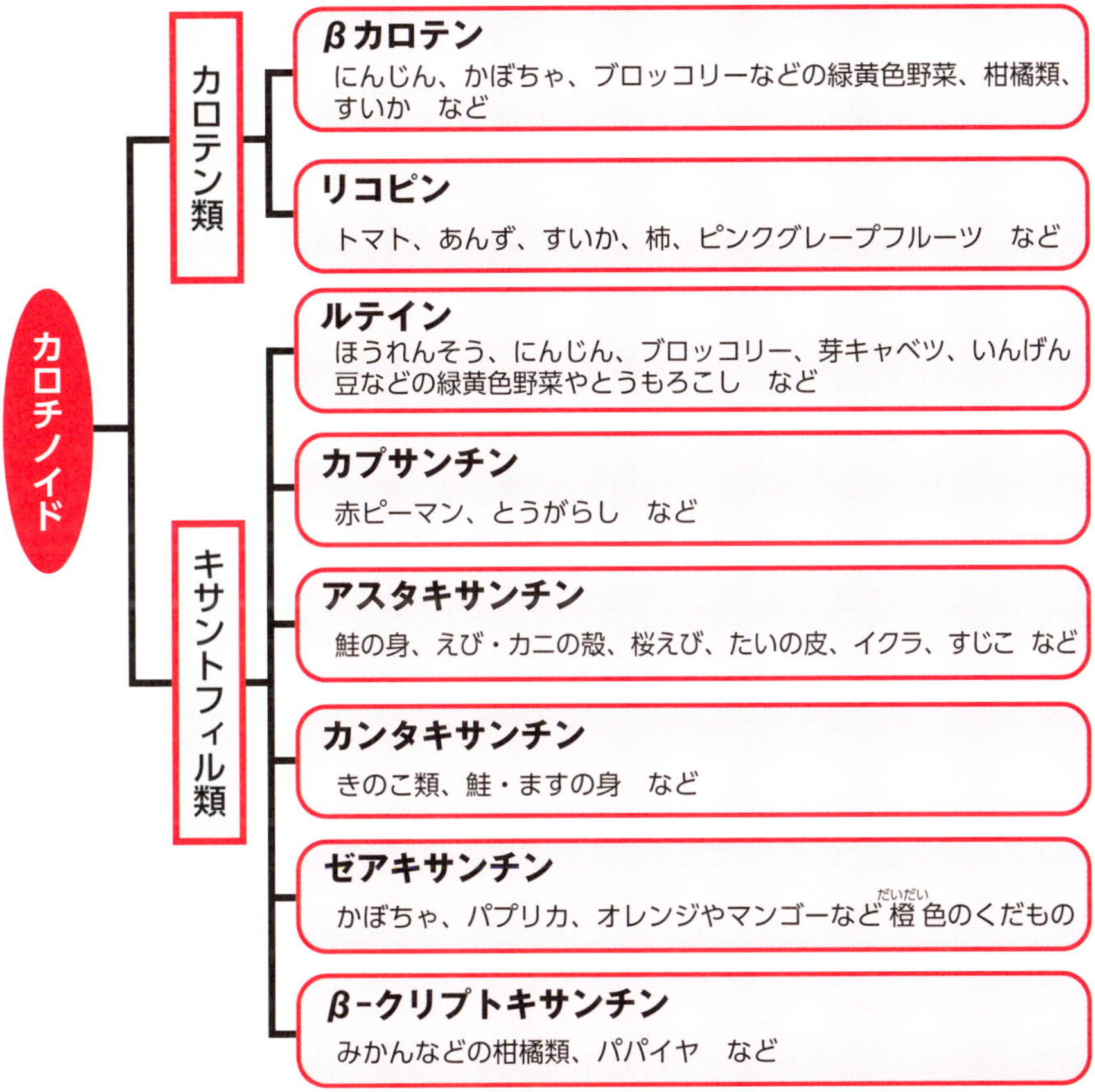

カロチノイド

- カロテン類
  - **βカロテン**
    にんじん、かぼちゃ、ブロッコリーなどの緑黄色野菜、柑橘類、すいか　など
  - **リコピン**
    トマト、あんず、すいか、柿、ピンクグレープフルーツ　など
- キサントフィル類
  - **ルテイン**
    ほうれんそう、にんじん、ブロッコリー、芽キャベツ、いんげん豆などの緑黄色野菜やとうもろこし　など
  - **カプサンチン**
    赤ピーマン、とうがらし　など
  - **アスタキサンチン**
    鮭の身、えび・カニの殻、桜えび、たいの皮、イクラ、すじこ　など
  - **カンタキサンチン**
    きのこ類、鮭・ますの身　など
  - **ゼアキサンチン**
    かぼちゃ、パプリカ、オレンジやマンゴーなど橙(だいだい)色のくだもの
  - **β-クリプトキサンチン**
    みかんなどの柑橘類、パパイヤ　など

MEMO

抗酸化物質の働き

私たちは1日に2500L以上の空気を吸っていますが、そのうち1〜2％は活性酸素になるといわれます。

活性酸素は、細菌など体に異物が侵入したときは防御システムとして働きますが、過剰に発生すると、遺伝子を傷つけてがんの原因となったり、体内の脂質を酸化させて過酸化脂質（酸化LDL）を発生させます。その過酸化脂質が血管に付着して、細胞を傷つけ、動脈硬化の原因となるのです。

ビタミンEやC、ポリフェノール、カロチノイドなどの抗酸化物質は、こうした活性酸素が細胞を破壊して酸化、老化するのを抑えるとともに、酸化によって傷ついた細胞を修復する機能も持っています。

血圧を下げるおいしいレシピ

※「主菜」のみ33点紹介します。

●豚肉のしょうが焼き

277 kcal
塩分 0.7g

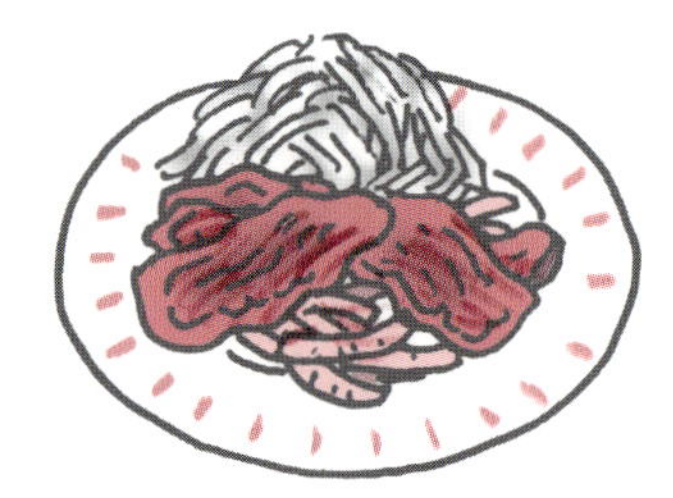

材料（2人分）	
豚ロース薄切り肉	160g
A こしょう	少々
A しょうが（しぼり汁）	小さじ1½
たまねぎ	½個（100g）
B しょうゆ	小さじ1½
B 砂糖	小さじ½
B しょうが（すりおろし）	小さじ1
B 酒	大さじ1
サラダ油	大さじ½
キャベツ	2枚（120g）

つくり方

1　豚肉にAをよくもみ込んでおく（下味をつける）。たまねぎは1㎝長さの半月切りにする。Bをまぜ合わせておく。キャベツはせん切りにする。
2　フライパンに半量の油を熱し、強火でたまねぎを炒めていったん取り出す。フライパンを軽く洗って再度熱し、残りの油を入れる。あたたまったら豚肉を1枚ずつ広げて入れ、強火で両面を色よく焼く。
3　たまねぎを戻し、Bを加え、炒め合わせる。キャベツといっしょに器に盛り合わせる。

ポイント：①先にたまねぎをよく炒めると、香りと甘みが出るので、薄味でもおいしく食べられる。②こしょうのかわりにカレー粉を使うと、カレー味のしょうが焼きになる。③キャベツのかわりに、ししとうやトマトなど季節の野菜なら何でもよい。

●分量の表記の大さじは15cc（mL）、小さじは5cc（mL）、カップは200cc（mL）です。小さじ1/5など少量のこともあるので、できれば1cc（mL）まで計量できる「ミニスプーン」を用意することをおすすめします。食塩ならミニスプーン1杯で1.2gに相当します。
●基本的にしょうゆは濃口しょうゆ、バターは加塩バターです。しょうゆは、減塩しょうゆを使えば、表示の塩分量よりさらに減塩できます。ただし、薄口しょうゆは濃口しょうゆより塩分がやや高めですので注意が必要です。
●表示の塩分量には食品中のナトリウム量は含まれていません。
●材料の重量は食べられない皮などを除いた正味の重量です。

●豚にらたま

294 kcal
塩分 1.6g

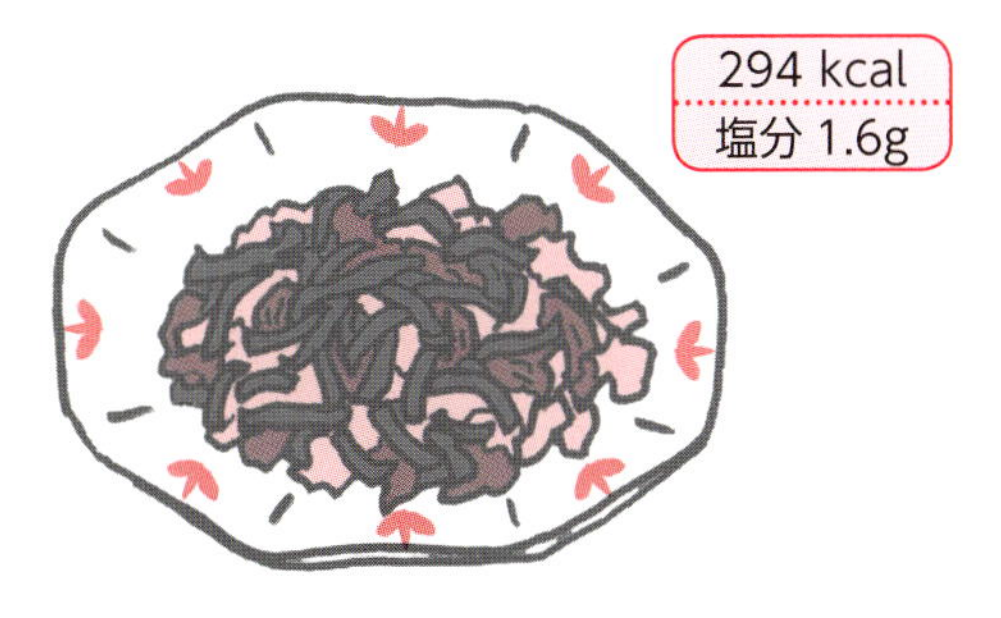

材料（2人分）	
豚こま切れ肉	100g
にら	½束(50g)
卵	2個
しょうが	½かけ
塩	ミニスプーン1½
サラダ油	大さじ1
ごま油	小さじ1
こしょう	少々
しょうゆ	小さじ1

つくり方

1　豚肉を食べやすい大きさに切る。にらは3～4㎝長さに切る。しょうがはせん切りにする。卵はときほぐし、塩をミニスプーン½加えてまぜる。

2　フライパンにサラダ油を中火で熱し、卵を流し入れる。大きくかきまぜ、ふんわりとしたら取り出す。

3　同じフライパンにごま油を中火で熱し、豚肉としょうがを炒める。肉の色が変わったら、にらを加えて、塩をミニスプーン1、こしょう少々をふり、ざっとまぜる。卵を戻して炒め合わせ、しょうゆを回し入れ、さっと炒める。

ポイント：①にらやしょうがなど、香りのよい野菜を使うことが、減塩料理のポイント。②しょうゆは、「だし割りしょうゆ」を使えば、さらに減塩ができる。

●肉だんごの野菜あんかけ

205 kcal
塩分 1.4g

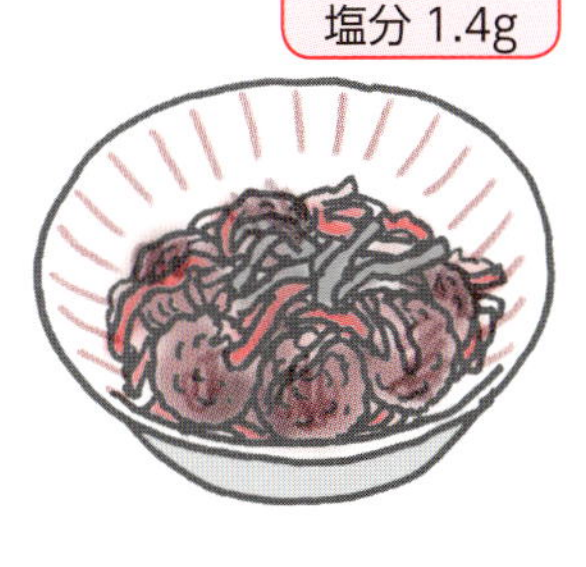

材料（2人分）		
	豚ももひき肉	160g
	ねぎ(みじん切り)	⅕本(20g)
A	しょうゆ	小さじ⅔
A	片栗粉	大さじ½
	たまねぎ	⅕個(40g)
	たけのこ(水煮)	⅕本(40g)
	トマト	⅕個(40g)
	生しいたけ	2個
	酒	大さじ½
B	トマトケチャップ	小さじ2
B	酢	小さじ2
B	しょうゆ	小さじ1
C	片栗粉	小さじ2
C	水	大さじ1⅓
	さやいんげん	20g

つくり方

1　ボウルにひき肉とねぎを合わせ、Aを加えてねりまぜたら、ひと口大の大きさに丸めて肉だんごをつくる。

2　湯2カップをわかし、沸騰したら、1を1個ずつ入れてゆでる。肉だんごが浮き上がったら取り出し、アルミホイルをかけて保温する。ゆで汁はキッチンペーパーでこす。

3　たまねぎと石づきを取ったしいたけは薄切りにし、たけのこは細長く切る。トマトはざく切りにする。

4　2のゆで汁1カップをなべに入れ、3と酒を加えて火にかける。煮立ったらBで味をととのえ、野菜に火が通るまで煮たら、まぜ合わせたCを入れてとろみをつける。

5　肉だんごに4をかけ、ゆでたさやいんげんの細切りを飾る。

ポイント：肉を揚げずにゆでることで、余分な脂肪を落とすことができる。

ホイコーロー

252 kcal
塩分 1.4g

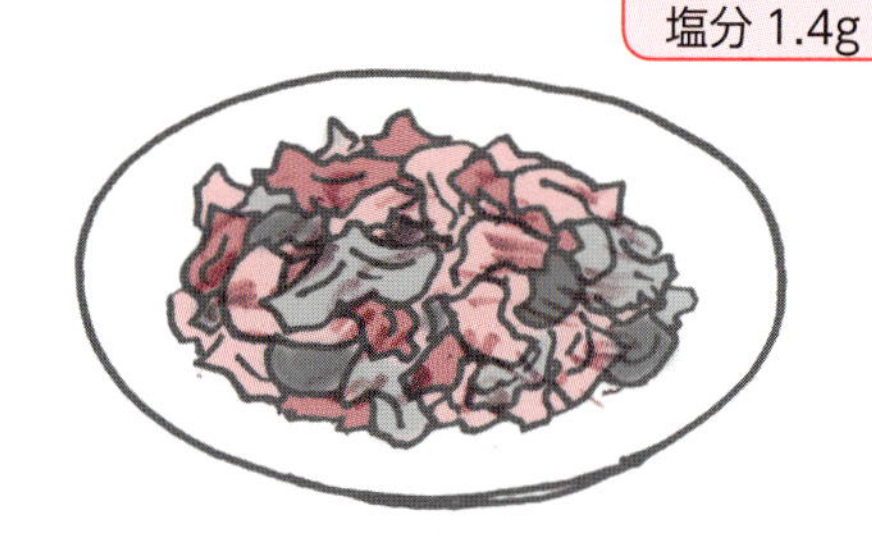

材料（2人分）	
豚ロース薄切り肉	150g
A 豆板醤（トウバンジャン）	小さじ½
A 甜麺醤（テンメンジャン）	小さじ2
A サラダ油	小さじ1
キャベツ	2.5枚(150g)
ピーマン	1個(30g)
ねぎ	½本(50g)
酒	大さじ1
しょうゆ	大さじ½

つくり方

1　豚肉は3㎝幅に切る。キャベツ、ピーマンもそれぞれ3㎝四方に切る。ねぎは1㎝長さに斜めに切る。

2　フライパンに湯をわかし、豚肉をさっとゆでて、ざるに上げる。

3　フライパンの湯を捨て、きれいにしたら、まぜ合わせた**A**を入れて中火にかける。煮立ったら、水カップ½を加えてのばし、強火にする。

4　野菜を入れて1分ほど炒め煮にし、酒としょうゆを加える。キャベツがしんなりしたら、**2**の豚肉を戻し、炒め合わせる。

ポイント：①ピリッと辛みのきいた炒め物は、減塩でもおいしく食べられる。②肉を一度ゆでてから炒めれば、余分な脂肪が落ち、カロリーも抑えられる。

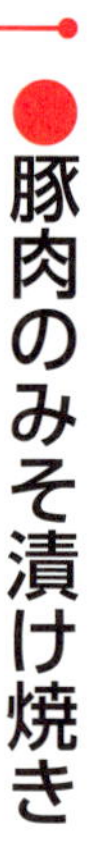

豚肉のみそ漬け焼き

198 kcal
塩分 1.3g

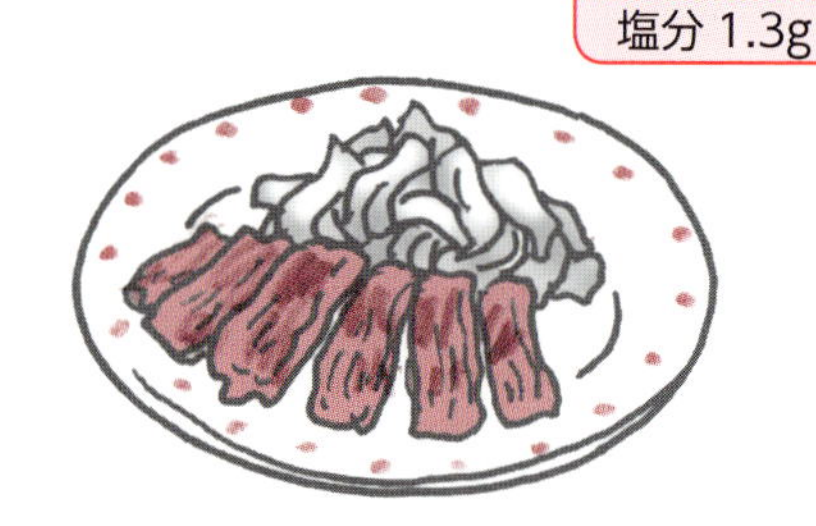

材料（2人分）	
豚ロース肉(とんかつ用)	120g
A みそ	小さじ1
A みりん	小さじ⅔
A 酒	小さじ1弱
サラダ油	小さじ½
キャベツ	1.5枚(90g)
たまねぎ	⅕個(40g)
塩	小さじ⅕
こしょう	少々

つくり方

1　まぜ合わせた**A**に豚肉を漬け込み、2時間ほど冷蔵庫に入れて味をなじませる。

2　フライパンに油を熱し、**1**の両面を焼いて取り出す。

3　同じフライパンでざく切りにしたキャベツと1cm長さに切ったたまねぎを炒め、塩、こしょうで味をととのえる。

4　**3**を器に盛り、**2**を食べやすい大きさに切ってのせる。

ポイント：①肉をみそに漬け込むと、やわらかくなるだけでなく、風味が増す。②好みで豆板醤を加えてもよい。ピリッとした辛みが食欲をそそる。③つけ合わせの野菜は家にあるものでよい。

焼きギョーザ

230 kcal
塩分 0.9g

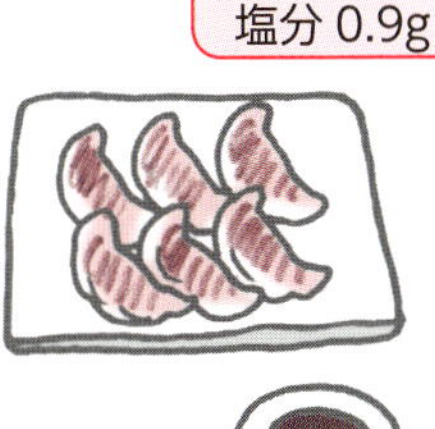
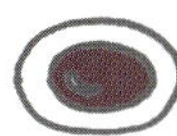

材料（2人分）

- A
  - 豚赤身ひき肉……100g
  - こしょう……少々
  - しょうが（しぼり汁）……小さじ½
  - しょうゆ……小さじ1
  - ごま油❶……小さじ½
- キャベツ……2枚（100g）
- にら……⅕束（20g）
- 生しいたけ……小1個
- 長ねぎ……4㎝（8g）
- ギョーザの皮……12枚
- サラダ油……小さじ½
- ごま油❷……小さじ½
- B
  - 酢……小さじ2
  - しょうゆ……少々
  - ラー油……少々

つくり方

1　キャベツはゆでてみじん切りにし、しっかり水気をしぼる。にら、しいたけ、ねぎはみじん切りにする。

2　ボウルにAを入れてまぜ合わせる。1を加えてまぜ合わせたら、12等分にして、ギョーザの皮で包む。

3　フライパンにサラダ油を薄くひき、2を並べて火にかける。フライパンが熱くなったら、水（分量外）を少量加えてふたをし、沸騰したら中火にして蒸し焼きにする。水気がなくなったら、ごま油❷を回しかけ、まわりがパリッと焼けてきたら器に盛る。

4　Bの調味料をまぜ合わせたたれを添える。

ポイント：たれは、酢の酸味とラー油の辛みを生かし、しょうゆはできるだけ少なくして減塩を。

ヒレカツ

180 kcal
塩分 0.7g

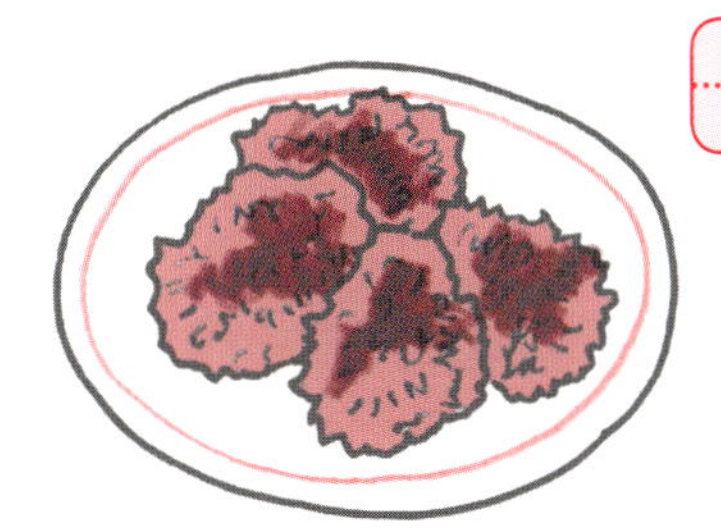

材料（2人分）

- 豚ヒレ肉……120g
- 塩……少々
- こしょう……少々
- 小麦粉……適量
- とき卵……適量
- パン粉……適量
- サラダ油……適量
- 中濃ソース……適量

つくり方

1　豚肉は1㎝厚さに切り、両面に塩、こしょうをふる。

2　1に小麦粉、とき卵、パン粉の順序で衣をつける。

3　2を180°の油でキツネ色になるまで3～5分、カラッと揚げる。

4　クッキングペーパーなどにのせ、余分な油を切って器に盛り、ソースをかける。

ポイント：ソースは、しょうゆなどとくらべて塩分が少ない。

●韓国風焼肉

224 kcal
塩分 0.9g

材料（2人分）	
豚肩ロース厚切り肉	160g
A しょうゆ	小さじ1
A みそ	小さじ1
A 砂糖	小さじ1
A 一味とうがらし	少々
A にんにく（みじん切り）	少々
A ねぎ（みじん切り）	小さじ1
A ごま油	小さじ½
A 白すりごま	小さじ1
サンチュの葉	8枚
ねぎ	3㎝（6g）
白いりごま	少々

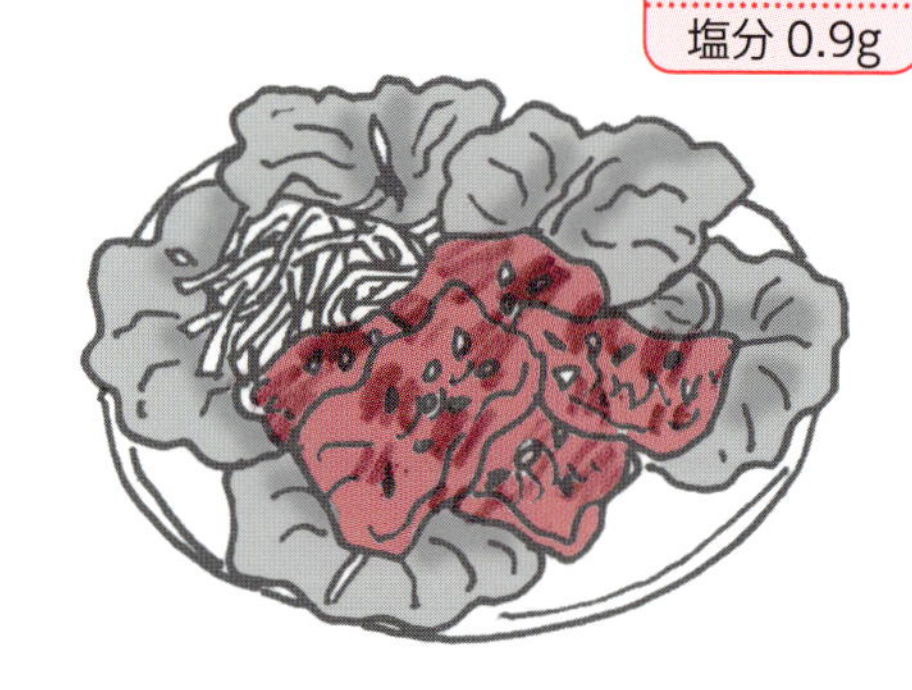

つくり方

1　豚肉はひと口大に切り、まぜ合わせたAにつけて5分ほど置き、味をなじませる。ねぎは白髪ねぎにし、水にさらして水気を切る。

2　フライパンを熱して1を入れ、強火で焼く。器にサンチュの葉、肉、ねぎを盛り合わせ、ごまをふる。

ポイント：①ねぎなどの香味野菜やとうがらしなどの香辛料をうまく使えば、減塩でもおいしく食べられる。②サンチュのかわりに、サニーレタスでもよい。

肉の脂肪を減らす工夫

- ●肉は焼くよりも、ゆでたり煮たり蒸したりしたほうが、脂肪分を減らせる。
- ●焼くときは、フライパンで焼くよりも、グリルや網で焼いたほうが、脂肪分を減らせる。
- ●フライパンで焼く場合は、フッ素樹脂加工のフライパンを使うと油を減らせる。
- ●厚みのある肉は、薄切りにすると脂がよく落ちる。
- ●牛肉や豚肉の脂身や鶏肉の皮などは、調理の前に切り取っておく。
- ●ベーコンの薄切りなどは、調理の前に熱湯を回しかけると、余分な脂肪が落とせる。
- ●バラ肉など脂肪の多い肉は、熱湯で軽く下ゆでするると脂肪を減らせる。

●牛肉の和風ステーキ

193 kcal
塩分 1.5g

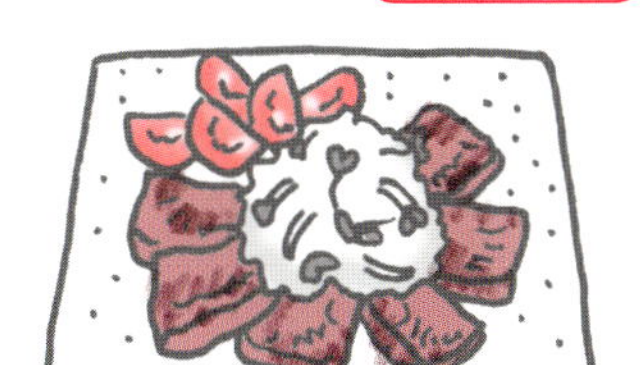

材料（2人分）	
牛ももステーキ肉	150g
A 塩	小さじ⅕
A あらびき黒こしょう	少々
にんにく	1かけ
オリーブ油	小さじ1
B バルサミコ酢	大さじ1
B 酒	大さじ1
B しょうゆ	小さじ2
大根おろし	150g
貝割れ菜	10g
ミニトマト	6個

つくり方

1　大根おろしは水気を軽く切り、貝割れ菜を2㎝長さに切ってまぜ合わせる。
2　にんにくはたたいてつぶし、油といっしょにフライパンに入れて弱火にかけ、香りが立ったら取り出す。
3　牛肉にAをふり、2のフライパンに入れて強火で両面をさっと焼く。Bを加え、強火でとろりとするまで煮詰めたら牛肉を器に盛り、1をのせ、煮汁をかける。ミニトマトを4つ割りにして添える。

ポイント：①牛ももステーキ肉は脂身が少ない赤身の部位で、カロリーが少ないわりには食べごたえがある。②にんにくやこしょう、酢を使うことで塩分が抑えられる。③酢の酸味が赤身肉をやわらかくし、うまみを引き立ててくれる。バルサミコ酢のかわりにレモン汁でもよい。

●野菜ときのこの牛肉巻き

195 kcal
塩分 1.0g

材料（2人分）	
牛もも薄切り肉	160g
塩	小さじ⅛
こしょう	少々
赤パプリカ	⅛個(15g)
エリンギ	2本(80g)
オリーブ油	小さじ½
A しょうゆ	小さじ1
A マヨネーズ	小さじ1½

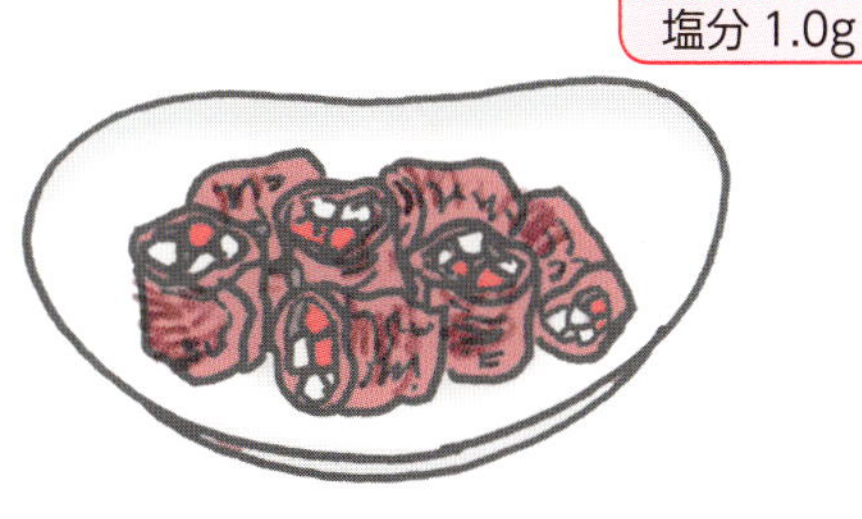

つくり方

1　エリンギ、赤パプリカはせん切りにして、塩こしょうをふった牛肉で巻く。
2　フライパンを熱して油をひき、巻き終わりを下にして牛肉を入れ、両面をよく焼く。
3　食べやすい大きさに切り分けて器に盛り、Aをまぜ合わせたたれをかける。

ポイント：①マヨネーズは意外に塩分が少ない調味料（全卵型100gに塩分1.8g）で、コクもあるので、しょうゆの量は少なくてもよい。②牛肉に巻くのは、えのきだけやオクラ、グリーンアスパラガス、水菜、ごぼうなど好みの野菜で。

●チンジャオロースー（青椒肉絲）

220 kcal
塩分 1.0g

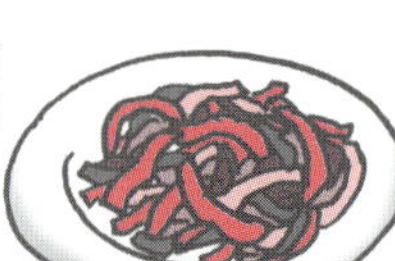

材料（2人分）

牛薄切り肉……………………140g
A［酒…………………… 小さじ2
　 片栗粉 ……………… 小さじ1
ピーマン ………………… 1個(30g)
パプリカ(赤・黄) ……各⅓個(40g)
たけのこ(水煮) ………小½本(50g)
しょうが …………… 1かけ(10g)
ごま油 …………………… 小さじ2
B［酒…………………… 小さじ2
　 カキ油 ……………… 小さじ1
　 しょうゆ …………… 小さじ2
　 鶏ガラスープの素 ……… 0.5g
　 湯…………………… カップ¼

つくり方

1　牛肉は細切りにし、ボウルに**A**といっしょに入れて、よくもみ込む。ピーマン、パプリカ、たけのこは薄切りにし、しょうがはせん切りにする。
2　フライパンに油を熱し、まずしょうがを炒め、香りが立ったら牛肉を入れて炒める。牛肉の色が変わったら、ピーマン、パプリカ、たけのこを加えて炒め合わせる。
3　全体に火が通ってしんなりしたら、まぜ合わせた**B**を回し入れる。水分がなくなるまで炒め合わせる。

ポイント：ピーマンやパプリカなどは、炒めすぎると油っぽくなるので、強火でさっと炒めるのがコツ。

●鶏の竜田揚げ

197 kcal
塩分 0.5g

材料（2人分）

鶏むね肉 …………………………… 120g
A［しょうが(すりおろし) ……… 1かけ
　 しょうゆ …………………小さじ1
　 酒……………………… 小さじ2弱
片栗粉 …………………… 大さじ1½
サラダ油 ……………………… 適量
ズッキーニ………………………… 1本
ブロッコリー……………………40g

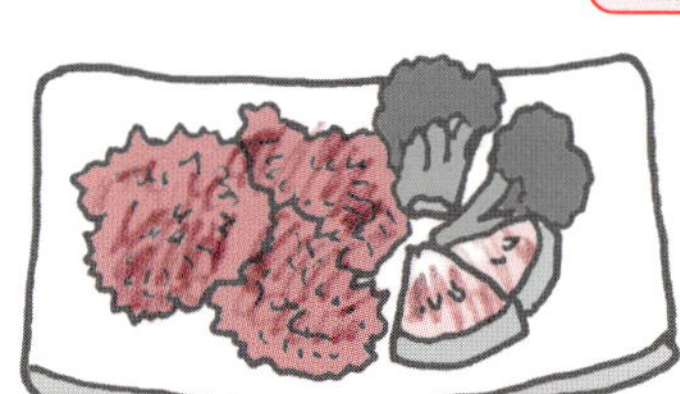

つくり方

1　鶏肉を食べやすい大きさに切り、合わせた**A**に1～2時間漬けたら、水気をふき取り、片栗粉を全体に薄くまぶす。ズッキーニは1.5㎝長さの輪切りにする。ブロッコリーは小房に分けてゆでる。
2　フライパンに油を入れて中火にかけ、170℃に熱する。まず、ズッキーニを入れて薄く色づくまで揚げ、取り出して油を切る。
3　次に鶏肉を入れ、こんがりとキツネ色になるまで揚げる。
4　器に**3**を盛り、ズッキーニとブロッコリーを添える。

ポイント：①揚げることでボリュームが出るので、薄味が気にならない。ただし、カロリーが高いので、食べすぎには気をつける。②ズッキーニのかわりに、さつまいもやししとうなどでもよい。

●チキンソテー

182 kcal
塩分 0.7g

材料（2人分）

材料	分量
鶏むね肉	120g
塩	小さじ ¼
こしょう	少々
小麦粉	大さじ 1
サラダ油	小さじ 1
赤ワイン	小さじ 1
たまねぎ	⅒個（20g）
A トマトケチャップ	大さじ 1
A 中濃ソース	小さじ ⅓
A デミグラスソース	小さじ ⅔
A りんご（すりおろし）	小さじ 1
A 砂糖	少々
A チキンコンソメ	少々
ほうれんそう	¼ 束（60g）
にんじん	¼ 本（40g）

つくり方

1　鶏肉に塩こしょうをふって、小麦粉を薄くまぶす。ほうれんそうはゆでて水気を切り、3㎝長さに切る。にんじんは半月切りにしてゆでる。
2　フライパンに油を熱し、鶏肉の両面を焼いたら、食べやすい大きさに切って器に盛る。
3　同じフライパンで、ざく切りにしたたまねぎをアメ色になるまでよく炒める。
4　3に赤ワインを入れてアルコール分を飛ばし、Aを加えてよくまぜる。
5　4を2にのせ、ほうれんそうとにんじんを添える。

ポイント：ケチャップやソースは、コクがあるので、減塩でもパンチの効いた味になる。

●鶏肉の南蛮漬け

311 kcal
塩分 1.4g

材料（2人分）

材料	分量
鶏もも肉	160g
たまねぎ	½ 個（100g）
にんじん	⅕ 本（30g）
ピーマン	1 個（30g）
A 酢	大さじ 3
A 砂糖	大さじ 1 ½
A しょうゆ	大さじ ½
A 酒	大さじ 2
A 水	大さじ 2
A しょうが（せん切り）	1 かけ（10g）
A 赤とうがらし（小口切り）	½ 本
塩	小さじ ¼
こしょう	少々
小麦粉	少々
サラダ油	適量

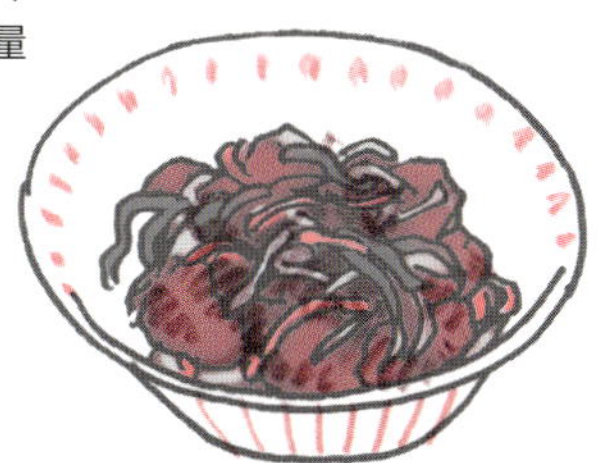

つくり方

1　鶏肉をひと口大に切って、塩こしょうをふり、小麦粉を全体に薄くまんべんなくまぶす。たまねぎは薄切りにして水にさらし、水気を切る。にんじんは細いせん切りにし、ピーマンも縦に細く切る。A（南蛮酢）を合わせておく。
2　鶏肉を 170℃に熱した揚げ油でカラッと揚げ、油を切る。
3　熱いうちに2とA、たまねぎ、にんじん、ピーマンを合わせて、味をなじませる。

ポイント：酸味と辛みの効いた南蛮漬けはさっぱりとした味わいが楽しめる。

鮭のしょうが照り焼き

182 kcal
塩分 1.0g

材料（2人分）	
生鮭	2切れ(160g)
ししとう	6本(42g)
A しょうゆ	小さじ2
A みりん	小さじ2
A しょうが(すりおろし)	1かけ(10g)
酒	小さじ2
小麦粉	適量
サラダ油	小さじ2

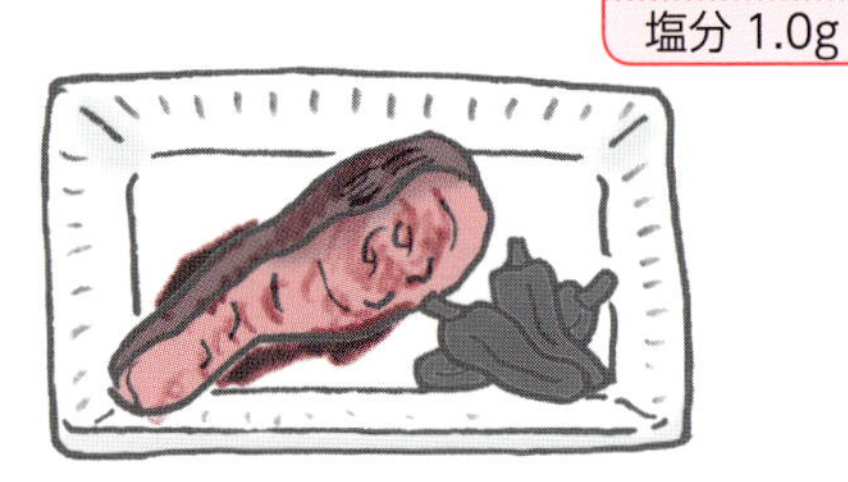

つくり方

1　鮭は酒をふって5分ほど置いて水気をふき取り、小麦粉を薄くまぶす。ししとうは焼いたときに破裂しないように切り目を入れておく。

2　フライパンに油を熱し、鮭を皮側を下にして並べ入れ、焼き目がつくまで中火で焼く。裏返して弱火でじっくり焼く。フライパンのあいているところで、ししとうを手早く炒めて取り出す。

3　まぜ合わせたAを加え、からめながら照りが出るまで煮詰める。器に盛り、ししとうを添える。

ポイント：鮭は塩鮭でなく生鮭を使う。

鮭のカレー風味ムニエル

250 kcal
塩分 0.8g

材料（2人分）	
生鮭	2切れ(160g)
塩	小さじ¼
こしょう	少々
カレー粉	小さじ½
小麦粉	少々
サラダ油	大さじ1
バター	大さじ1
ブロッコリー	120g
レモン(くし形切り)	2切れ

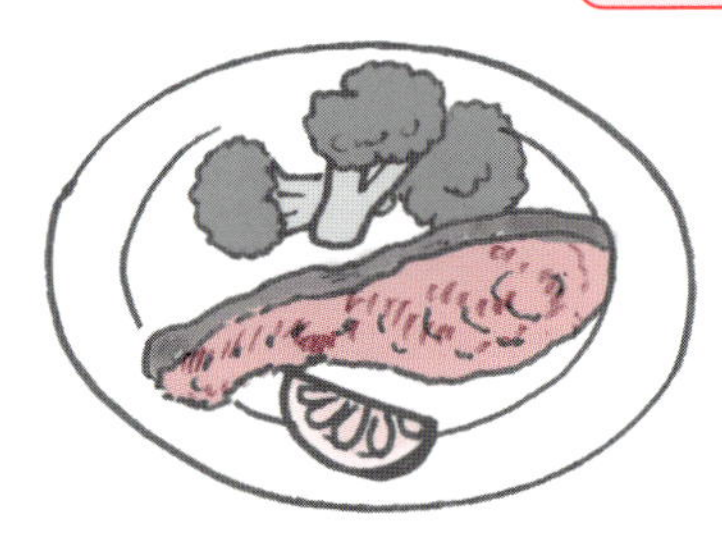

つくり方

1　ブロッコリーは小房に分けてゆでる。鮭は塩こしょうをして、10分ほど置く。水気をふき取り、カレー粉（半量）、小麦粉の順にまぶす。

2　フライパンに油とバター、残りのカレー粉を入れて中火にかける。鮭を入れて両面を色よく焼き、ふたをして弱火で5分ほど火を通す。

3　器に2を盛り、1のブロッコリーとレモンを添える。

ポイント：①カレーの風味が鮭のうまみを引き立て、減塩でもおいしく食べられる。②できるだけしょうゆを使わずに、レモンやすだち、ゆずなどの柑橘類の酸味を上手に生かしたい。

●ぶりのこしょうソテー

249 kcal
塩分 0.1g

材料（2人分）	
ぶり（切り身）	2切れ（160g）
あらびき黒こしょう	少々
オリーブ油	大さじ½
グリーンアスパラガス	100g

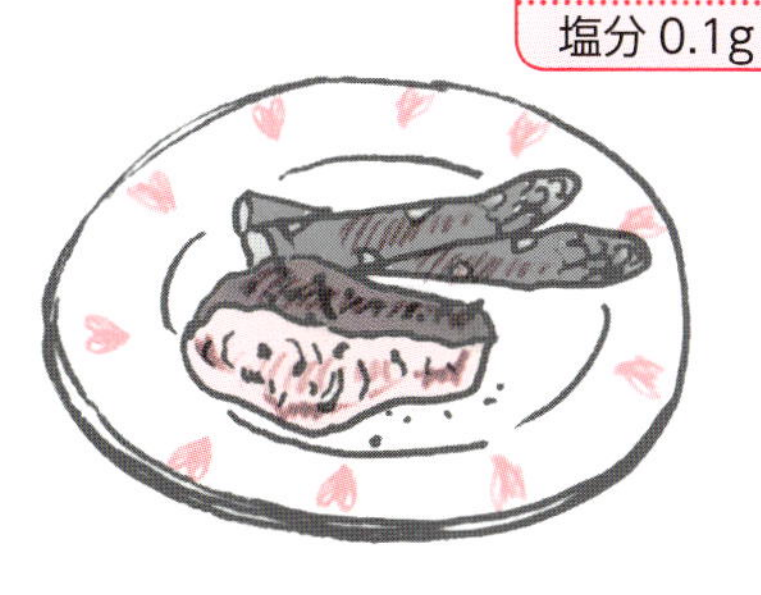

つくり方

1　ぶりにあらびき黒こしょうをふる。
2　フライパンに油を熱し、中火で1をこんがりと焼いて器に盛る。
3　アスパラガスを網焼きにして添える。

ポイント：ぶりはコクがあるので、黒こしょうの香りだけで十分においしい。

ソースの種類

●**ウスターソース**　野菜やくだものを主原料として、香辛料や酢、塩、砂糖などを加えて熟成させた日本でもっともポピュラーなソース。粘度が低く、さらりとした辛口が特徴。
●**中濃ソース**　ウスターソースととんかつソース（濃厚ソース）の中間ぐらいの適度なとろみがあり、辛味と甘い風味の両方を持ち合わせている。
●**とんかつソース（濃厚ソース）**　ウスターソースより野菜やくだものの材料を増やし、トロリとした甘い風味が特徴。
●**カキ油（オイスターソース）**　広東料理でよく使われるカキを主原料としたソース。濃厚なうまみが特徴。

●いわしのつくね焼き

224 kcal
塩分 0.9g

材料（2人分）		
	いわし	2尾（160g）
	しょうが	½かけ（5g）
	ねぎ	6㎝（12g）
A	酒	小さじ2
A	片栗粉	小さじ2
A	みそ	小さじ1
	しそ（大葉）	4枚
	ごま油	大さじ½
B	みりん	小さじ1
B	しょうゆ	大さじ½
B	水	大さじ1

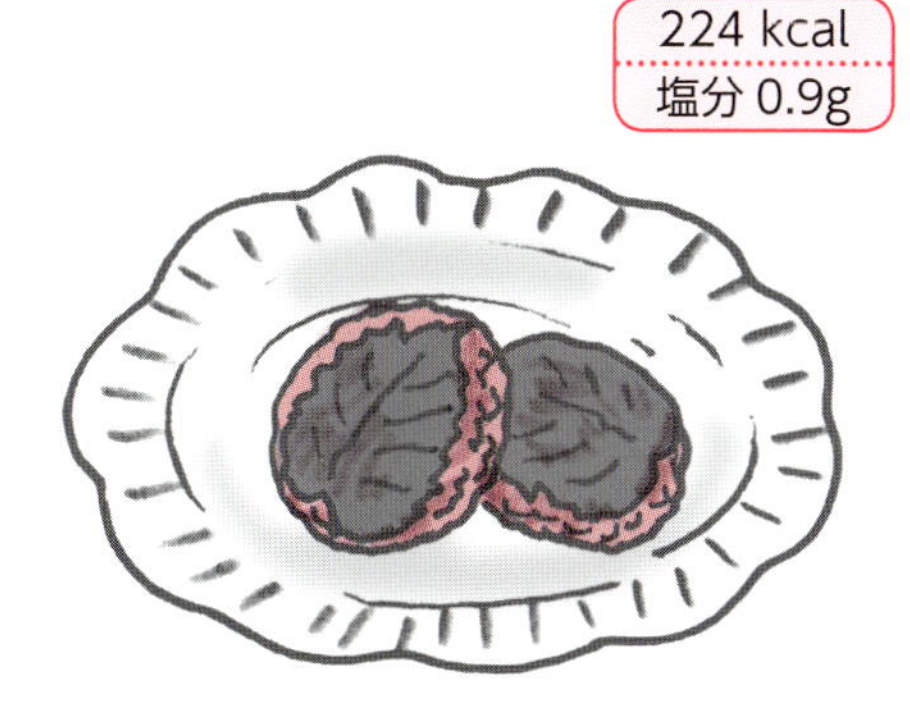

つくり方

1　いわしは手開きにし、皮をはがして包丁で細かくたたく。しょうが、ねぎはみじん切りにする。
2　ボウルに1とAを入れてよくまぜ合わせ、4等分にして小判形にととのえ、片面にしそ（大葉）をはりつける。
3　フライパンに油を熱し、2を中火で両面を焼く。まぜ合わせたBを回し入れ、つくねにからめながら焼く。

ポイント：①いわしには血液をサラサラにしてくれるＥＰＡやＤＨＡが豊富に含まれている。②ねぎ、しょうが、しそ、みその風味の香ばしさが、減塩の物足りなさを補ってくれる。

いわしの蒲焼き

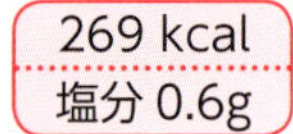

材料（2人分）	
いわし	2尾(160g)
酒	小さじ2
片栗粉	小さじ4
ししとう	6本(18g)
オリーブ油	小さじ2
A みりん	小さじ1
A 酒	小さじ1
A しょうゆ	小さじ1
粉山椒	少々

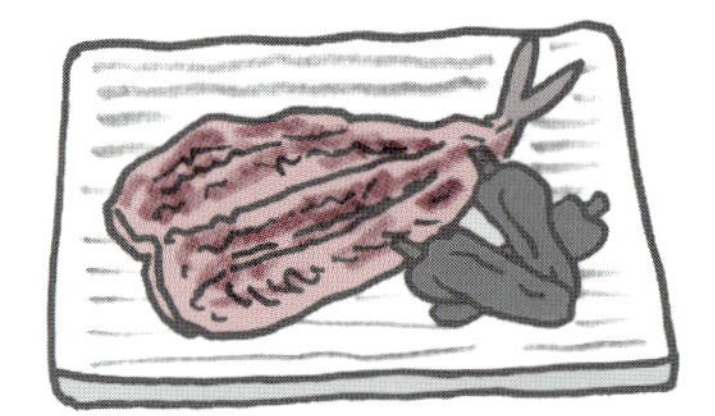

つくり方

1　いわしは手開きにし、酒をふってしばらく置く。ししとうは切り目を入れておく。
2　フライパンに油を熱し、ししとうを焼いて取り出す。
3　1のいわしの水気をふいて片栗粉を薄くまんべんなくまぶし、同じフライパンで両面をこんがりと焼く。いったん火を止め、Aのたれを合わせていわしに素早くからめる。
4　いわしとししとうを器に盛り、いわしに粉山椒をふる。

ポイント：①いわしにからんだ甘辛いたれと粉山椒が食欲をそそる。②粉山椒のかわりに、炒りごまや小ねぎを散らしてもよい。

食物繊維をたくさんとるコツ

●緑黄色野菜を意識的に食べる

野菜には食物繊維が豊富に含まれているが、色の淡い野菜よりも色の濃い緑黄色野菜に特に多く含まれている。

●野菜は煮たりゆでたりして食べる

野菜は生で食べるよりも、煮る、ゆでる、蒸す、炒めるなどの方法で調理したほうが、たくさん食べられる。

●主食を工夫する

ごはんに大麦（押し麦）をまぜたり、玄米や七分づき米、胚芽米にすると、食物繊維が多くとれる。パンも、ライ麦パンや全粒粉パン、小麦胚芽入りのものにすると食物繊維の量を増やすことができる。

●「おふくろの味」を食卓に

きんぴらごぼうや、切り干し大根の煮物、ひじきやおからのいり煮など、昔ながらのおそうざいには食物繊維がたっぷり含まれている。

しょうが風味のあじフライ

228 kcal
塩分 0.8g

材料（2人分）	
あじ	1尾（160g）
かぼちゃ	100g
ししとう	小6本（20g）
A しょうが（しぼり汁）	小さじ1
A しょうゆ	小さじ1
片栗粉	適量
サラダ油	適量
レモン（くし形切り）	1切れ

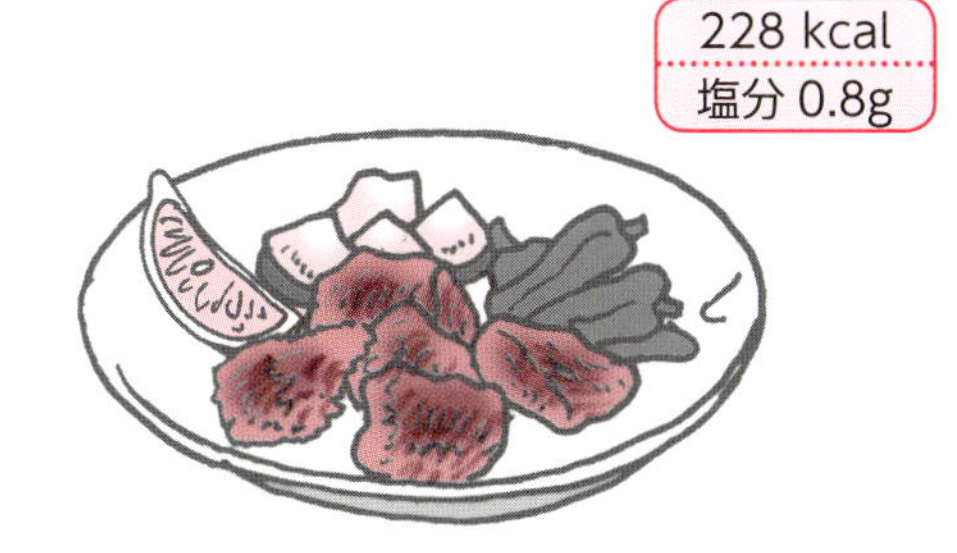

つくり方

1　あじは3枚におろし、2切れから3切れのそぎ切りにする。**A**を合わせてあじの表面に塗りつけて5～6分置いたら、水気をふき取って片栗粉を薄くまぶす。かぼちゃは5㎝厚さのいちょう切りにし、ししとうには切り目を入れておく。

2　フライパンに揚げ油を入れ、170℃でかぼちゃとししとうを揚げる。次にあじをこんがりとなるまで揚げて器に盛り合わせ、レモンを添える。

ポイント：あじフライは下味がついているので、食べるときはレモン汁をかけて。

厚揚げと海鮮のカキ油炒め

190 kcal
塩分 1.6g

材料（2人分）	
厚揚げ	100g
シーフードミックス（冷凍）	120g
きくらげ（乾燥）	4g
さやえんどう	5さや（10g）
にんにく（みじん切り）	少々
サラダ油	小さじ2
固形スープの素	0.4g
酒	大さじ2
カキ油（オイスターソース）	大さじ1
A 片栗粉	小さじ1
A 水	大さじ1

つくり方

1　厚揚げは熱湯をかけて油抜きをし、ひと口大に切る。シーフードミックスは解凍してさっと洗い、水気を切る。きくらげは水で戻し（30分ぐらい）、石づきを除いて、食べやすい大きさに切る。さやえんどうは熱湯でゆでて水気を切り、斜めに2つに切る。

2　フライパンににんにくと油を入れて熱し、香りが立ったらシーフードミックス（えび入り）を入れて、強火で炒める。えびの色が変わったら、きくらげ、厚揚げの順に加えて炒め合わせる。

3　固形スープを湯½カップでとかして加え、煮立ったら、酒を入れてひと煮し、さやえんどうを加え、カキ油で調味する。最後にまぜ合わせた**A**を回し入れてとろみをつける。

ポイント：①魚介類と大豆製品という高血圧の人におすすめの食材を使ったヘルシーメニュー。②きくらげには血行をよくする働きがあり、食物繊維も豊富。

えびとエリンギのチリソース

172 kcal
塩分 1.4g

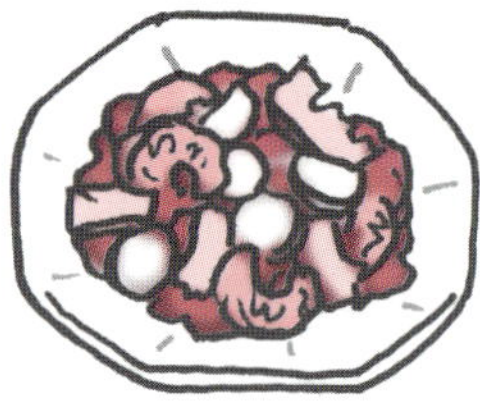

材料（2人分）

えび……………120g
エリンギ … 2本(80g)
たけのこ(水煮) … 70g
ねぎ……… ½本(50g)
しょうが ……½かけ
にんにく ……½かけ
豆板醤 …… 小さじ⅓
酒………… 大さじ½
サラダ油 ……大さじ1

A
トマトケチャップ …… 大さじ1⅓
酢………………………小さじ2
砂糖 ……………………小さじ1
しょうゆ ………………小さじ⅔
顆粒チキンスープの素… 小さじ⅓
水❶ …………………… カップ¼

片栗粉 …………………………小さじ1
水❷ ……………………………小さじ1

つくり方

1　えびは殻をむき背開きにして背わたを取り、水気を切って酒をふる。エリンギは厚めの輪切りにし、たけのこは薄切りにする。ねぎ、しょうが、にんにくはみじん切りにする。

2　フライパンに、油、しょうが、にんにくを入れて弱火にかけ、香りが立ったら、ねぎを加えてさっと炒める。さらに豆板醤を入れて炒める。

3　えび、たけのこ、エリンギを入れて中火で炒め、まぜ合わせた**A**を回し入れる。煮立ったら、水❷でといた片栗粉を回し入れ、とろみをつける。

ポイント：①えびには、血圧を下げる効果のあるタウリンが含まれている。②エリンギには、やはり血圧降下作用のあるカリウムや、塩分の吸収を抑えてくれる食物繊維が豊富。特に食物繊維の多さは、きのこ類の中でもトップクラス。

まぐろとアボカド、野菜のカルパッチョ

175 kcal
塩分 1.0g

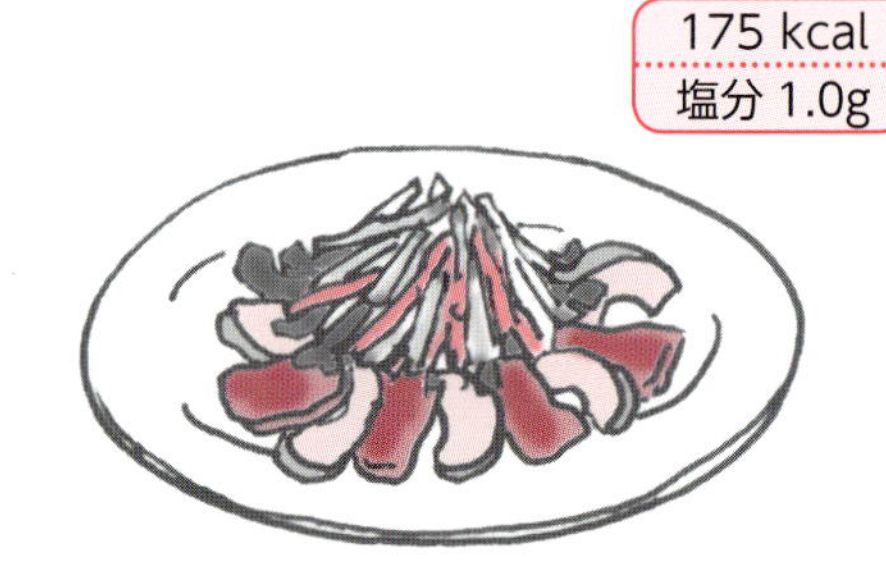

材料（2人分）

まぐろ(赤身)…………………………65g
アボカド ……………………½個(70g)
大根………………………… 1㎝(25g)
きゅうり ……………………⅕本(20g)
赤パプリカ…………………… ⅙個(20g)
わかめ(塩蔵) …………………………30g

A
マヨネーズ…………… 大さじ1½
ポン酢しょうゆ …………小さじ2
練りわさび………………小さじ1

つくり方

1　大根、きゅうり、パプリカはせん切りにし、いっしょに冷水につけてシャキッとさせ、水気を切る。わかめは水で戻して（塩をよく洗い流す）、沸騰した湯で10秒ほどゆでたあと、食べやすい大きさに切る。

2　まぐろとアボカドは薄切りにする。

3　器に**2**とわかめを並べ、その上にわかめ以外の**1**を合わせてこんもりと盛る。

4　**A**をよくまぜて**3**にかける。

ポイント：①まぐろにはDHAやEPAが豊富に含まれている。DHAやEPAは酸化しやすいので、生で食べるのがおすすめ。②アボカドは「森のバター」ともいわれるほど栄養価の高い食材で、食物繊維も豊富。また、高血圧によいカリウムは、バナナの2倍も多く含まれている。

なす入り麻婆豆腐

185 kcal
塩分 0.8g

材料（2人分）

豚赤身ひき肉……50g
絹ごし豆腐……1丁(200g)
しょうが……½かけ
にんにく……½かけ
長ねぎ……¼本(25g)
トマト……1個
なす……1個
ごま油……小さじ2
豆板醤……小さじ¼
A［しょうゆ…大さじ½
　酒……大さじ1
　水❶……½カップ］
B［片栗粉……大さじ½
　水❷……大さじ1］
粉山椒……少々

つくり方

1　なすは食べやすい大きさに切って水にさらし、アク抜きをしておく。しょうが、にんにく、ねぎはみじん切り、トマトはくし切りにする。豆腐は食べやすい大きさの角切りにする。

2　フライパンに油を熱し、強火でひき肉を炒め、肉の色が変わったら、水気を切ったなす、しょうが、にんにく、豆板醤を加えて炒める。

3　豆腐、A、ねぎ、トマトを入れ煮立て、弱火で2～3分煮る。Bをまぜ合わせて回し入れ、とろみをつける。器に盛り、粉山椒をふる。

ポイント：ピリッとした辛さとトマトの酸味が、薄味の料理にメリハリをつけてくれる。

豆腐と豚肉のチャンプルー

192 kcal
塩分 0.9g

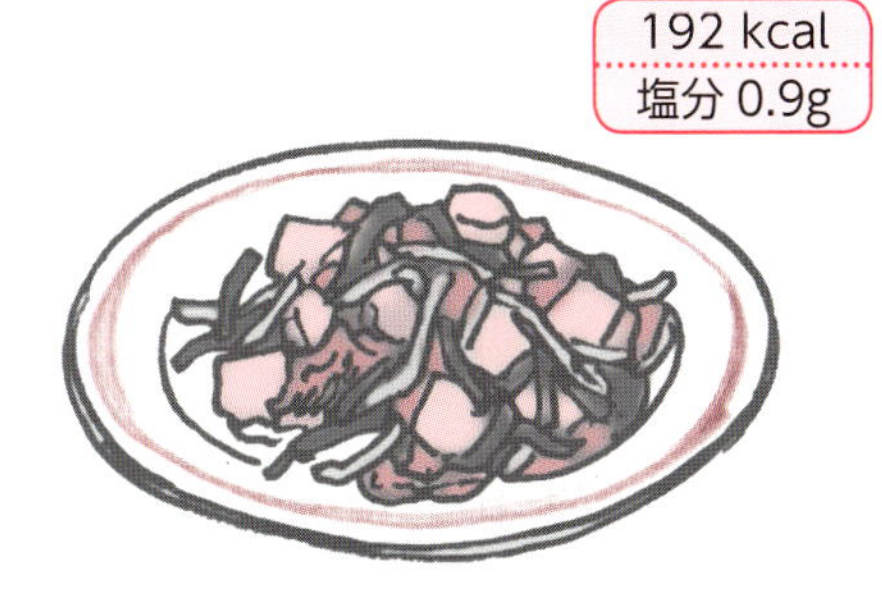

材料（2人分）

豚もも薄切り肉……80g
木綿豆腐……1丁(200g)
にら……½束(50g)
にんにく……1かけ
もやし……100g
ごま油……小さじ2
A［こしょう……少々
　しょうゆ……小さじ2
　削りがつお(小袋)……½袋(2g)］

つくり方

1　豆腐はペーパータオルに包み、重しをして30分ほど置いて水気を切る。にらは3㎝長さに切り、にんにくはみじん切りにする。豚肉は食べやすい大きさに切る。

2　フライパンに油を熱し、にんにく、豚肉を炒める。豚肉に焼き色がついたら、豆腐を大きめのひと口大にちぎって入れ、豆腐をくずさないようにして炒める。豆腐にも焼き色がついたら、もやしを加えて手早く炒める。さらに、にら、Aを加えて炒め合わせる。

ポイント：①削りがつおのうまみを生かして減塩。②豚肉、豆腐、にらの組み合わせは栄養バランスもよく、ボリュームも十分。③最後にとき卵を回し入れてもおいしい。

●豆腐ときのこのステーキ

185 kcal
塩分 0.9g

材料（2人分）	
木綿豆腐	1丁(200g)
えのきだけ	40g
しめじ	40g
生しいたけ	40g
マッシュルーム	20g
にんにく(みじん切り)	少々
バター	大さじ1⅓
白ワイン	小さじ2
A 塩	小さじ⅕
A しょうゆ	小さじ⅓
A こしょう	少々

つくり方

1　豆腐はペーパータオルに包み、重しをして30分ほど置いて水気を切ったら、厚みを半分に切る。きのこ類は石づきを除き、えのきだけとしめじは小房に分け、しいたけとマッシュルームは薄く切る。

2　フライパンにバターをとかし、豆腐を入れて両面を色よく焼き、器に取る。

3　**2**のフライパンでにんにくを炒めて香りを出し、**1**のきのこ類を入れて炒めたら、白ワインをふり、ふたをして蒸し煮にする。しんなりしたら**A**を加えて調味する。

4　豆腐の上に**3**をかける。

ポイント：①食物繊維が多いきのこ類がたっぷりとれる低カロリーレシピ。②淡泊な豆腐をバターで炒めることで風味が増し、薄味でもおいしく食べられる。

●納豆オムレツ

261 kcal
塩分 0.4g

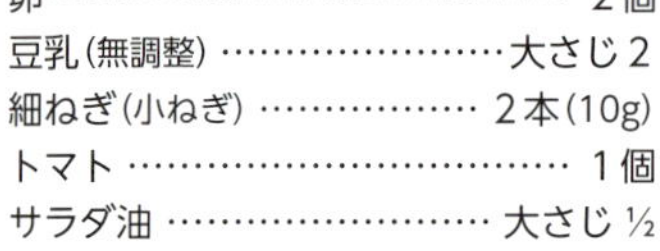

材料（2人分）	
納豆	2パック
卵	2個
豆乳(無調整)	大さじ2
細ねぎ(小ねぎ)	2本(10g)
トマト	1個
サラダ油	大さじ½

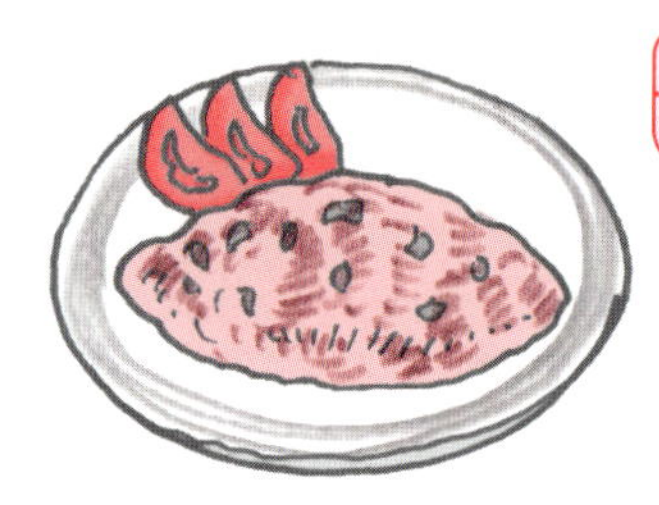

つくり方

1　納豆と添付のたれをまぜる。細ねぎは小口切りにする。ボウルに卵をとき、豆乳、納豆、細ねぎの順に入れてまぜる。トマトは食べやすい大きさにくし形に切る。

2　フライパンに油を熱し、**1**の卵の½量を流し入れてオムレツをつくる。残りの卵も同様にして焼く。

3　器に盛り、トマトを添える。

ポイント：①納豆に添付のたれを使うことで塩分を減らす。②ツナなどを加えればさらに栄養価がアップし、高血圧によい魚油もとれる。③トマトケチャップをかけて食べてもおいしい。

梅肉入り納豆チャーハン

443 kcal
塩分 1.6g

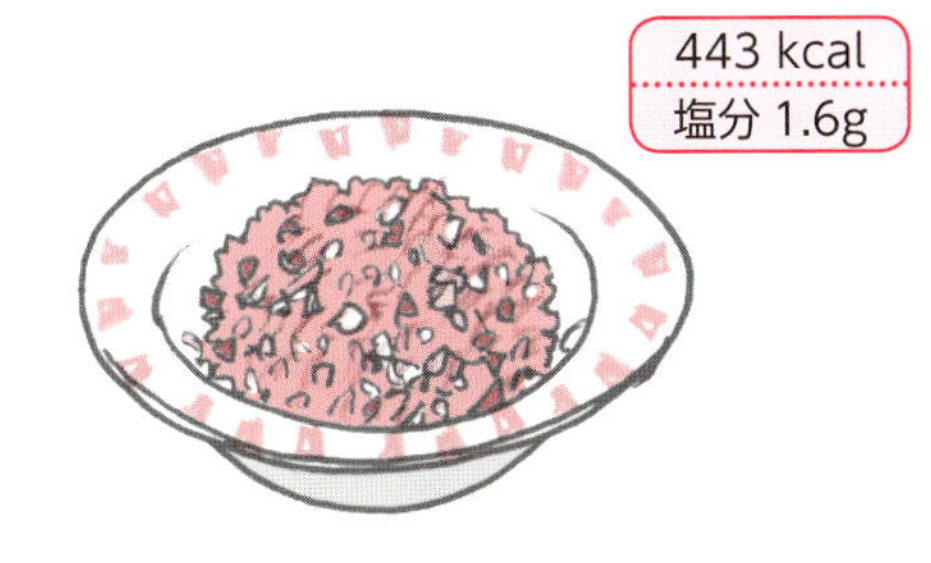

材料（2人分）

- ごはん……300g
- 納豆……80g
- 長ねぎ……½本(50g)
- 梅肉……小さじ⅔
- サラダ油……大さじ1
- 酒……小さじ2
- しょうゆ……小さじ2
- こしょう……少々

つくり方

1　梅肉は、梅干しの種を除いたものを刻んでおく。ねぎはみじん切りにする。

2　鍋に油を熱し、ねぎと納豆を炒める。香りが立ったら、ごはんを加えて炒め合わせ、酒をふってほぐしながら炒める。梅肉としょうゆを入れ、こしょうをふり、さらにパラリと炒める。

ポイント：①梅肉を入れることで、納豆のにおいも気にならなくなる。②梅干しには「梅ポリフェノール」という血液をサラサラにする成分が含まれている。③最後に削りがつおか、焼きのりをもんでのせて食べてもおいしい。

豆腐のつくね焼き

197 kcal
塩分 1.3g

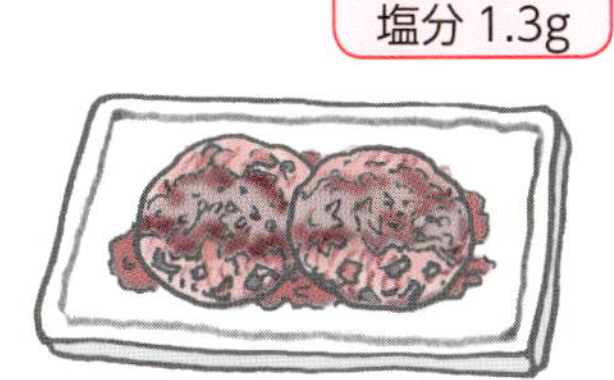

材料（2人分）

- 木綿豆腐……1丁(200g)
- カニかまぼこ…3本(15g)
- 細ねぎ(小ねぎ)‥6本(30g)
- 片栗粉……大さじ4
- 塩……少々
- こしょう……少々
- ごま油……小さじ2

A
- ポン酢しょうゆ…大さじ1
- すりごま……小さじ2
- 豆板醤……小さじ⅓

つくり方

1　豆腐はペーパータオルに包み、重しをして30分ほど置いて水気を切る。カニかまぼこは半分の長さに切ってほぐす。小ねぎは細かくきざむ。

2　豆腐を粗くちぎってボウルに入れ、片栗粉を加えてよくまぜ合わせる。カニかまぼこ、細ねぎ、塩、こしょうを入れて、さっくりとまぜ合わせたら、四等分にし、小判形にととのえる。

3　フライパンに油を熱し、2を中火で両面をこんがりと焼く。Aのたれを合わせてかける。

ポイント：①大豆は「畑の肉」といわれるほど栄養価の高い食品で、食物繊維も豊富。②カニかまぼこと細ねぎの風味、ポン酢しょうゆの酸味と豆板醤の辛みが豆腐の淡泊さを補ってくれる。

牛肉とトマトの卵炒め

296 kcal
塩分 0.8g

材料（2人分）	
牛もも薄切り肉	100g
ねぎ	½本(50g)
さやえんどう	15さや(30g)
トマト	1個
オリーブ油	大さじ½
しょうゆ	小さじ1
卵	3個

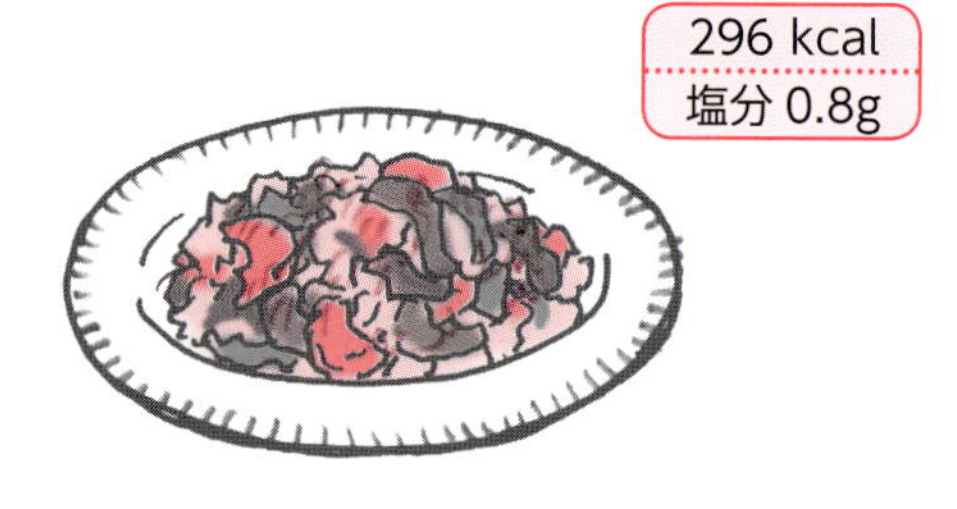

つくり方

1　牛肉は大きなものはひと口大に切る。ねぎは斜め薄切りにする。さやえんどうは筋を取り、斜め2つに切る。トマトは食べやすい大きさのくし形に切る。

2　フライパンに油を熱し、**1**の牛肉を中火で炒める。火が通ったら、ねぎ、さやえんどうを入れて炒める。

3　トマトを加えて炒め、トマトの形がくずれはじめたら、しょうゆを加え、割りほぐした卵を流し入れ、全体にざっと炒め合わせる。

ポイント：牛肉のうまみとトマトの酸味でおいしく減塩。

ほうれんそうの卵とじ

108 kcal
塩分 0.8g

材料（2人分）		
	卵	2個
	ほうれんそう	150g
	えのきだけ	100g
A	だし汁	½カップ
A	みりん	小さじ1
A	しょうゆ	小さじ1
A	塩	少々

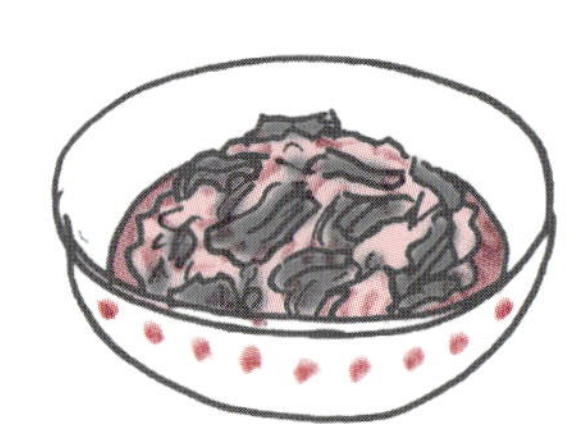

つくり方

1　ほうれんそうはゆでて3㎝長さに切り、えのきだけは半分の長さに切る。

2　鍋に**A**を入れて煮立て、**1**を入れてまぜる。ふたをして沸騰させ、2分ほど弱火で煮て、割りほぐした卵を回し入れる。ふたをして火を止める。

ポイント：①卵料理は、卵自体にコクがあるので、薄味でもおいしく食べられる。②ほうれんそうやえのきだけのかわりに、たまねぎやにら、麩、ちくわなど、さまざまなバリエーションが楽しめる。

にらのチヂミ

195 kcal
塩分 1.1g

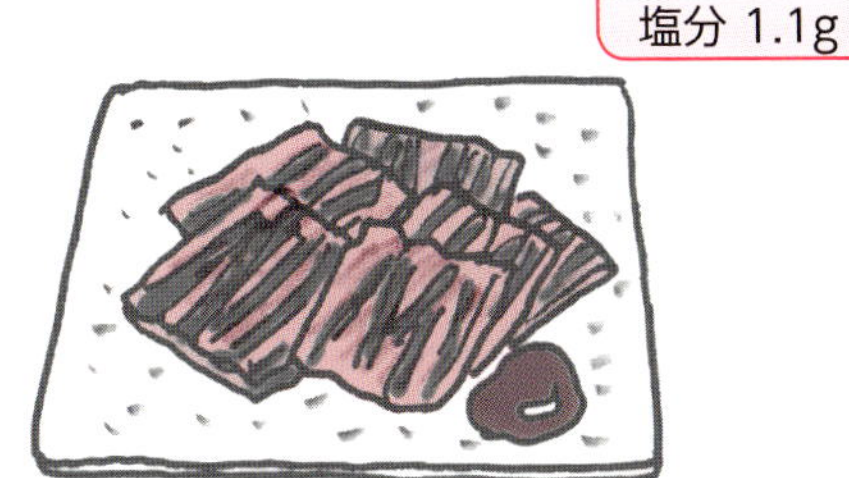

材料（2人分）

にら……………………………1束(100g)
小麦粉………………………………少々
卵……………………………………2個
A 酒…………………………小さじ2
しょうゆ………………………小さじ2
七味とうがらし…………………少々
ごま油…………………………大さじ1
白いりごま……………………小さじ1
甜麺醤（テンメンジャン）…………………………大さじ1

つくり方

1　にらは5㎝長さに切り、小麦粉をまぶす。
2　ボウルに卵をときほぐし、Aをまぜ加えたら、1を入れて、全体によくからませる。
3　フライパンに油を熱し、2を入れ、厚みを均一にしながら強めの中火で焼き、白ごまをふる。
4　底面が焼けたら裏返す。両面が色よく焼けたら、適当な大きさに切って器に盛り、甜麺醤を添える。

ポイント：①小麦粉を少ししか使わないチヂミ（韓国風お好み焼き）。②にらがたっぷりのチヂミは、食べごたえがあるわりには低カロリー。③ごまに含まれるセサミンには血管を広げる働きがある。④にらのかわりに青ねぎを使ってもおいしい。

具だくさん卵焼き

151 kcal
塩分 0.6g

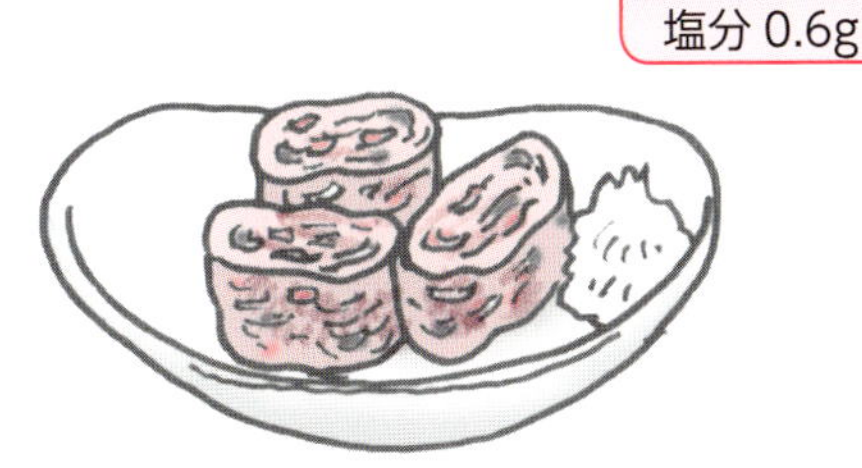

材料（2人分）

卵……………………………………2個
にんじん…………………………1㎝(10g)
ねぎ………………………………3㎝(12g)
みつ葉……………………………………4本
生しいたけ……………………1個(15g)
コーン………………………大さじ½(10g)
だし汁…………………………大さじ2
サラダ油………………………大さじ1
大根おろし……………小鉢半分(30g)

つくり方

1　にんじんはみじん切りにし、電子レンジで30秒加熱する。ねぎ、みつ葉は細かくきざみ、しいたけは軸を落とし、みじん切りにする。
2　ボウルに卵を割りほぐし、1とコーン、だし汁を加えてまぜる。
3　フライパンに油を熱し、2を焼き上げる。
4　器に盛り、大根おろしを添える。

ポイント：①具だくさんにすることで卵焼きの栄養価とボリュームがアップ。②食べるときはしょうゆではなく、減塩しょうゆか自家製のだし割りしょうゆをかけて。

主な参考文献

『高血圧治療ガイドライン 2014』（編集：日本高血圧学会高血圧治療ガイドライン作成委員会） 発行：日本高血圧学会

『七訂　食品成分表　2016』（文部科学省「日本食品標準成分表 2015 年版〈七訂〉」準拠） 発行：女子栄養大学出版部

『予防とつきあい方シリーズ　脂質異常症・肥満～動脈硬化～』（監修：荻原俊男） 発行：メディカルレビュー社

『NHK ここが聞きたい！　名医に Q　高血圧のベストアンサー』（ポケット版） 発行：主婦と生活社

『NHK きょうの健康　高血圧の食事術』（ポケット版） 発行：主婦と生活社

『よくわかる最新医学　新版　高血圧』（監修：新啓一郎） 発行：主婦の友社

『専門医が答える Q&A　高血圧』（監修：平田恭信） 発行：主婦の友社

『血圧を下げるおいしいレシピつき　図解でわかる高血圧』（監修:新啓一郎） 発行:主婦の友社

『おいしく食べて治す　高血圧に効く食事』（監修:大塚邦明・井上八重子・今泉久美） 発行：主婦の友社

『組み合わせ自由自在　おいしい高血圧レシピ 300』（監修：新啓一郎） 発行：主婦の友社

『塩分早わかり　第 3 版』（監修：牧野直子） 発行：女子栄養大学出版部

『減塩のコツ早わかり』（指導：牧野直子・松田康子） 発行：女子栄養大学出版部

『塩分 1 日 6g　はじめての減塩』（編集:女子栄養大学出版部「栄養と料理」） 発行:女子栄養大学出版部

『高血圧患者さんのための減塩食レシピ』（編集：日本高血圧学会減塩委員会） 発行：日本高血圧学会

『高血圧の人のおいしいレシピ』（監修：末永みどり・浜内千波・齊藤郁夫） 発行：保健同人社

『亀田総合病院の「血圧が高め」の人のためのおいしい減塩レシピ』（著者：亀田総合病院栄養管理室） 発行：PHP 研究所

『高血圧を下げる　新・食事法』（著者：大櫛陽一） 発行：成美堂出版

『NHK きょうの料理　毎日つくれる生活習慣病の食事　高血圧の食事』（監修：島田和幸） 発行：NHK 出版

『まいにちの健康レシピ　最新版　高血圧の基本の食事』（監修：苅尾七臣・佐藤敏子） 発行：学研パブリッシング

糖尿病性腎症……39・52
動脈硬化……14・121・127

な行

内臓脂肪型肥満……42・98・120
内分泌性高血圧……17・26
ナトリウム量……147
ニコチン……20・127
二次性高血圧……16・22・26
24時間自由行動下血圧測定（ABPM）……69
日内変動……69・70
妊娠高血圧症候群……47
妊娠中毒症……47
脳梗塞……36・95
脳出血……34・95
ノルアドレナリン……15・21

は行

配合剤……78
白衣高血圧……50・62
非ステロイド性抗炎症薬（NSAIDs）……29
ビタミンE……166
ビタミンC……166
必須アミノ酸……155・162
肥満……20・42・48・52・98・120
昼間高血圧（ストレス下高血圧）……64
副腎腺腫……27
不飽和脂肪酸……165
フラボノイド……166
プロスタグランジンE 2……100
分子標的薬……30
閉塞性動脈硬化症（ASO）……41
βカロテン……168
β遮断薬……76・85
ベンゾチアゼピン系……81
便秘……131
房室ブロック……81
飽和脂肪酸……165
ポリフェノール……166
本態性高血圧……16・18

ま行

マグネシウム……158
慢性糸球体腎炎……23
慢性腎臓病（CKD）……38
脈なし病……25
メタボリックシンドローム……42・52・98・121
メタボリックドミノ……43

や行・ら行

夜間高血圧……64・70
薬剤誘発性高血圧……29・50
有酸素運動……102
リコピン……168
利尿薬……84
ループ利尿薬……85
ルチン……166
ルテイン……168
レジスタンス運動……103
レニン……14・60・86
レニン・アンジオテンシン系（RA系）……87
レニン阻害薬……86

抗酸化食品……164
更年期高血圧……46
コルチゾール……26・60

さ行

サイアザイド系利尿薬……84
細動脈硬化……39
サイトカイン……98
寒さ……130
子癇……47
シクロスポリン……29
脂質異常症……98
至適血圧……66
ジヒドロピリジン系……80
収縮期高血圧……50
循環血液量……12・52
女性ホルモン……46
食塩感受性高血圧……141
食後血圧低下……50
食物繊維……135・154・160
徐脈……78・81
自律神経……13
心筋梗塞……38
腎血管性高血圧……16・24
腎硬化症……39
診察室血圧……62
腎疾患……96
腎実質性高血圧（腎性高血圧）……16・22
心拍出量……12
心肥大……37・96
心不全……96
腎不全……39
水分……130
睡眠……129
睡眠時無呼吸症候群……129・131
ストレス……20・49・128・132
ストレスホルモン……27・60
ストレッチ……104・115
スロートレーニング
（スロトレ）……103・111・113
正常域血圧……66
正常高値血圧……66
線維筋性異形成……24
造影剤腎症……59
早朝高血圧……64・70・86

た行

第一選択薬……76
大動脈解離……40
大動脈縮窄症……28
大動脈弁閉鎖不全症……28
大動脈瘤……25・40
タイプA行動型（A型性格）……132
多因子遺伝性疾患……19
タウリン……100・164
多価不飽和脂肪酸……165
高安動脈炎（大動脈炎症候群）……24
タバコ……127
多発性嚢胞腎……23
たんぱく質……152・162
たんぱく尿……23・97
中枢性交感神経抑制薬……87
治療抵抗性高血圧
（難治性高血圧）……78・92
DHA……164
低カリウム血症……84
適正体重……122
糖尿病……41・52・97

患者のための
の最新医学

高血圧●索引●

あ行

ＩｇＡ腎症……23・25
アスタキサンチン……168
アドレナリン……15・21
アミノ酸スコア……163
アルコール……126・135
アルドステロン……26・60・93
アルドステロン拮抗薬……93
α遮断薬……86
αβ遮断薬……86
アンジオテンシノーゲン……19
アントシアニン……166
ＥＰＡ……164
異所性ＡＣＴＨ産生腫瘍……27
一価不飽和脂肪酸……165
遺伝……18
インスリン……101
うっ血性心不全……37
運動強度……116
ＡＲＢ
（アンジオテンシンⅡ受容体拮抗薬）……81
ＡＣＥ阻害薬
（アンジオテンシン変換酵素阻害薬）……83
エリスロポエチン……29

か行

加重型妊娠高血圧腎症……47
褐色細胞腫……28・86
活性酸素……169
家庭血圧……62
カテキン……166
カテコラミン
（カテコールアミン）……14・28・60
カプサンチン……168
仮面高血圧（隠れ高血圧）……62・69
空咳……83
カリウム……158
カリウム保持性利尿薬……85
カルシウム……160
カルシウム拮抗薬……80
カルシウム・パラドックス……160
カロチノイド……168
カンゾウ（甘草）製剤……29
冠動脈疾患……96
漢方薬……91
狭心症……38
起立性低血圧……50
クッシング病……27
クッシング症候群……26
くも膜下出血……36・95
グルココルチコイド……29
グレープフルーツ……81
経口避妊薬……29
血管拡張薬……87
血管神経性浮腫（血管浮腫）……82
血管性高血圧……17・28
血管選択性……80
原発性アルドステロン症……26
高カリウム血症……78・83
交感神経……13・132
交感神経刺激薬……29
高血圧性網膜症……41

監修者

平田恭信　ひらた やすのぶ

東京逓信病院病院長。1974年、東京大学医学部卒業。東京大学医学部附属病院内科、三井記念病院内科、米国州立ミネソタ大学内科、関東中央病院循環器内科を経て、1984年より東京大学医学部附属病院第二内科勤務。1998年より東京大学医学部附属病院循環器内科勤務。2013年より現職。一貫して動脈硬化の病因の探究とその治療法の開発を研究し、高血圧、メタボリックシンドローム、心不全、腎不全、虚血性心疾患、マルファン症候群の患者さんの診療に従事している。学会活動では日本循環器学会、日本高血圧学会、日本腎臓学会、日本内分泌学会などの評議員を務める。

〈監修書〉
『専門医が答えるQ＆Ａ　高血圧』（主婦の友社）

患者のための最新医学

高血圧　最新治療と食事

血圧を下げるおいしいレシピ付

監修者　平田恭信
発行者　高橋秀雄
発行所　**株式会社 高橋書店**
〒170-6014 東京都豊島区東池袋3-1-1 サンシャイン60 14階
電話　03-5957-7103

ISBN978-4-471-40828-2　ⒸKAIRINSHA　Printed in Japan